山东省健康教育与健康促进优秀案例集锦

王连森　刘维量　杨兴光
魏　霞　刘祥征　主编

山东大学出版社
SHANDONG UNIVERSITY PRESS
·济南·

图书在版编目(CIP)数据

山东省健康教育与健康促进优秀案例集锦 / 王连森等主编. -- 济南 : 山东大学出版社, 2024. 7. -- ISBN 978-7-5607-8384-0

Ⅰ. R193;R199.2

中国国家版本馆CIP数据核字第2024B3Q067号

责任编辑 唐棣
封面设计 王秋忆

山东省健康教育与健康促进优秀案例集锦

SHANDONGSHENG JIANKANG JIAOYU YU JIANKANG CUJIN YOUXIU ANLI JIJIN

出版发行 山东大学出版社
社　　址 山东省济南市山大南路20号
邮政编码 250100
发行热线 (0531)88363008
经　　销 新华书店
印　　刷 山东巨丰商务有限公司
规　　格 787毫米×1092毫米 1/16
　　　　 13.75印张 300千字
版　　次 2024年7月第1版
印　　次 2024年7月第1次印刷
定　　价 50.00元

#《山东省健康教育与健康促进优秀案例集锦》编委会

主　任：马吉祥

副主任：张天亮　林东超

委　员：王连森　刘维量　杨兴光　魏　霞　刘祥征　尹玉岩
李　瑞　段　晶　李善鹏　赵志强　丁德超　马有祥
王桂强　郭伟江　王连顺　杨冬芳　邹积志　郑　祺
朱体文　詹荣艳　申华伟　张云兰　王均勇

主　编：王连森　刘维量　杨兴光　魏　霞　刘祥征

副主编：丁兆铭　冷　艳　尹玉岩　周培静　李　瑞　刘　婷
李　敏　张　蕾　徐华胜　许文青

编　者：（以姓氏笔画为序）

丁兆铭（日照市岚山区疾病预防控制中心）
丁德超（枣庄市疾病预防控制中心）
马吉祥（山东省疾病预防控制中心）
马有祥（东营市疾病预防控制中心）
王均勇（菏泽市疾病预防控制中心）
王连顺（济宁市疾病预防控制中心）
王连森（山东省疾病预防控制中心）
王桂强（烟台市疾病预防控制中心）
王朝霞（烟台市疾病预防控制中心）
尹玉岩（山东省疾病预防控制中心）
左晓青（日照市疾病预防控制中心）
石　峰（山东省疾病预防控制中心）
申华伟（聊城市疾病预防控制中心）

朱体文(临沂市疾病预防控制中心)
刘　婷(山东省疾病预防控制中心)
刘永娟(山东省疾病预防控制中心)
刘红霞(泰安市疾病预防控制中心)
刘宏泽(威海市疾病预防控制中心)
刘佳佳(山东省疾病预防控制中心)
刘祥征(山东省疾病预防控制中心)
刘维量(山东省疾病预防控制中心)
许文青(济宁市疾病预防控制中心)
李　瑞(山东省疾病预防控制中心)
李　玲(淄博市疾病预防控制中心)
李　敏(德州市疾病预防控制中心)
李夫国(枣庄市疾病预防控制中心)
李善鹏(青岛市疾病预防控制中心)
杨冬芳(泰安市疾病预防控制中心)
杨兴光(山东省疾病预防控制中心)
肖　征(山东省疾病预防控制中心)
邹积志(威海市疾病预防控制中心)
冷　艳(山东省疾病预防控制中心)
张　蕾(聊城市疾病预防控制中心)
张天亮(山东省疾病预防控制中心)
张云兰(滨州市疾病预防控制中心)
张秀玲(东营市疾病预防控制中心)
张海泉(滨州市疾病预防控制中心)
陈仁友(山东省疾病预防控制中心)
陈丽琴(临沂市疾病预防控制中心)
林东超(山东省健康促进与教育学会)
周培静(山东省疾病预防控制中心)
郑　祺(日照市疾病预防控制中心)
赵志强(淄博市疾病预防控制中心)
胡　毅(山东省疾病预防控制中心)
段　晶(济南市卫生健康宣传教育中心)
侯家祥(山东省疾病预防控制中心)

前　言

健康是促进人的全面发展的必然要求，是经济社会发展的基础条件，是民族昌盛和国家富强的重要标志，也是广大人民群众的共同追求。回望党的百年奋斗历程，回顾新中国卫生事业发展史，无不体现着党和政府对人民健康的高度重视，预防为主的策略一直贯穿卫生健康工作方针的始终。党的十八大以来，以习近平同志为核心的党中央坚持以人民为中心的发展理念，把维护人民健康摆在优先发展的战略地位，召开全国卫生与健康大会，确立新时代卫生与健康工作方针，印发《"健康中国2030"规划纲要》，发出建设健康中国的号召，明确了建设健康中国的大政方针和行动纲领，"将健康融入所有政策"，将健康教育融入国民教育体系，以健康促进全民健康素养提高，已成为落实健康中国战略的重要措施。山东省委、省政府认真落实习近平总书记关于健康中国的重要论述，大力实施健康山东行动，全面推进"健康强省"建设，持续强化健康知识普及，着力提升全民健康素养水平，人民健康状况和基本医疗卫生服务的公平性、可及性得到持续改善。

山东省疾病预防控制中心作为全省健康教育与健康促进的技术指导单位，在山东省卫生健康委的正确领导下，在全省卫生健康系统的大力支持下，基于全省各级各单位实际工作开展情况以及未来引领全省健康教育与健康促进工作方向的需要，结合历年全省案例征集工作，从中甄选亮点突出、成效较为显著的一部分优秀案例形成本书。

本书一共分4章，分别是健康县区建设优秀案例、健康促进医院建设优秀案例、无烟单位建设优秀案例、其他方面健康教育优秀案例，每章包含案例数量不等。全书共计92个案例，依次从工作背景、主要做法、工作成效三个方面展开介绍。工作背景主要介绍该案例拟解决的健康问题、针对的目标人群等；主要做法阐明了拟解决问题的工作思路、基本策略、工作目标，以及对应的具体特点和创新举措等；工作成效主要介绍取得了哪些工作成绩和进展，并对经验体会进行了总结。本书内容数据翔实，案例亮点特色鲜明，聚焦小切口，事例重点突出、生动形象，以期真实还原案例的具体做法，具有普遍推广的价值，可以促进有关人员的相互交流学习。

由于篇幅所限，本书所呈现的案例只是山东省健康教育与健康促进工作的一小部分缩影，许多优秀的实践案例未能收录其中。同时我们也深知，推进健康教育、提升健康素养、提高健康技能、促进全民健康任重道远，我们仍有许多需要努力和改进的地方。真诚希望本书能抛砖引玉，激发更多的思考和创新，为健康中国贡献山东力量。

编者

2024年6月

目 录

第一章 健康县区建设优秀案例

第二章　健康促进医院建设优秀案例

第三章 无烟单位建设优秀案例

第四章 其他方面健康教育优秀案例

第一章

健康县区建设优秀案例

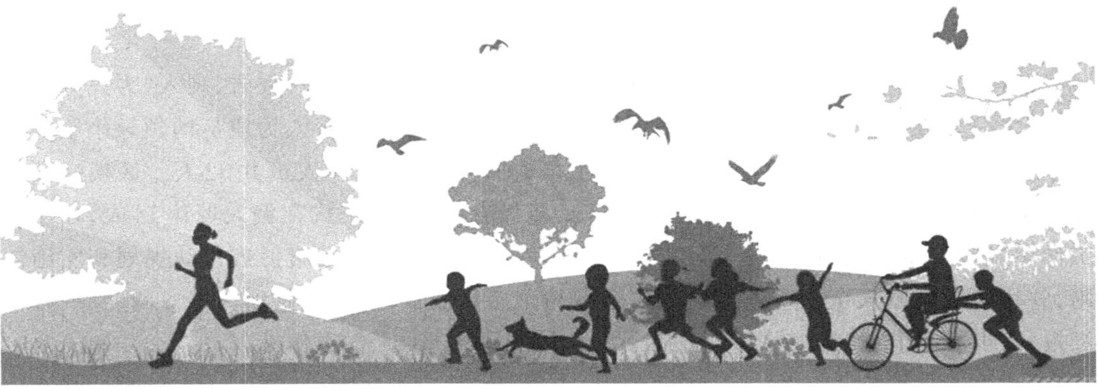

◎健康县区建设优秀案例1

探索建立健康县区，建设任城模式

山东省济宁市任城区是全国首批64个国家级健康促进县区（现更名为"健康县区"，下同）之一。为全面推进健康促进工作，实施"将健康融入所有政策"策略，倡导健康优先、健康教育先行理念，任城区启动了健康县区建设工作，积极探索建立"政府主导、部门联动、分类实施、规范管理、群众参与"的工作模式，推动健康教育进社区、进学校、进机关、进医院、进企业、进家庭，健康相关主题活动丰富多彩。健康促进区建设工作使得全区居民健康素养水平、经常参加体育锻炼的人数比例、中小学生体质健康合格率等重要健康相关指标均有所提升，成人吸烟率则有所下降。

济宁市任城区地处鲁西南平原，京杭大运河中段，面积651平方公里，常住人口100万余人，经济相对落后，健康素养水平较低。2014年，任城区全面推进健康促进工作，实施"将健康融入所有政策"策略，倡导健康优先、健康教育先行理念，将健康促进区建设试点工作作为惠及全区群众的一件大事，纳入政府重大民生工程，并积极探索建立健康促进区工作模式和长效机制。

一、主要做法

（一）政府主导，建立健全长效机制

任城区委、区政府将健康促进区建设摆上重要日程，召开了高规格的动员大会，区政府与各镇街、部门签订了目标责任状，作出了庄严承诺；对全区工作进行详细的部署，强化了"将健康融入所有政策"的理念，确立了"人人为健康、健康为人人"的指导思想。健康促进区建设作为会议议题，列入区长办公会4次、区政府常务会议6次；建立部门联席会议制度，召开相关部门参加的推进会、协调会11次。

2015年、2016年连续两年将健康促进区建设工作写入政府工作报告，列入"为民办十件实事"之一。成立了由区长任组长，35个部门、15个镇街主要负责人为成员的领导小组。领导小组下设办公室，由分管区长任办公室主任，抽调办公室工作人员共32人。区疾病预防控制中心作为健康教育专业机构配强配齐健康教育科，全科正式在编人员达14人，在建设工作中发挥了重要的技术支撑作用。同时，任城区制定了全区健康促进行动规划和实施细则，并将该规划纳入全区重点民生政策范围和重点责任目标清单，做到一月一调度、一月一汇报，初步形成了"政府领导、部门协作、技术支撑、群众参与"的工作机制。

(二)部门联动,落实"将健康融入所有政策"策略

任城区围绕健康促进区建设工作,重点抓好"将健康融入所有政策"策略的贯彻落实。一是建立健全健康公共政策体系。在全国首次提出"区级出意见,镇级制规定,系统建办法,单位定制度"的工作模式,逐步建立健全健康公共政策体系,全面实施"将健康融入所有政策"策略。举办了"将健康融入所有政策"策略培训会,提高各级、各部门"将健康融入所有政策"的自觉性、主动性和执行力。梳理了一批健康相关政策性文件,制定出台相应的制度、办法、规定、意见等。任城区共出台各类健康政策340多条,仅区委、区政府就出台健康支持性政策文件50多个。如区政府出台了《任城区健康促进发展规划》《健康山东——任城行动方案》,区人社局出台了《机关事业单位工作人员带薪休假意见》,区教体局出台了《全民健身实施计划》,区直机关工委出台了《区直机关事业单位开展工间操活动意见》《区直机关事业单位控烟规定》,区总工会出台了《职工健康关怀计划》,区民政局出台了《城乡居民临时困难救助办法》等。二是建立了公共政策健康审查制度(现调整为健康影响评估制度,下同)。实施关口前移,要求相关部门在提出、起草、修订、发布等政策开发环节中,征求健康专家委员会的意见,确保"将健康融入所有政策"。两年间,健康专家委员会出具《公共政策健康审查意见书》14份,涉及16个政策性文件,提出整改意见31条。三是开展部门联合行动。各相关部门围绕卫生健康、环境保护、教育等主题联合开展了各类健康主题活动,并努力使活动"动起来、有活力"。各镇街、各部门积极参与,履行职责,大力开展健康促进相关活动,如区城市管理局牵头开展了城乡环卫一体化活动、区教体局牵头开展了中小学生营养餐提升工程、区疾病预防控制中心牵头开展了"健康社区行"活动、区食药监局牵头开展了"食安任城"活动、区环保局牵头开展了"黄改绿"活动、区水务局牵头开展农村饮用水安全工程等,让广大群众切实感受到健康促进工作带来的实惠,更加激发了全民参与健康促进活动的积极性,全民健康素质大幅提升,健康意识明显增强,健康已成为时尚潮流和普遍行为。

(三)分类实施,积极推动健康促进场所建设

任城区分类施策,开展各类健康场所建设。首先确定43家机关、医院、学校、企业、社区(村)作为示范点,以点带面进行推广。随后,区建设活动办公室根据面上活动开展情况,选出308家重点建设单位,坚持点面结合;在308家重点建设单位实行"挂牌建设",统一印制"国家级健康促进区示范单位"标识牌,在每个重点建设单位门口显要位置悬挂;向本单位职工公开承诺开展建设,统一思想,凝聚力量。同时,接受群众监督,推动工作干到实处、落到实处。

(四)规范管理,确保各项指标落到实处

任城区政府印发了《任城区国家级健康县区建设实施方案》,领导小组印发了《全国健康促进机关、医院、学校、企业、社区(村)、健康家庭分类建设工作任务明细》。为方便各部门、单位具体操作,任城区将健康促进区的6项一级指标、23项二级指标、48项三级指标全部量化分解到相关单位,出台了267项具体任务明细、36个工作指导模板。明确了各镇街、各牵头责任部门职责,细化了健康促进各类场所单位的具体工作内容,形成统一、规范的流程,使建设工作更加规范化、标准化、精细化。

(五)凝聚力量,社会各界积极参与

任城区在完善组织网络、专业技术网络的同时,注重培育、引导建立社会志愿者网络,逐步形成三网并行、融合发展的良好局面。2015年8月8日,任城区健康志愿传播服务队正式成立,157名来自医疗卫生机构以及社会团体的健康管理师、心理咨询师志愿加入健康传播服务。队员既有专兼职心理专家、教育专家、营养专家,也有健康管理师、心理咨询师、营养师、教师、医师、护士。他们针对不同人群开发健康讲座课件80多个,实施菜单式服务,深入社区、学校、机关、企业等开展健康知识宣讲260多场次。健康传播服务队的组建,顺应了全民提升健康素养的时代新需要,为打造健康任城、提升百姓满意度夯实了基础。

(六)广泛宣传,大力开展健康主题活动

任城区围绕优化健康宣教环境,积极推动健康教育进社区、进学校、进机关、进医院、进企业、进家庭。一是广泛宣传,营造浓厚的舆论氛围。利用电视、报刊、网页、微信等平台,开展多渠道、立体式宣传教育,实现区级媒体全覆盖。同时,注重加强群众性宣传教育,全区设立2600余处健康教育宣传栏,遍布城乡街头巷尾;利用主题卫生日、惠民政策宣传日,深入农村、社区、厂矿企业开展巡回宣传,为群众发放健康台历、围裙、控油壶、限盐勺等。二是群众参与,大力开展健康主题活动。培训健康指导员1264人,体育健身指导员2444人,群众自发组织的广场舞、健身操、健步走等运动健身团队达1000多支,建设了1300多个配有体育器材的健身场地。基层医疗卫生机构自主举办健康讲座434次,各级各类运动会、健身舞大赛、健康家庭知识竞赛、健康小卫士征文比赛等健康主题活动精彩纷呈。

二、工作成效

健康促进区建设以来,任城区各项健康相关指标有了较为明显的改善,群众健康意识明显增强,健康素质显著提升。居民健康素养水平由2014年的11.37%,提高到2016年的16.33%;经常参加体育锻炼人数比例由2014年的37.32%,提高到2016年的44.40%;中小学生体质健康合格率为95.21%;成人吸烟率由2014年的24.76%下降到2016年的18.80%。

◎健康县区建设优秀案例2

以健康县区建设为抓手,
健康促进工作在垦利遍地开花

近年来,垦利区以建设“健康垦利”为主线,坚持健康优先发展战略,突出政府主体责任,加强部门协作配合,广泛动员社会参与,狠抓“五项保障”,实施“七大工程”,搭建“四个平

台”，构建起具有垦利区特色的工作机制和建设模式，群众健康素养水平得到全面提高。2017年9月第二批全国64个健康县区技术评估中，垦利区以综合评分92.28分荣获第一名。垦利区代表山东在全国健康促进区现场交流会上作了发言，成功举办了全省健康县区建设工作现场培训班，参加了国家卫生健康委员会举行的健康促进区建设情况新闻发布会。先后获得国家卫生县城、省级亿万农民健康促进行动示范县、省级卫生应急示范县、省级慢性病防治示范区、省级医养结合先行示范区等荣誉称号，全民健康工作迈出了坚实步伐。自2015年12月，垦利区被确定参与建设第二批全国健康促进区以来，区委、区政府牢固树立“大健康、大卫生”理念，群策群力、共建共享，营造了“全民动员、全民参与、全民覆盖、全民受益”的局面，狠抓“五项保障”，实施“七大工程”，搭建“四个平台”，健康促进工作遍地开花，使全区健康事业快速发展，群众健康素养水平全面提高，幸福指数明显提升。

一、主要做法

（一）顶层谋划，系统推进构建好保障体系

1.狠抓组织保障，突出战略规划。成立了由区长任组长，1名人大常委会副主任和分管副区长为副组长的健康促进区工作领导小组，抽调40余名业务骨干组建了工作办公室，建立了“四级五步”管理机制，稳步推进各项建设工作。

2.狠抓制度保障，突出健康理念。制定了《垦利区公共政策健康审查制度》，成立了健康专家委员会。区政府及有关部门在制定涉及健康的重大政策、规划时向健康专家委员会征询意见6次，两年来先后补充、修订和制定一系列办法、规定、意见等政策性文件200项，主要涉及医疗卫生、养老服务、环境整治等领域，形成支持性的社会政策环境，切实做到为居民健康着想。

3.狠抓机制保障，确保运行有效。建立了区、镇（区直部门）、村（居）三级工作网络，将健康促进区建设的一级指标、二级指标全部细化量化，分解落实到单位和个人，形成了全区上下统一协调、各部门齐抓共管、工作责任到边到沿的工作格局。

4.狠抓资金保障，确保投入到位。持续加大健康保障投入，以大投入带动健康环境大改观。投资15.7亿元，实施72项水气土污染治理项目；投资3亿元，实施3年增绿项目，植树造林5.4万亩（1亩≈666.7平米）；投资2.9亿元，实施燃气村村通工程，为具备接气条件的278个村3.3万户接通天然气，生态环境得到明显改善。区财政按照1:4的比例，及时落实建设配套资金，每年列支专项经费100万元，保障建设工作顺利开展。各镇街、部门单位累计投入近2000万元，用于健康步道、健身场所、宣传氛围营造等软硬件提升，建设健康教育基地1处、健康主题公园4处，铺设健康步道7000米，设置大型公益广告牌4块、健康加油站33处、健康自助监测点60处。

5.狠抓考核保障，确保督导到位。将健康促进工作作为刚性指标纳入各镇街、部门单位年度目标责任考核。制定出台了《垦利区建设全国健康促进区目标责任制考核奖惩办法》，区建设办定期不定期地开展督导检查，对各类示范建设工作进展情况定期通报。

(二)多措并举,找准抓手精准发力,持续发力

1.重点打造示范引领工程,挖掘健康促进特色亮点。坚持“示范引领,辐射带动”思路,在全区确定了49家健康机关、9家健康医院、11家健康学校、9家健康企业、114个健康社区(村)、100个健康家庭作为示范建设单位,进行重点打造。

2.重点实施“三联”便民工程。①医联体工程:市、区、镇(街道)各级医院多层次联合,实施医院双向转诊制度,简化就医程序,缩短就医时间,社区居民就医难题得到有效缓解。②健联体工程:探索医保健康新思路,成立了垦利区医患纠纷人民调解委员会,各医疗机构与人保公司合作组建健联体,全区123家医疗机构加入了医疗责任保险,有效化解医患纠纷处置风险,提高了群众和医护人员满意度。③互联体工程:投资100万元建设城乡卫生信息化平台,将高血压、糖尿病等慢性病内容纳入卫生信息管理系统,打造“智慧医疗”。

3.重点实施康乐工程。完善老年人医疗服务网络,为老年人看病就医打造绿色通道;建立家庭医生签约服务模式,成立89个家庭医生式服务团队;加强养老服务机构建设,投资4000余万元,建设了9000多平方米的医养结合康复医院,提供养老托老、医疗保健、护理康复等医养融合服务。

4.重点实施健康育苗工程。各中小学将健康教育列入教学计划,开设健康教育课,学校健康教育课本拥有率、开课率均达100%;每年定期组织中小学生进行免费健康体检;通过政府购买服务方式,实施窝沟封闭,有效防止学生龋齿的发生。

5.重点实施民生改善工程。在全民健身广场、主题公园、各居民区安装灭蚊蝇灯近2000盏,有效防止病媒传播疾病的发生。与乡村文明行动和“美丽乡村”建设相结合,实施“五化”改造提升工程,推进农村改水改厕,建成215个美丽乡村示范村。

6.重点实施健康扶贫工程。全区确定了10处健康扶贫定点医疗机构,为278户“因病致贫、因病返贫”的农村贫困人口建档立卡,建立精准帮扶清单,提供各项便民惠民医疗服务达200余次;开展健康中国行暨精准扶贫送医下乡义诊活动34次,义诊3000余人次。

7.重点实施志愿服务工程。设立社区健心工作室、心灵驿站,成立126个志愿者服务队,积极开展社区人群心理综合干预项目,参与人员达8000余人次。

二、工作成效

建设工作只有起点没有终点,没有最好只有更好,垦利区将牢固树立健康城市理念,建立长效巩固机制,不断开拓创新,将健康理念融入城市建设管理方方面面,全面提升城市健康水平。

(一)搭建全民覆盖的宣传平台

在电视台、《垦利报》开设《健康垦利》专栏;定期出版《健康垦利》专刊;开设“健康天天看”微信公众平台、“垦利卫生计生”官方微博,每天推送健康知识。编印各类健康教育知识读本3万余册,宣传册4万余册,折页3万余份,印发《中国公民健康素养66条》漫画

读本2万份，印制《致广大居民的一封信》4万份。

（二）搭建全民参与的活动平台

以“健康山东垦利行”活动为载体，在全区深入开展健康促进活动。组建了以太极拳、太极剑、门球等项目为主要活动内容的群众性健身活动团体1012个。

（三）搭建全民受益的健教平台

成立“身心和谐，健康你我”主题宣讲团，组织开展“爱心课堂走基层”志愿宣讲活动50场次，受益人员达4700余人次。制定“健康生活方式指导员”制度，选配380名“健康生活指导员”分片包干，主动上门服务，开展城乡居民慢病干预指导。区医院设立孕妇学校，建立母婴相约网络中心站，提供爱心孕育咨询服务。

（四）搭建全民培训提升平台

组织外出学习考察10余次，邀请国家级、省级专家进行专业知识培训及现场指导6次。卫健系统共有26人免费参加高级健康管理师培训，同时开展专业网络和工作网络培训10次，培训人员2000人次，提高了各级健康教育专兼职人员专业水平和工作技能。

◎健康县区建设优秀案例3

以建设健康环境为抓手，打造住在公园里的城市

章丘山清水秀，群泉竞涌，素有“小泉城”的美誉，先后被评为中国优秀旅游城市、国家园林城市、国家环保模范城市、国家生态城市、国家卫生城市。2016年9月，章丘撤市设区，开启了区域城市化、城市现代化发展的新阶段。章丘抢抓这一重大历史机遇，提出打造省会产业高地、宜居新区、文旅名城的战略，大力实施交通、生态、产业、城镇四大提升工程，聚力突破“山泉河湖城”五大片区，加快建设产业发达、环境优美、人民幸福的济南东部新区，经济社会保持了持续快速发展的良好态势。健康是百万章丘人民生活幸福的基石，也是全区发展进步的重要标志。章丘区始终坚持以人民为中心的发展理念，把建设全国健康促进区作为一项重大民生工程，与城市建设、乡村振兴、医疗康养事业发展紧密结合，全面提升健康促进支持性环境，广泛开展丰富多彩的建设活动，居民健康素养水平得到明显提高。

一、主要做法

（一）建设健康环境，夯实健康促进基础

章丘区坚持“绿水青山就是金山银山”的发展理念，不断优化市民居住环境，提升城市管

理水平，经过建设，章丘的天更蓝了，水更清了，公园更多了，空气更清新了，市民的居住体验更舒适了。

1.打造生态宜居环境。按照南部保护明山秀水，中部彰显泉水特色，北部打造田园风光的定位，科学论证，统筹推进，组织实施保泉增绿、生态修复等系列工程，规划建设"两横五纵"城市生态水系，实现保泉、景观双赢。章丘区打造了南北全长约20公里的绣源河风景区，被授予"全球低碳生态景区"荣誉称号；以全民健身为轴线，将海绵城市与绿色生态有机结合，新建开放式全民健身中心；实施体育场所改造提升、农村体育健身等工程；深入推进美丽乡村建设，建成10个省级美丽乡村示范村。

2.强化环境综合整治。将环境综合整治、改善"气质"、提升"水质"作为健康促进的重要内容。实施大气污染防治攻坚行动，坚决整治环保突出问题。深入实施城乡环卫一体化，启动垃圾分类收集。投资5.7亿元建设垃圾焚烧发电项目。创新生活垃圾处理模式，强化水污染治理，集中供水率、饮水安全率均达到100%。

3.强化卫生健康基础建设。投资15亿元规划建设东部医疗中心、北部医疗中心，完成眼科医院扩建和精神卫生中心改扩建项目。投资200余万元，建设了1000平方米的健康科普馆，传播健康知识，大力倡导健康生活方式。推进医养结合，发展大健康产业。章丘区成立了区养老服务协会，区医养中心建成并投入使用，全区每千名老年人口拥有养老床位数达到35张。

4.全力保障舌尖上的安全。每年列支2000万元用于食品安全、基层监管所标准化建设。强化源头追溯建设，严格农药准入。投资近千万元建成区农产品质量监督检测中心。建设病死畜禽无害化处理厂，开展农兽药饲料市场清理整治行动，净化了农业投入品市场环境。开展特色农业品牌示范引领，不断加大"三品"认证力度，打造"全国名特优新农产品"。先后荣获全国食品安全示范区、国家出口食品农产品质量安全示范区、全国品牌农业示范区、国家农业标准化示范区、省农产品质量安全区等荣誉。

二、工作成效

在新落成的章丘区健康科普馆里，你可以骑着自行车通过电子屏欣赏健康主题公园的景观，观察自己的热量消耗情况，体验减肥带来的乐趣；还可以利用现场的仪器，自测身体的健康状况；在这里，还能学习急救技能，发泄消极情绪，了解职业病危害……章丘区在建设过程中，不断创新工作思路，结合健康主题，实现"1+1>2"的效果。

(一)结合文明实践创建活动，促进健康行为全覆盖

没有全民健康，就没有全面小康。抓住学习贯彻党十九大精神和习近平重要讲话这条主线，将健康促进工作列入经济社会发展目标和新时代文明实践中心建设的重要内容，将"健康素养提升行动"列为市民文明素质提升十大行动之一，纳入市级以上文明单位年度重点考核内容，并作为部门、镇街年度考核指标，形成全区上下的自觉行动。

(二)结合生态提升工程,促进健康环境大提升

以建设现代化山水园林城市为目标,加速城市双修,狠抓生态提升,围绕“山、泉、河、湖、城”五大片区建设,突出泉水特色,加大水系互联互通建设,坚决打赢蓝天保卫战、治霾治污治乱攻坚战,开展城乡环境提升十大行动,全区生态环境明显改善。山、泉、河、湖、城交相辉映,人、景、业、居、游生机迸发,人与自然和谐共生,市民能实现有“5分钟健身圈”的目标,被广大市民誉为“一座住在公园里的城市”。

(三)结合文化素养提升工程,促进健康文化大提升

通过健康教育一条街、健康主题公园、健康活动站点,广泛宣传健康科普知识,并依托健康科普馆,通过实物陈列、多媒体、互动技术、墙体写真等多种表现形式,让观众在互动和参与中获得健康知识、掌握健康技能。实施“倡导全民阅读、建设书香章丘”工程,开展“你读书我买单”活动,并把健康素养促进行动编印成各类书籍和宣传材料分发到社区、机关、学校、企业等广大居民手中,大力宣传健康知识和卫生法律法规,促进了健康文化的大提升。

(四)结合乡村振兴战略,促进农民健康素质大提升

加大健康村、健身广场、文化大院、农村幸福院建设力度,深入实施城乡环卫一体化和农村环境综合整治,加快推进美丽乡村建设。投资300万元,建设完成10处中心卫生室,打通了健康服务群众的“最后一公里”。开展中医药健康促进社区行系列活动,基层中医药服务能力不断提升。深入开展爱国卫生运动和卫生镇街创建工作,农村健康环境大为改善,农民健康素质不断提升。

(五)结合“互联网+”健康工程,促进全民健康水平大提升

建立了章丘人口健康信息平台,在全国率先通过了互联互通成熟度四级甲等评审。以“大健康”平台为依托,整合和共享全区人口信息、电子健康档案和电子病历三大数据库资源,实现了公共卫生、计划生育、医疗服务、医疗保障、药品管理、综合管理六大业务应用的互联互通、数据共享,并且全区居民拥有了跨医疗机构、全生命周期的电子健康档案。同时,积极为居民开展健康教育,采取健康综合干预措施,引导群众健康生活方式的形成,智慧卫生、智慧健康驶入了快车道。

2017年1月,济南市章丘区被确定为山东省健康促进示范区;同年3月,被确定为全国第三批健康促进区项目试点区;2019年,被命名为全国健康促进区。章丘区始终坚持以人民为中心,牢固树立“大健康、大卫生”理念,并将健康促进融入全区各个领域,实施群策群力、共建共享,全国健康促进区建设工作迈出坚实步伐,“健康章丘”建设取得明显成效。2020年,全区居民健康素养水平达到33.76%,是2008年第一次开展监测时居民健康素养水平的4倍,实现了13年“连升”,超前完成了到2030年居民健康素养水平达到32%的目标。户籍人口人均期望寿命达79.65岁。

唐王山公园、小东山公园、林荫公园、眼明泉公园、桃花山公园……如果你问章丘哪里有公园,章丘人脱口而出的就是这些家门口的健康主题公园,每天早起围绕公园的健身步道走

一圈，神清气爽，晚饭后坐在公园的长椅上看孩子嬉戏玩耍，温馨满满——如今，章丘人已经将公园融入了生活，而章丘也变成了住在公园里的城市。

◎健康县区建设优秀案例4

打造乡镇青春健康俱乐部，为青春护航

日照市东港区辖区内10～24岁的年轻人约有13万人，他们是未来和希望，其整体素质关系到一个地区的经济、社会和文化的发展。随着青少年青春期的提前和青年婚育期的推后，青少年性与生殖健康问题日益突出。为了指引青少年健康成长，东港区持续开展青春健康教育工作，探索构建了"党政主导、部门联动、社会参与、资源共享、辐射带动"的乡镇青春健康工作机制，将视角对准乡镇青少年青春健康教育，高标准、高起点建设青春健康俱乐部，做到了与宣传、教育、工会、妇联、共青团等部门协同，构建起了家庭、学校、社会三位一体互动式青春健康工作格局，社会各界对青少年的健康成长工作关注度不断提高，形成了齐抓共管的有效机制，取得了显著成效，有力带动了健康促进区建设工作。

一、主要做法

（一）党政主导，部门联动，制度化推动

区委、区政府高度重视全国健康促进区建设工作，把青少年青春健康教育作为主攻方向之一，多次召开专题会议进行安排部署、纳入重要议事日程，将青春健康工作列入各镇（街道）年度综合考核重要内容。

区委宣传部、区卫生局、区计生协会等八部门先后联合出台《东港区护航青春·健康成长——青春健康工作实施方案》《关于进一步加强学校青春健康教育工作的意见》，分级成立青春健康工作领导小组，组建青春健康工作师资队伍，强力推进省级和国家级青春健康教育示范基地建设工作。宣传部门把青春健康宣传工作纳入本部门总体工作规划和年度工作计划，在全区各类宣传阵地开设青春健康教育专栏，普及青春期健康知识，营造良好的舆论氛围。教育部门制订青春健康教育专项计划，组织青春健康培训、讲座、调研活动，选调人员充实青春健康师资队伍，通过家长学校、家长会等途径，广泛开展青春健康教育基本知识与技能培训。计生协会扎实开展青春健康教育基地规划、建设、评估工作，指导基层医疗保健机构开设意外妊娠救助热线，为救助对象免费提供知识咨询、紧急避孕处理、各类避孕药具和终止妊娠服务。工会、共青团、妇联等部门结合服务群体特点，组织系列丰富多彩的宣传教育、青年联谊、志愿服务等活动，推动青春健康教育向深、向实发展。

（二）科学规划，合理布局，标准化建设

着眼青春健康教育工作快速推进和可持续发展，科学规划，统一标准，优势互补，全力打造青春健康教育环境。

一是科学规划青春健康教育基地点位布局。按照城区带动乡镇、乡镇带动周边的建设思路，立足“城区”“沿海”“山区”，优化空间布局，依托城区街道和重点中学、沿海乡镇中心学校、山区重点乡镇，建设了面向社会的全天候公益性青春健康俱乐部，以点带面辐射周边区域，形成“城区”“沿海”“山区”支点支撑，辐射全区的乡镇青春健康教育阵地格局。

二是规范青春健康俱乐部建设标准。统一阵地标识及要素，设置技能培训、宣传展览、网络试听等基本功能区，及时更新图书、杂志、电子读物等宣传教育资料，配备一名或多名市级以上师资，建立健全工作制度、培训制度、档案制度，定期开展活动。

三是规范青春健康教育方式和内容。各类机构采用“参与式”培训、专家讲座、同伴教育、媒体和资料宣传等方式开展青春健康教育，针对不同年龄段青少年身心特点，突出重点，加强教育：9～13岁青少年重点加强迎接青春期、拒绝性骚扰等教育，14～16岁青少年重点加强青春期保健、预防性传播疾病等教育，16岁及以上青少年重点加强社会性别、性行为与性决策、预防意外怀孕等教育。

（三）社会参与，常态开展，个性化服务

着力打造“青春健康”青少年性与生殖健康教育社会公益品牌，整合社会资源，提高活动质量和效能。选派优秀培训师到国家、省、市参加专业培训，培养市级以上青春健康教育师资及主持人18人（国家级1人，省级10人，市级7人），组建了一支拥有50余名专业人员的青春健康教育师资队伍，推动青春健康工作规范、有序开展。

定期组织专家和师资队伍进学校、进社区、进农村对青春健康工作进行指导、评估，协调动员社会各方力量，形成工作合力，实现中小学目标人群覆盖率达95%以上，职业技术高校目标人群覆盖率达80%以上。

二、工作成效

以高校为依托，成立亲青服务咨询者队伍、同伴教育志愿者队伍，广泛开展综合的性与生殖健康教育，为青少年、未婚青年提供个性化友好志愿服务。截至2020年底，东港区先后建设了省级以上青春健康教育基地3处，其中国家级1处、省级2处。全区共开展青春健康工作142场次，受益人群11.5万人次。

各青春健康俱乐部通过打造家庭、学校、社会三位一体互动式青春健康工作格局，推动工作扎实有效开展，营造出了青少年成长的良好环境氛围。通过专家讲座、个体咨询、团体活动、家长参与、师生互动、案例分析、同伴教育、主题沙龙等多样化的主题教育，青少年学到在课本上、家庭中、学校里难以学到的知识，快乐、平稳地度过青春期，健康成长。此外，社会各部门对青春健康教育的看法发生了翻天覆地的变化，从对涉及性教育的担心、害怕，变为

主动邀请专家进行教育;一些家长对开展青春期性教育的态度,从怕孩子接受不了、起反作用,变为主动参与,并主动与子女交流知识。

青春健康俱乐部普及以来,区内10～24岁的年轻人关于青春期性与生殖健康、健康教育、人际交往、心理健康等方面的知识和技能显著提高,科学、文明、健康的生活方式和行为习惯逐步普及,为青少年提升社会适应能力、开启幸福人生打下良好基础,有力促进了全区健康促进建设工作。

下一步,东港区将继续紧密结合全国健康促进区建设,从关怀青少年健康成长的社会责任出发,坚持扎实推进青春健康教育工作,不断拓宽服务面,将关怀辐射到小学、幼儿园,尤其是小学高年级段。同时,不断充实青春健康师资队伍、提高师资的专业水平,通过开展丰富多彩的青春健康教育,真正把青少年健康教育抓实、抓好、抓出成效,促进社会和谐,建立全民健康新格局。

◎健康县区建设优秀案例5

全民健身,夯实健康基础

全民健身是增强人民体魄、追求健康生活的基础和保障,是实现国民主动健康的核心力量。"十四五"时期是把全民健身国家战略落实落细的关键时期,整个全民健身工作要以高质量发展为主题,既要承上启下巩固提升全面建成小康社会阶段的全民健身发展成果,又要深入落实为建设社会主义现代化强国夯实健康基础的新要求。全民健身是人们增强体魄、健康生活的基础和保障,是每一个人成长和实现幸福生活的重要基础。

一、主要做法

乐陵市围绕"建设全国特色体育名城,打造新时代现代化体育强市"这一目标,完善全民健身公共服务体系,不断提高全民健身公共服务水平。乐陵市体育事业发展中心连续荣获"2013—2016年度全国群众体育先进单位""2017—2020年度全国群众体育先进单位"荣誉称号,同时泰山体育产业集团有限公司荣获"2017—2020年度全国群众体育先进单位"荣誉称号。

(一)政府主导进一步扩大全民健身场地供给

乐陵市政府不断完善全民健身公共服务体系,加强全民健身场地设施建设。一方面是新建,主要是在新建城区、城乡接合部,结合城市留白增绿,同步规划、同步建设体育公园、全民健身中心、社区健身广场等健身场地设施,补齐500多个村的全民健身场地器材。在社区健身设施建设中加大适儿化、适老化健身设施建设，推动实现市、乡镇（街道）、社区/村三级公共健身设施全覆盖。另一方面是改扩建，对于已经建成的公园来说，主要是在现有的基础上，适当提高公园内铺装面积比例，有机融入体育元素，合理嵌入一定比例的健身设施，修建健康步道，实现"旧貌换新颜"。

（二）体育产业进一步服务全民健身

泰山体育产业集团深入贯彻落实"体育强国""健康中国"战略，结合自身实际，以助力"全民科学健身""全民健康"为目标，努力探索、与时俱进，打造以人工智能（AI）体测一体机为核心的个人与群体健康管理模式——全员科学健身模式，实现了个人运动健康持续性监督和自我管理，群体运动大数据采集、分析和应用，打造了个人和群体的运动健康促进闭环，为政府、企事业单位提供运动健康整体解决方案和定制个性化服务。泰山体育一直开展"八进"工作，即进企业、进机关、进社区、进农村、进医院、进校园、进家庭、进军营，以智慧体育倡导全民健身。

（三）枣花节进一步助力全民健身

乐陵市一年一度的枣花节都会开展丰富多彩的体育、文化、健康活动。为了提高参加体育锻炼的人数，倡导科学健身，助力"健康乐陵"建设，枣花节期间举办了"枣林漫游、你我携手"健步行活动、"低碳环保、畅行天下"自行车比赛、"清水润城、秀美乐陵"半程马拉松比赛，市领导带头参加活动，乐陵市各乡镇（街道）、市直机关单位、企事业单位、社会体育爱好者也积极报名参加，最终参加活动人数达5000余人，有力地推动了"全民健身运动"深入开展，增强了全民健身意识，提高了群众健康水平。

（四）社会体育组织快速发展进一步活跃社区健身圈

为满足群众日益增长的体育需求，乐陵市教育和体育局、乐陵市体育事业发展中心加快推进社会体育组织向不同行业延伸覆盖，先后成立了足球、乒乓球、太极拳等14个市级单项运动协会及俱乐部。截至2020年底，全市17个乡镇街道所有社区/村全部成立村级体育总会，实现了市、乡、村三级体育组织全覆盖。建立涉及幼儿体育类、体育舞蹈类、棋类、健身气功类、轮滑类等多类大众喜爱的特色体育社团214个，引导广大社区居民养成自觉健身、经常健身的习惯，推动全民健身，实现全民健康。

（五）社会体育指导员助力体育普惠万民

为进一步实施健康乐陵体育惠民工程，乐陵市教体局、乐陵市体育事业发展中心积极培训社会体育指导员。五年来，乐陵市教育和体育局举办社会体育指导员培训班20多次，培训3000多人次。通过政策扶持、线下培训等方式，让各机关、社区、企业、学校、医院、体育组织有更多更好更专业的群众健身带头人、科学健身指导员。社会体育指导员以自己的时间、知识、技能从事体育志愿服务，活跃在"乐陵千名全民健身志愿者服务枣乡千村万民"群众体育活动中，在加强乐陵市公共体育服务过程中发挥了重要作用。

二、工作成效

（一）集智创新，小场地上有大文章

健身成为越来越多居民的主流选择，为满足群众就近健身、社区健身的需求，乐陵市教体局、乐陵市体育事业发展中心重点在社区（村）的小场地上做大文章，集智创新，在全市城市社区（村）新建设500多个健身广场，从2016年的社区（村）覆盖率50%到2021年实现了100%全覆盖。每个健身广场都建有健身路径，乐陵市体育事业发展中心联合物业中心高标准建设了包括健身驿站、儿童游乐设施、多功能运动场、健身广场等在内的健身设施，大力营造"居家可观，举步可享"的社区优质健身环境，实现居民便利健身、就近健身。

（二）全民参与，多层次全民健身活动持续开展

五年来，乐陵市教体局、乐陵市体育事业发展中心坚持赛事活动是体育社团核心竞争力的理念，建立品牌赛事扶持体系，重点打造"魅力乐陵　最美体育"系列品牌赛事，形成市、乡镇（街道）、社区（村）三级联动的赛事体系，把赛事活动送到老百姓家门口，在全市范围内掀起全民健身的热潮，开展太极拳、健步走、广场舞等推广活动；举办篮球、乒乓球、气排球、象棋、五人制足球、大众广场舞比赛；参加黄三角乒乓球比赛和德州市赛事，其中"舞动枣乡""爱乒才会赢""乐在棋中""乐钓乐陵""舞比快乐"等品牌效应日益彰显，成为老百姓喜闻乐见、耳熟能详的大众赛事。五年来，全市由乐陵市教体局、乐陵市体育事业发展中心、体育社会组织举办有规模的赛事活动共计526场次，参与总人数达10万人次。乐陵市体育事业发展中心将广场舞、轮滑、小篮球、太极拳等项目送进社区和乡村，形成"百个社区、千个家庭、万人参与"的景象。乐陵市经常参加体育锻炼的人数由2016年的34.67%上升到2021年的56.33%。

（三）多类型多场所，丰富群众健身生活

全市建成运动型公园2处，奥林匹克公园和体育公园、口袋公园9处，公共足球场8处，篮球场10处，网球场2处，健康步道50余公里，骑行路69公里，社区（村）健康路径1000余条。人均拥有体育场地2.02平方米，超出国家2025年人均2平方米的标准。体育健康教育基地——爱动科学健身馆，实现了科学健身三部曲，基本体质测定、科学评估健身处方、实时健身督促和指导，有力地促进了职工和辖区群众健康水平的提高。乐陵市全民健身中心目前已经施工，总建筑面积为4080平方米，包含篮球场、乒乓球场、台球场、气排球场、公共卫生间、淋浴室、更衣室等。

多年来，乐陵市坚持共建共享的原则，不断提高全民健身公共服务均等化水平，健身设施更便捷、赛事活动更丰富、体育组织更健全、健身指导更科学、群众参与更广泛。全民健身和全民健康深度融合，进一步夯实健康基础。

◎健康县区建设优秀案例6

全域统筹，体卫融合
——全民健身“城阳模式”叫响全国

为倡导科学、文明、健康的生活方式，让城阳居民动起来、健康起来，解决群众“健身去哪儿”的问题，近年来，青岛市城阳区坚持全民健身和全民健康深度融合，充分发挥体育在普惠大众健康、推进时尚城建设等方面的作用，提升健康促进区建设工作再上新台阶。

一、主要做法

一是坚持保障全方位，实现发展可持续。实施全域化布局，编制全区体育设施专项规划，对健身广场、健身路径、社区体育活动中心等进行合理布局，在全区形成“8分钟健身圈”。实施常态化支撑，将群众体育工作纳入国民经济和社会发展总体规划、城市建设规划、区级财政预算、政府工作报告和绩效考核体系，做到城市规划优先考虑健身场所布局、土地规划优先满足健身场地建设、财政资金优先保障健身场地投入。实施标准化建设，在城市建设中明确规定群众体育活动场所及设施配套的标准、数量，以保证居民就近进行健身活动。

二是坚持设施广覆盖，突出公益普惠性。坚持把体育设施投入作为对群众健康的投资，累计投入9亿元，建成综合性运动公园43处、口袋公园72处，登山路径400余公里、健身步道100多公里，社区健身路径700多条以及笼式足球场、篮球场、排球场430余个。坚持在环境整治、造林绿化中融入健康理念、运动元素，因地制宜解决健身场所用地难题。坚持健身场所在身边，着力打造主城区综合性健身场所、街道市民运动公园、社区体育活动中心、山区登山路径、城市主路自行车道、景观河休闲绿道等无缝衔接、互为补充的健身设施网络。

三是坚持活动多样化，提高群众参与度。把发挥作用作为体育设施建设的关键，积极组织开展多层次、多领域的群众体育活动，在健身健康中打造特色品牌。打造市民运动会品牌，连续20年每年举办一届全区综合性市民运动会，时间跨度长达8个月，参赛的企事业单位职工、社区居民、新市民、外国友人等多达8万人次。打造阳光体育品牌，广泛开展“区长杯”校园系列体育比赛，年参赛人次达20万以上，学生人均3次参赛机会，实现“班班有活动、校校有特色、月月有比赛”；连续多年承办全国群众登山健身大会开幕式，每年120余万人次登山健身，被授予全国群众登山健身大会最佳组织奖。打造足球品牌，坚持足球从娃娃抓起，目前（截至案例撰写时，全书同），全区共有标准足球场151处，平均每万人拥有2.6片，还建有笼式足球场74个、简易足球场50余处，被誉为“中国足球桃花源”。

四是坚持体卫融合，建立运动促进健康管理模式。积极推进智慧体卫融合社区示范点建设，初步建立起体育和卫生健康等部门协同、社区积极参与的运动促进健康管理模式，在首批试点社区进行体育运动和慢病方面的知识普及与宣传，依托浪潮健康医疗和山东大学，规划研发社区智慧体卫融合管理平台和社区体卫融合服务APP（手机应用程序），提升社区体卫健康服务的管理运行能力。

二、工作成效

全区人均体育场地面积4.89平方米，超出国家要求2025年人均2平方米的标准，“8分钟健身圈”已基本形成。全区经常性参加体育锻炼人数占60%。城阳区先后荣获全国群众体育先进单位、全国阳光体育先进区、全国群众登山健身步道示范区等荣誉称号。城阳区作为全国群众体育先进单位唯一代表。曾在全国“双先”表彰大会上作典型发言；国家体育总局在城阳召开了全国群众体育工作现场会，推广全民健身“六个身边工程”的经验做法，全民健身“城阳模式”叫响全国；城阳区被确定为山东省首批体医融合试点单位。

◎健康县区建设优秀案例7

积极探索基层社会治理“心”路径，打造社会心理服务新高地

近年来，城阳区抢抓国家社会心理服务体系建设试点契机，坚持体系化推进、源头化治理、产业化发展方向，全力打造“心服”新高地、“心防示范城”、“心治”共同体，累计开展心理咨询、疏导和危机干预4万余人次，建成心理服务大数据中心，建设“心智谷”国家级心理健康产业园，先后承办国家级会议3次，国家、省、市领导和专家多次到城阳考察调研并予以充分肯定，新华社、中央电视台等媒体先后刊发播报城阳区心理服务经验做法。

一、主要做法

一是坚持体系化推进，打造“心服”新高地。建立顶格推进机制，由区委、区政府主要领导同志任领导小组组长，成立实体化运行工作专班，制定出台系列政策文件，实现建有标准、做有成效、干有保障。健全高效网络体系，将各级社会心理服务中心与同级综治中心、网格化中心、纠纷多元化解中心统筹协调、同步规范、一体运转。目前，已建成188个三级社会心理服务中心和50余家党政企事业单位心理工作室，医疗机构、学校心理辅导室设置率均达100%。打造高端交流平台，成功引进中国心理服务工程实验室，成功承办中国社会心理服务高峰论坛、中国心理咨询师职业发展大会并实现会址永久落户城阳。在全省率先实现社会心理服务体系建设市级地方标准批准立项，省级地方标准通过立项论证，4个团体标准通

过专家评审。

二是坚持源头化治理，打造“心防”示范城。密织“心防”网格，投入280余万元创新实施政府购买服务，落实社区社会心理服务“1＋1”(1专职＋1专员或志愿者)，实现社区心理服务工作开展日常化。健全“心解”体系，推动心理服务介入纠纷化解，建立突发事件心理危机干预机制，新冠病毒疫情暴发以来，累计开展心理服务4万余人次，开展线上培训500余场、10万余人次。建设“心安”工程，健全重点特殊群体心理疏导关怀机制，累计为社区矫正对象、退役军人、残疾人等服务近万人次，“小橘灯”心理关爱项目获评全国社会救助创新十佳案例第一名。构筑“心宣”阵地，建立区“阳光心理”援助服务平台，成立区“阳光心理”志愿服务队，开展心理健康“五进”系列宣传活动。2020年以来，累计开展活动500余场，惠及10万余人次。

三是坚持产业化发展，打造“心治”共同体。打造心理健康产业先行区，启动建设“心智谷”国家级心理健康产业园，目前投资2000多万元的过渡项目已建成使用。龙头企业“瑞阳心语”研发生产了6个系列100余种心理学装备，被确定为全国总工会职工教育培训示范点。打造专业人才聚集地，全面加强与中国心理学会等“三会一所”的交流合作，建立由武国城等20余名全国知名专家组成的专家智库，累计培训网格员2000余人。已引进全省首家社会办国家三级精神卫生专科医院，建成全国规模最大孤独症特殊教育机构——以琳康教展能中心，支持成立个人心理服务机构10余家。

二、工作成效

城阳区积极探索实践社会心理服务“城阳模式”，逐步构建起“政府主导、部门协作、社会动员、全民参与”的工作机制，在提高心理健康素养、加强预防和化解社会矛盾、促进社会和谐等方面发挥了积极作用，阳光心态助力“阳光城阳”“健康城阳”，社会治理迈上了一个新台阶，人民群众的获得感、幸福感、安全感渐增。先后承办国家级会议3次，国家、省、市领导和专家多次到城阳考察调研并予以充分肯定，新华社、中央电视台等媒体先后刊发播报城阳区心理服务经验做法。

◎健康县区建设优秀案例8

“亲情E联”让爱永不失联

在人口老龄化和城市数字化转型的时代背景下，自2014年颁布《居家养老实施办法》以来，济南市历下区以家庭为核心、以专业化服务为依靠，围绕老人日常所需所求，建立以“亲情E联”服务项目为基础的“智慧享老”体系，构建起以居家为基础、社区为依托、机构为补充、医养相结合、城区全覆盖的多层次养老服务体系，全方位守护辖区老人。2020年10月起，历下区启动该项工作“亲情E联”服务项目，将辖区60岁以上独居老年人全部纳入保障范围，对自愿签订服务协议的独居老年人，以政府购买服务的形式，为其安装智能设备，以提供紧急呼叫及异常预警的远程监测照护服务；并在原有“一键呼”基础上升级扩容，全面构建“五位一体”智慧康养服务体系，让全区老人在智慧守护下不仅有安全感，更有获得感、幸福感。

一、主要做法

（一）搭建养老服务信息平台

智慧养老综合服务平台采用互联网、移动互联网、物联网新三网融合技术构建而成，将居家养老、社区养老、机构养老三种养老业态和现代计算机软硬件技术结合起来，通过整合电子、软件、人工智能、大数据等多种技术，形成具有纵向可贯穿、横向能整合、养老智能化、管理信息化、运营可落地的智慧养老综合服务平台，从而实现全面覆盖城区内老人、养老服务商、服务站、民政主管部门、社会主体养老需求，构建满足城乡老人养老的服务体系，为各级政府的养老监管及决策提供了信息化支撑手段。

（二）构建“五位一体”智慧康养服务体系

1.安装智慧养老服务终端。“一键呼”小方盒是“亲情E联”的终端设备，集一键式SOS无线呼叫和远红外定位动态监测于一体。一端连接独居老人家的终端，另一端连接着历下区养老服务信息平台。其中，一键式SOS无线呼叫器安装在老人触手可及的地方，当老人感到身体不适或遇到突发事件而按下按钮后，智慧养老服务平台会接到预警信息，提醒人工坐席以电话的方式直接联系老人确定的紧急联络人，确保有呼必应。在墙上和床头上安装远红外定位动态监测器，智能检测老年人在家中的状态，如果8～24小时未监测到老人的活动迹象，随即向平台发出预警，通知联络人前往家中查看老人状态，保障老人能在第一时间得到救助。此外，平台工作人员会及时将回访了解的处置情况信息反馈至相关街道，街道则会安排社区工作人员或网格员进行跟踪回访服务。

2.健全养老服务综合监管机制。依托区级养老服务信息平台研发“居家养老线上监管”服务功能，开通“智慧养老监管”APP，通过规范流程、线上监管，切实提升居家养老服务质量。将全区居家养老服务对象全部纳入监管范围，家政人员通过APP接单，到服务对象家中进行扫码或人脸识别核验身份。服务过程中平台可实时进行视频连线监测服务质量，家政人员每单服务也要反馈照片，完成服务进行签出。同时，平台每月对服务对象进行电话回访，对居家养老服务对象、服务人员、服务时间、服务项目、服务质量做到全覆盖、全链条、全过程闭环式监管。

3.提供“订单式”志愿服务。在“亲情E联”紧急救助的基础上，增加独居“为老志愿服务”模块，将辖区65家志愿服务组织、爱心企业服务团队及33名执业药师链入平台，免费为老人提供上门理发、助浴助急、家电维修、精神慰藉、医疗保健指导等十余类服务。老人可通过“一键呼”或拨打服务电话进行自主点单，平台根据老人需求链接志愿者进行上门服务，实现了老人点单、平台派单、志愿服务上门探访服务模式的延伸化、人性化、精准化。

4.加强康养数据智能管理。历下区养老服务信息平台还增设了"健康档案"功能，为"亲情E联"服务对象一人一档建立了基本健康数据库，定期对老年人慢性病、心率监测、血压、血脂、血糖等指标进行健康数据分析，并将结果及时反馈给老年人及其家属，帮助和指导他们做好健康管理。平台还实现了对全区54家社区长者助餐点的实时监测。每当老年人在社区助餐点用餐，刷身份证或刷脸进行支付时，平台会自动记录每餐服务人次、补贴发放情况等数据。同时，平台每个月都会对用餐老年人进行电话回访，询问餐品质量、服务满意度等。

5.打造"政策索引数据库"。依托历下区养老服务信息平台，继续拓展平台的政策索引功能，在目前涉老领域民生政策中建立数据库，实现人找政策、政策到人的便民服务，确保区里的惠民保障能够精准对接，持续优化区域性高品质养老服务供给，加速发展养老服务产业，让更多的历下老年人实现在家门口的幸福养老。

(三)利用"区—街—居—家庭—专业组织—社会力量"六方养老资源

1.社区资源。全区建成64处社区日间照料中心，充分利用社区资源为居住在家的老年人提供以解决其日常生活困难为主要内容的社会服务，拓展社区日间照料中心辐射功能，延伸服务进家到户，为老年人提供助餐、助浴、助医等居家养老补充服务。设置54家社区长者助餐服务站，率先在市级就餐补助的基础上，对历下区户籍老年人再增加同等补助，让老年人在家门口不仅吃饱、吃暖，更吃出幸福感。

2.街道资源。加快推进养老服务设施建设，全区已建成15处街道综合养老服务中心。增强街道综合养老服务中心功能，开展全托、日托、短期照料等服务，重点为失能、失智老年人提供全周期、一站式综合养老服务。

3.志愿服务队伍。成立三级助老志愿服务队伍，充分发挥"历下助老"志愿服务队功能，大力开展亲友自助和邻里互助养老服务，采用线上线下相结合的方式，积极构建以"政府关爱为主导、家庭关爱为基础、社区关爱为重点、社会关爱为主体"的功能完善、多元参与、覆盖广泛的老年人关爱服务体系，不断提高辖区老年人生活满意度和幸福感。

4.家庭养老。发挥家庭在养老过程中的基础作用，把弘扬孝亲敬老纳入社会主义核心价值观宣传教育，建设具有民族特色、时代特征的孝亲敬老文化。不断加强家庭建设，教育引导人们自觉承担家庭责任、树立良好家风，巩固家庭养老基础地位，逐步探索建立健全家庭照顾者支持政策。

5.专业组织。加强与辖区各级各类医疗机构合作，形成了"养老评估、居家养老、社区养老、机构养老、医养结合、智慧健康养老"六位一体的综合医养服务模式，为老年人提供个性化、多层次领域的服务。

6.社会力量。引导社会力量参与提供养老服务，满足群众多层次、个性化服务需求。同时，引导养老机构发挥服务和技术辐射作用，参与居家上门服务和社区养老服务。大力发展社区连锁化、嵌入式养老服务设施、小微养老机构，积极培育一批品牌化、连锁化、规模化、同时开办居家社区和机构服务业务的养老服务综合体。

二、工作成效

一是养老服务基本实现全覆盖。全区共建有街道综合养老服务中心15处、社区日间照料中心46处、专业养老服务机构8处、社区长者助餐服务站54家,为3000户独居老人安装智能设备提供“亲情E联”智慧照护,养老服务体系不断优化升级。

二是居家养老基本实现线上全监管。全区共有一线助老员423人、居家养老服务对象869人,全部实现服务监管。

三是康养数据智能管理专业更高效。“亲情E联”服务项目实施以来,平台收到紧急预警1172条、红外预警3758条,实施预警处置5次,电话慰问老年人3661人次。同步为老年人建立健康档案,定期开展线上关怀访问、网格员上门服务、救护救援代叫、政策宣传等服务。

◎健康县区建设优秀案例9

实施厕所“四化”管护新模式,实现小厕所大健康

临沭县在推进健康县区建设过程中,扎实开展农村厕所无害化改造工作,加强厕改后续管护,成功研发运行农村厕改管护系统,通过推进厕所抽粪平台化、粪污加工科学化、变粪成宝产业化、规范管理智能化等“四化”,有效解决农村厕改“最后一公里”问题,群众居住环境得到有效改善,重点肠道传染病发病率处于较低水平,实现了小厕所大健康。

一、主要做法

(一)线上线下结合,厕所抽粪实现平台化

厕所革命事关群众切身利益,临沭县通过互联网、二维码等信息技术,将全县8万多户农村厕所信息互联互通,形成“线上”管理平台,同时组建厕所管护专业公司、设立办事处、建设粪污预处理点等“线下”实体平台。“线上”与“线下”平台同时运行服务,相辅相成,形成了“接受粪污抽取请求—安排人员处理—粪污预处理—粪污再利用—回访反馈—信息系统化”一整套完善的农村厕所后续管护平台,“线上”平台的先进性、及时性和“线下”平台的长期性、有效性得到有机结合。目前,运行的数字化监管平台已开发运行了四个智能化子系统:一是厕改户抽厕需求提交系统。厕改户的抽粪污、修设备等后续管护需求可以直接通过拨打电话、扫描二维码、关注微信公众号等多种媒介提交需求。二是抽厕人员业务系统。管护公司工作人员通过APP客户端,自动即时接收处置来自系统分配的任务,完成粪污抽取等

任务后，可凭厕改户提供的验证码，对自己处理的厕改户数量、粪水去向、维修信息等工作信息进行实时APP提交。三是分管部门信息监测系统。县、镇和管护公司可通过信息系统，全方位掌握本辖区、本公司的粪污抽取等工作进展情况，对全县所有厕改管护作业工作人员、车辆、粪水处理进行实时调度监管。四是后台数据分析系统。可自动对数据信息进行整理汇总，自动形成县、镇、村、户四级后续管护台账，作为主管部门考核管护公司的监管依据和资金补助依据，对厕改户长时间未有报抽报修需求等异常情况，也可以分析出原因并上门服务解决。通过数字化手段对厕所抽粪等需求实施系统化管理，有效解决了厕改户抽粪难的问题，每户每次只需花费10元钱，就可以轻松享受方便快捷的粪污抽取服务。

（二）科学高效处理，粪污加工实现科学化

为了对抽取的厕所粪污进行科学处理，实现资源化再利用，通过测算，结合全县农村厕改分布情况，按照就近便捷的原则，在全县规划建设了6处粪污预处理点。每个预处理点可覆盖服务1.5万厕改户，每个预处理点粪污年吞吐量达到6万立方米，6处预处理点可完全覆盖全县所有8万多厕改户。每个预处理点都配套了农家肥生物菌堆积发酵厂棚、三级发酵过滤池、干湿分离机、封闭式吸污车和干粪运输车、装载机等。从农户厕所抽来的粪污，就近运输至预处理点，通过添加生物菌对粪污进行发酵，7天即可完成发酵成熟过程，然后实施干湿分离，生产成有机肥再进行销售。

（三）拓展产业链条，变粪成宝实现产业化

临沭县充分发挥政府引导作用，把厕所粪污生产有机肥与绿色农业种植、电商平台推广结合起来，依托粪污处理点，签约种植大户，将处理合格的粪污生产成有机肥，销售给种植大户用于生态农业种植，再通过电商平台帮助种植大户推广销售有机农产品，形成了“厕所革命＋有机肥生产＋生态农产品基地＋电商推广”的完整产业链条，形成了良性的生态绿色循环体系。按照县里的规划，每个厕所粪污处理点可签约2000亩的生态种植基地，主要以农业种植大户为主，全县6个粪污处理点可辐射服务1.2万亩农田。为提高经济效益，县里还依托山东宝农信息科技有限公司的电商推广平台，向全国推广销售生态种植基地生产的绿色产品，为广大种植户提高经济效益。

（四）信息资源共享，规范管理实现智能化

临沭县在推进农村“厕所革命”这场变革中，通过现代化信息技术手段，建立了信息资源库，将全县所有农村厕所改造数量、位置、类型、户主等基础信息以及线下管护队伍、粪污预处理点、粪污抽取次数、有机肥料销售等信息录入数字化监管平台，通过自主研发的系统软件搭建监管平台，逐步形成了“接受请求/已经制订的计划—安排人员处理（实时录入数据）—粪污处理（三级过滤、生物菌发酵）—粪污利用（厕改户自己使用/平台使用/签约种植大户使用）—回访反馈—信息系统化良性循环”的成熟产业链，实现了对各类基础数据和运行数据的实时监控、调度和自动分析；对粪污预处理点、抽厕过程、粪污去向等进行可视化监管，实现了粪污资源化利用产业的智能化管理。

为确保厕所粪污抽取、处理等后续管护的规范化，临沭县对厕所后续管护的人员、车辆、

收费、销售等管理体制进行了流程再造，厕改户层面上，每次花费10元钱就可通过平台系统轻松享受报抽服务；村镇层面上，通过设置系统管理员、建设预处理点，可以实现对辖区内所有厕改户的全覆盖管理；县级层面上，可以通过平台系统对全县所有厕改户进行监管、调度和评估；管护公司层面上，通过人员、机械、车辆等投入，获取了接受任务、处置任务等劳务费用收入，同时通过电商平台开展肥料和农产品推广销售，获取可观的经济收入。为确保厕所后续管护体系正常运转，县政府因势利导，拨出专项资金，扶持陈泉江的山东宝农信息科技有限公司大力发展粪污处理和资源化利用事业，在帮助他回乡创业的同时，也解决了全县厕改户的后续服务和生态环保两大问题，实现了政府和创业者的“双赢”。

县财政每年投入300余万元经费，加强厕所管护，做好厕所可持续、无害化处理、管护等工作。开辟农村厕所后续管护“线上”监管渠道，通过互联网、二维码等信息技术，将全县8万多户农村厕所信息互联互通，形成了一套高效、便捷的智能化运行体制，符合农村改厕实际情况，容易推广且运维成本低，并且使厕改产生的粪污得到了高效的处理再利用，形成了完善的产业链条，为厕所革命在农村长久发展开创了一个成功范例。

二、工作成效

临沭县积极响应党中央、国务院关于“厕所革命”的号召，在农村扎实开展农村厕所无害化改造工作，通过政府引导，全县共改造农村厕所82860个，厕改覆盖率达到93.69%。在厕改过程中，临沭县在充分调研的基础上，结合当地实际，成功研发运行了农村厕改管护系统，通过推进厕所抽粪平台化、粪污加工科学化、变粪成宝产业化、规范管理智能化等“四化”，实现了全县厕所粪污处理和资源化利用的全流程再造，有效解决了农村厕改“最后一公里”问题。临沭县“县级政府和社会资本共同投资建设+第三方专业服务公司运维”的厕改典型模式，使农村居民环境得到改善，群众健康意识得到提升，全县重点肠道传染病近两年以来处于较低水平(0.55/10万)，被农业农村部、国家卫生健康委、生态环境部等三部委联合向全国推介。

◎健康县区建设优秀案例10

农村生活饮用水提质降费，助力实现安全饮水健康生活

临沭县认真贯彻习近平总书记“让农村人口喝上放心水”[①]的重要指示精神，按照“提标、补源、增厂、强网”工作思路，打造“多源一网”供水体系。扎实开展村村通自来水工程、农村饮水安全两年攻坚行动，累计投入资金5.8亿元，新建改建4个水厂，最大日供水能力达6.7

① 习近平：在解决“两不愁三保障”突出问题座谈会上的讲话[J].求是，2019，16:1.

万吨。推行“同网同质”服务模式。坚持取水为民，推行城乡居民阶梯水价制度，通过政府购买服务，县城每方水收费3元，农村每方水仅收费1.55元，城乡供水实现了“同网、同质、不同价”的目标。加大财政保障力度，户表以上的管网维护费用由县财政承担，切实减轻群众水费负担。构建“建管结合”长效机制。按照“三化六统一”要求，设置供水服务站4个，聘请管水员40名，负责辖区内管网维护、应急抢修、上门服务等工作，解决了农村饮水安全“最后一公里”管理难题，使临沭农村群众喝上干净水、安全水、放心水，减少了肠道传染病的发生，提高了生活质量，得到了广大农村群众的拥护和支持。

临沭县认真贯彻习近平总书记“让农村人口喝上放心水”的重要指示精神，扎实推进农村安全饮水两年攻坚行动，创新思路，优化服务，努力打造标准化建设、科学化提质、企业化经营、智慧化运营的智慧水务，在沂蒙老区中率先实现城乡供水一体化和“同网、同质、不同价”。

一、主要做法

（一）加快城乡供水一体化，让群众饮水更加安全

全面推行城乡供水一体化，按照“提标、补源、增厂、强网”工作思路，加大投入，健全机制，全力保障农村饮水安全。一是打造“多源一网”供水体系。扎实开展村村通自来水工程、农村饮水安全两年攻坚行动，累计投入资金5.8亿元，新建改建凌山头水厂、西盘水厂、第二水厂、石门水厂等，最大日供水能力达6.7万吨，22.35万户接入城乡供水管网，形成了总长度620公里的城乡一体化供水管网。二是推行“同网同质”服务模式。坚持取水为民，推行城乡居民阶梯水价制度，通过政府购买服务，县城每方水收费3元，农村每方水仅收费1.55元，一户一表，按月收费，按户记账，城乡供水实现了“同网、同质、不同价”的目标。加大财政保障力度，户表以上的管网维护费用由县财政承担，户表以下维护费用由用户自行承担，切实减轻群众水费负担，让农村群众喝得起放心水。三是构建“建管结合”长效机制。按照“三化六统一”要求，明确由县自来水总公司对工程实行统一规划、统一施工、统一运营管理、统一服务、统一农村水价、统一应急保障，设置供水服务站4个，聘请管水员40名，负责辖区内管网维护、应急抢修、上门服务等工作，解决了农村饮水安全“最后一公里”管理难题，确保农村饮水安全工程“建得好、管得好、用得好”。四是建立多部门监督机制。县财政每年投入10万元用于饮用水卫生监测，县卫生健康局、水利局、环保局等相关单位紧密配合，通过合理选择消毒剂种类、精密计算消毒剂使用量、实施科学严谨的水质消毒等措施实现保障饮用水安全，2019年、2020年饮用水合格率达100%。

（二）加快运营管控智能化，让农村供水更为便捷

随着农村供水管网的不断延伸，线长面广的管网管理越来越困难，临沭县应用供水信息化管理系统，有效提高供水管理的精度和效率。一是坚持硬件先行。累计总投资1800万元，建设水厂检测、管网监测等基础设施。其中投资170万元，建成农村饮水安全水质检测中心，可完成42项水质指标检测；投资600万元，建设具备实时监测、远传远控等功能的供水管理系统；投资1030万元，升级改造供水管理系统，建设监控调度中心和供水工程自动化、运营管

理信息化2个平台，新建水源信息采集系统5处、水厂信息采集系统4处、管网流量监测点50处。二是突出智能管控。供水信息化系统对加压站、主管网、用户水表，以及水源水、出厂水、管网水和末梢水水质进行实时在线监测，实现了前端水厂水质指标、供水管网末端压力等实时监控，极大提高了供水工程管理效能。其中，供水工程自动化平台可实现设备自动化运行控制及远程遥测、遥信、遥控、遥调等功能。运营信息化平台包括生产管理、运维管理、经营管理等5大体系、20个子系统，实现供水企业“从水源头到水龙头”的全过程管控，有效提高了水费回收率，降低了管网漏损率。三是提高服务效率。在线下，用户端安装了智能远传水表，可将用户水表数据定时自动传送，减少了抄表工作量。在线上，系统上线了支付宝、微信缴费等便民服务，水管员和用户可通过系统进行报停、报修、申请开户、充值、缴费等，也可借助微信公众号、网上客服等反映问题，解决了群众烦心事，提高了用户满意率。

二、工作成效

通过城乡供水一体化建设、智能化管理、供水服务改革等各项措施落实，使临沭农村群众喝上干净水、安全水、放心水，减少了肠道传染病的发生，提高了生活质量，得到了广大农村群众的拥护和支持。

一是科学调度，实现节能降耗。系统根据不同时段、不同区域的用水需求变化，利用水利模型等信息化手段，进行科学合理的优化调度，在保障供水安全的基础上，达到了节能降耗、保护设施的目的。比如，通过监测管网压力变化，可以调节不同加压站的加压值，降低水泵功耗，甚至可以关闭大型加压站，启动支管线上的小型加压站。仅此一项，每年就可节约电费100余万元。二是合理规划，降低管网漏损。通过制订合理的DMA(直接存储器)分区方案，利用管网GIS系统(地理信息系统)，有效监控主管网的压力、流量、水质等变化情况，借助测漏设备、压力调节等方式，最终实现管网漏损率降低，全县城乡供水管网漏损率下降至12%左右，每年可减少水量损失260余万方，减少水费损失约403万元。三是创新管理，节约用工成本。通过调度系统及自控设备，水厂、泵站实现无人值守。应用远程抄表、微信缴费、自助缴费终端机等信息化手段，可节约人力近2/3，每年可节约人工成本200余万元。

◎健康县区建设优秀案例11

强化“四链融合”，高质量推进城乡医疗服务一体化

近年来，山东省临沂市临沭县牢记习近平总书记“让老区人民都过上幸福美满的日子”[①]

① 汪晓东，张炜，王玉琳：实现中华民族伟大复兴中国梦的关键一步——习近平总书记关于全面建成小康社会重要论述综述[N].人民日报，2021-07-31(1).

的嘱托，以县域医共体建设为载体，探索医疗服务供给侧结构性改革，强化“四链融合”，建立一套主动服务、高效服务、一体服务的群众看病就医新机制，切实提高医疗服务体系整体运行效率，群众看病难、看病贵问题得到有效解决。

一、主要做法

（一）建强诊疗链，推进治疗康养一体化

编制《临沭县医共体分级诊疗疾病目录》《临沭县医共体转诊会诊专家组名录》，明确县、镇医疗机构可以治疗的病种，积极推进分级诊疗。对轻微病症，由镇卫生院、村卫生室即时诊疗；对疑难杂症，实行远程会诊、及时转诊，确保第一时间得到有效治疗；对临床治愈的慢病患者，及时协调转回镇村医疗机构康养。创新慢病管理，探索“筛、治、管”三环节、“预防—筛查—诊断—治疗—转诊—随访—自我管理”七步骤慢病管理服务模式，实现疾病预防、治疗深度融合，各级医疗卫生机构做到“两减一免”，即减免复诊复查费用、减免住院费用。2020年共筛查管理慢病患者6.33万人，复诊复查慢病患者3.68万人，及时收治1736人，共减免费用近700万元。

（二）建好信息链，推进病历档案一体化

全县共组建家庭医生签约服务团队148个，实现了手机APP信息化签约、管理、随访。打造“如约而至，健康同行”临沭家庭医生签约服务新品牌，把家庭医生服务情况同县、镇、村三级医疗机构就诊信息一并录入全县卫生健康信息平台，实现了群众电子病历连续记录、个人健康信息“一档管理”。依托信息平台，医共体内部床位医师可即时预约，检验检查结果全部互认，疑难病症也能远程会诊，群众就医体验不断改善。目前，全县有条件的村卫生室均建立“远程医疗超市”，实现和省、市、县三级医疗卫生机构的远程预约、远程会诊，群众在家门口就可以享受到上级专家的高水平服务，有效降低了看病就医负担。

（三）建全供应链，推进后勤保障一体化

依托县人民医院组建了医共体医学检验、病理诊断、影像诊断、消毒供应、转诊会诊、信息数据、物资配送、综合运维、慢病管理、财务管理十大医疗服务中心，为医共体各成员提供高质量、规范化、标准化的医疗服务。目前，县医共体影像诊断中心日均为镇街卫生院提供影像诊断80余人次。

（四）建优考核链，推进利益分配一体化

投资100万元建设考核系统和财务管理系统，医共体对各医疗单位家庭签约医生、慢病管理、上转下转患者、远程会诊情况进行考核，对诊疗业务收入、药款拨付进度、绩效发放情况进行监控，把考核结果与公卫资金拨付、医保资金拨付和工资绩效等利益分配挂钩，进一步调动了各医疗部门的工作积极性。

二、工作成效

医共体建设推进以来，把优势医疗资源下沉到镇村，把医疗健康服务延伸到群众家中，基本实现了小病不出村、常见病不出镇、大病不出县，让群众就医更方便，看病更省钱，康养更有效。一是群众看病成本明显降低。医共体内部实行单病种付费、连续计算起付线、镇街卫生院和社区卫生服务中心住院报销比例由85%提高到90%等措施，最大限度让利于民。镇村患者就近到村卫生室、镇卫生院就医，就能享受到与县人民医院同等质量的医疗服务，有效降低了看病就医负担。2021年上半年，临沭县县域内就诊率较2020年上升8%。二是医疗机构定位更加明确。医共体各成员单位功能定位明确，资源资产得到有效盘活，服务能力明显提升，实现了从上到下的有机衔接，既有利于下级医疗机构吸收借鉴上级医疗机构先进的管理理念和诊疗技术，不断创新运营模式，提高自身发展水平，也有利于上级医疗机构发挥人才、技术优势，提高运行绩效。三是群众受益释放发展活力。医改的出发点和落脚点就是群众得实惠，事业得发展。临沭县实体化运行县域医共体，通过看病就医流程再造、设立绿色通道，解决了群众看病难的问题；通过力量下沉、主动服务，解决了群众看病烦的问题；通过改变坐等上门为主动服务、下沉服务，医疗机构特别是乡镇卫生院找到了健康发展的路子；通过创新慢病管理、加大救助力度，实现了“治病于未发”，为实现全面小康提供了最根本的健康支撑。

◎健康县区建设优秀案例12

别有洞天的“中国足球桃花源”

城阳区全面发起抢占国际青少年足球发展高地、打造青少年足球名城攻势，共建成标准足球场151处，平均每万人拥有2.6片，形成“15分钟足球运动圈”，足球设施水平全国领先。将足球教育纳入学校教育总体规划，全区中小学校、公办幼儿园足球参与率达100%。

一、主要做法

一是足球场地设施实现广覆盖。因地制宜布局建设标准足球场、笼式足球场、市民运动公园等场地设施，2019年建成青岛市最大的足球公园——拥有17片标准足球场的白沙湾足球基地，挂牌中国足协青少年足球训练中心、“哥德杯中国”世界青少年足球交流中心，中国足球学院青岛分院和黄海足球俱乐部落户城阳。目前，全区共有标准足球场151处，平均每万人拥有2.6片，还建有笼式足球场74个、简易足球场50余处，被誉为“中国足球桃花源”。

二是足球人才培养彰显高水平。坚持足球从娃娃抓起，全区中小学校和公办幼儿园足球参与率达100%，形成了“人人爱踢球、班班有特色、校校有赛事”的良好发展态势。目前，创建全国校园足球特色学校27所、全国首批足球特色幼儿园10所，位居全国前列。积极参与中国足球发展基金会“菁英计划”，全面提高精英队训练水平和竞技水平。

三是足球赛事活动实现品牌化。坚持引进与培育并举，搭建专业品牌赛事体系，每年举办各类高水平足球赛事活动10余项。2018年素有“小世界杯”美誉的“哥德杯中国”世界青少年足球赛落户城阳，2019年吸引了40多个国家和地区的400支球队、7000多名运动员参赛，在1周的时间里呈现了近1000场精彩比赛，获评“2019青岛国际时尚季”最时尚活动；同时还举办了中国足协全国室内五人制足球甲级联赛、“阳光杯”中日韩青少年足球邀请赛、青岛之夏中日韩青少年足球邀请赛、山东省大学生足球联赛等专业品牌赛事。

四是社会足球运动成为新时尚。坚持“全民健身是基础”的工作导向，推动群众足球社会化、全民健身生活化、协会组织规范化，普及推广“亲民足球”，建立行业联赛、企业联赛、社区联赛、业余足球俱乐部联赛等多元化竞赛体系，形成专业高端赛事与“草根”亲民赛事双向互动的发展格局，足球运动已成为市民健身新时尚。

二、工作成效

近5年来，城阳区的国家学生体质健康标准合格率达97.73%，位居全市前列。全区经常参与足球运动人口达到10%，近年来共获得市级以上青少年足球赛冠军数量占全市冠军总数的2/3，29人入选各级国家队，12人入选校园足球国家队，居全市首位、全国前列。获评“全国人民足球优秀基层单位”“全国青少年校园足球试点县区”“全国首批县域足球典型”“国家体育产业示范基地”等荣誉称号，被誉为“中国足球桃花源”。《人民日报》、新华社、中央电视台等百余次聚焦城阳体育、城阳足球。

◎健康县区建设优秀案例13

懂“影”养，更健康

济南皮影戏已有100多年发展历史，是世界级非物质文化遗产项目。百年来，济南皮影戏一直活跃在各大舞台，用皮影文化为国家社会传递正能量，所获荣誉数不胜数。例如：1955年，代表山东被选拔到首都北京怀仁堂为毛泽东、周恩来等第一届国家领导人汇报演出；1980年，第三代传承人演出的《西游记》在省内和中央电视台、东南亚地区播放；2008年，被列入国家级非物质文化遗产；2011年，成为世界级非物质文化遗产。济南皮影剧场坐落在济南古城保护和发展中心内，是泉城济南新的打卡地，为以青少年为主体的受众群体提供了现代理念的健康素养提升基地。历下区建设国家级促进区目标为“所有人群的健康水平的整体提高”，济南皮影戏以此为契机，积极创作作品，以大众喜闻乐见的形式，把健康元素糅合到皮影戏中，用特有的形式传播健康知识，有效提高受众群体的知晓度、美誉度和参与度。

一、主要做法

（一）履行社会责任，传播健康文化正能量

一是结合社会重大事件、民生、宣传项目传播健康知识，疫情期间制作“抗疫”系列皮影戏作品《隔空拥抱》，通过短视频平台发布后赢得社会各界关注，多家媒体电台争相采访报道，并荣登“学习强国”平台。二是脱贫攻坚战的重要一年，济南皮影戏积极助力“脱贫攻坚战”，创作皮影戏作品《老树新井》，真实讲述济南本土的脱贫故事，用皮影文化传递正能量。该作品获得宣传部颁发的一等奖，并在“学习强国”等官方文化平台转载。

（二）利用小剧场作为宣传阵地，传播健康生活新理念

给传统的皮影形式赋予现代生活理念，用影片语言以幽默搞笑的方式去表达，简单轻松地让观众在欢乐中品味健康带来的正确含义。制作“防溺水”皮影公益宣传片，采取说教结合的方式，向广大青少年讲解防溺水的相关知识和技能以及遇到溺水情况时该如何呼救与自救，让广大青少年将安全教育和防溺水的要点铭记在心。制作皮影戏《懂“影”养，更健康》健康宣传剧目，以人物为中心，食物拟人化为辅，用时间轴为主线，串联起一家三口的日常生活的小故事。该作品生动有趣地展示不健康的生活方式带给人们的危害，以此传递给大家正确的生活方式的重要性；同时，也让更多的青少年们接触了解到传统文化的魅力，成为保护中华民族传统文化的新青年。

（三）健康文化小剧场成为泉城健康场所打卡地

组建粉丝群，拥有固定粉丝群体50万人次；接待研学团队，为不同阶段的学校班级和单位提供皮影制作的体验；与济南市各大名校签约进驻皮影课程，深受师生欢迎，并获奖无数。

（四）与媒体合作，开辟健康知识传播平台

利用传统媒体与新媒体相融合，拓展传播健康知识平台。作为济南文化的代表，在《济南日报》发表作品，参加浙江卫视王牌综艺《奔跑吧》山东发布会（直播），在现场为全场嘉宾带来传统剧目，结合节目组提供的新歌单曲创编现代皮影表演，表演后与节目常驻明星嘉宾互动，并赠送济南皮影伴手礼，合影留念。直播中，网友纷纷留言，对皮影部分的展示环节给予极高评价和充分认可，对明星互动环节的内容表示非常喜欢。

二、工作成效

（一）健康理念传播得到多个部门的肯定

接待中央文化部、中央精神文明办、中央宣传部，省委办公厅、省委组织部、省委党校等几十个部门的参观，为传统文化传播扩大了层面，增强了全社会对健康知识、健康文化的重

视度。

(二)开设皮影剧场过程中,受众人群庞大

通过观看皮影剧情中设定的内容,受众了解学习到健康生活方式和医学保健方面的知识,重要知识点特别设计,增强视觉冲击感和直观印象。自皮影剧场开播以来接纳观众十万余人。

(三)寓教于乐的形式深入人心

设计、制作皮影剧本的皮影人物形象道具、场景,例如食物卡通化,生动形象,尤为符合当下青少年儿童的文化理解,进校园活动500场以上,学生观众50多万人次。

◎健康县区建设优秀案例14

“健康+非遗”,健康文化焕发新活力

2021年“十四五”开局之年,在区委、区政府的坚强领导下,区卫生健康局与济南古城保护和发展中心、山东圣中观铸文化传媒有限公司共同探索健康文化宣传新途径,开展“非遗+汉字”助力“健康历下”建设。创新运用雕版印刷这一中华传统文化的瑰宝,将非遗文脉与健康巧妙融合,让老百姓自己动手体验中国古人匠心智慧的同时,充分了解学习健康知识,提升居民健康素养,真正做到“寓教于乐,寓学于乐”。这一创新为历下区“国家级健康促进区”健康文化传播进行了有益尝试。

一、主要做法

(一)设计制作健康促进系列宣传雕版

围绕健康文化,设计制作了“健康树”汉字文脉、“习语润心”、“健康是福”等系列健康文化雕版,入心入脑创新普及宣传健康知识,提升全民健康素养。

围绕健康环境,设计制作了“爱泉城 护泉水”、共建“美好泉城”、“环境与健康”系列雕版,倡树全民提高节约用水、饮用安全水的生活理念。

围绕文明行为,设计制作了“我爱泉城,我为泉城代言”“泉城名胜”等系列主题雕版,引导大家形成积极向上、文明礼让的社会风尚。

围绕城市名片,设计制作了“泉城历史文化名人”、“济南名医”扁鹊、“泉城英模”,在宣传济南、宣传历下方面得到广泛运用。

系列主题内容雕版对健康促进工作产生了积极影响,受到人民群众和各级领导的一致认可和广泛赞誉。

(二)在百花洲设立健康文化雕版体验馆

“百花洲剧场——汉字记忆空间”作为历下区的文化之眼和泉城新名片,肩负着传播党的思想、建设健康历下、传承历史文化、保护泉水资源,讲好齐鲁故事、济南故事、历下故事的重大责任。依托其文化宣传阵地,在泉城书房设立“健康文化体验馆”传播健康知识。体验馆设立以来,大家对非遗雕版印刷传播健康理念、普及健康知识感到十分新奇和认可,尤其是中小学生,他们认为通过亲身体验制作并带走属于自己的健康主题雕版印刷作品十分有意义,这一活动可以让他们更好地理解并记住健康知识,他们表示今后要学有所得,学有所行,养成健康积极的生活态度,用最美的姿态迎接美好的未来。

(三)依托非遗雕版印刷传统文化体验项目,实施“六进”活动

实现“健康+非遗”进校园、进社区、进企业、进博物馆、进美术馆、进商场等各种类型公共空间,扩大健康知识普及面,最大限度地以最新颖的形式和人民群众最喜闻乐见的方式传播健康知识。同时,在健康教育体验中心全天候地开展融合“非遗”“汉字”等各种形式的健康专题讲座、健康体验活动。

通过“健康+非遗”进校园活动,实现对中小学生、大学生等各类在校学生全方位的立体健康知识教育。这对全民健康素养的提升和“健康中国”建设将产生极大的促进作用。全面落实习近平总书记“既把学习搞得好好的,又把身体搞得棒棒的”[①]的重要指示精神。

通过“健康+非遗”进社区活动,实现了对社区居民,尤其是中老年人健康知识的普及。这极大缓解了步入自然生理衰退期、疾病多发的老年人急需掌握日常健康知识的问题。

通过“健康+非遗”进企业活动,实现对中青年在职企业员工的专业健康知识教育。随着社会进步节奏加快,中青年职工身上的担子也十分繁重,加之他们认为自己年轻力壮,往往过度透支,忽视对身体健康的关注。“健康+非遗”进企业活动对当下青年人保持良好生活习惯起到了极大作用。

通过“健康+非遗”进博物馆、美术馆、商场等各类公共空间的活动,更是进一步对广大市民和群众在环境保护、污水处理、食品安全、垃圾分类、绿地建设、住房保障、疾病预防等领域进行了一次全面健康知识普及。

二、工作成效

(一)探索了一条传统文化与健康文化相融合的新路径

硬木雕刻的模板古色古香,运用当下健康文字和历史悠久的雕版技艺,让健康理念根植历史悠久的中华文化,传统文化与古老工艺对接,刻画出“健康汉字树”系列,成为明府城“活态非遗”的新名片。当雕版印刷遇上健康文化,教育就真正地深入人心,活起来,动起来,焕发新生命。一张张散发着墨香的健康文化作品充溢着十足的文艺范,人们在亲身体验传统

① 汪晓东,张炜,王玉琳:实现中华民族伟大复兴中国梦的关键一步——习近平总书记关于全面建成小康社会重要论述综述[N].人民日报,2021-07-31(1).

技艺的同时，也加入学习、传播健康理念之中，使雕版文化与健康理念交相辉映。

（二）形成了健康文化动态实施的体验教育

古城新韵带来健康文化新体验。通过开展让群众亲身参与、亲自体验的健康主题非遗雕版印刷，在快速传播健康文化的同时，达到“可听、可看、可读、可体验、可带走”的新奇效果，实现有温度的健康知识推广活动，变被动接受为主动参与，变健康教育宣传品为个人制作作品。这种独特的宣传形式吸引着各个人群来到体验中心，使群众在潜移默化中接受了健康文化。

（三）健康文化影响着群众健康行为的改变

健康文化系列雕版在全国属于首创，经过设计的“习语润心”“健康是福”“济南名医——扁鹊”“环境保护”“体验好习惯”等内容，使群众在亲手操作雕版印刷过程中，感受非遗的魅力，传承与发展传统文化；同时，将亲手制作的健康主题版画作品带回家欣赏，就会在润物细无声中接受并养成良好的生活习惯。

（四）有效扩大了对外宣传健康文化的渠道

明府城是济南老城泉水的集聚地，每年的客流量在30万人次，健康文化体验馆在此设立，不仅成为当地群众的教育基地，更成为历下区对外宣传健康文化的窗口。通过开展“健康＋非遗”进校园、进社区、进企业、进博物馆、进美术馆、进商场活动，创新性地扩大了宣传途径。通过“健康＋非遗”“健康＋汉字”等活动开展，无论在受众人群方面，还是在活动内容、活动形式等方面都实现了全面覆盖和重大创新。这些举措都极大提高了全民健康素养。

“健康＋非遗”系列活动举办以来，在历下区产生了良好的社会反响。“健康＋非遗”雕版印刷体验活动形式新颖、内容丰富，极大地促进了历下区健康文化、健康事业的发展与壮大，形成了全民关注健康、全民共建“健康历下”的社会氛围。

据不完全统计，自2020年9月份至2021年“七一”期间，日常参观市民游客和接待团体活动人员达56000余人次；接待国家级团体及省、市、区各机关单位，社区居民，在校学生，企业职工等310余批次，活动受到一致好评；并先后接待北京市、上海市等20个省（区、市）60余个政府考察团和40余个企业事业单位，在传播齐鲁文化、打造健康文化品牌等方面做出了积极贡献。

◎健康县区建设优秀案例15

提升健康环境，建设美丽家园

城市管理是一个地区社会治理、城市面貌、健康环境整治水平的综合体现，济南历下区作为社会管理与公共服务综合标准化试点，根据《社会管理和公共服务综合标准化试点细则（试行）》规定，结合国家级健康促进区建设工作方案，制定试点工作相关方针政策、编制规划和计划、组织和协调工作。自2020年4月份开始，济南市历下区全面启动国家级标准化试点建设工作，成立了由20名省市专家组成的标准化建设工作小组，整个体系共290项城市管理标准。同年7月30日，顺利通过国家级标准化试点中期评估；11月11日，又以高分通过国标委最终验收，在全国城管行业中树立了“历下标准”，为历下区健康环境建设提供了样板。

一、主要做法

（一）加强领导，统筹规划，确保各项工作符合标准化建设要求

一是加强领导，明确责任。历下区城市管理局将开展国家级标准化试点项目创建和建设国家级健康县区紧密结合起来，积极行动、周密组织，根据工作实际，成立了领导小组，由局长任组长，分管副局长任副组长。领导组下设管理办公室，配备专兼职工作人员，承担完成各项任务。领导小组多次召开会议，研究部署工作，协调和督促解决存在的问题。办公室具体负责日常监督、指导、实施和推进工作。

二是细化目标、明确节点。按照《社会管理和公共服务综合标准化试点评估计分表》结合《历下区建设国家健康县区实施方案》，制定了详细的《济南市历下区城市管理局（综合行政执法局）标准化工作计划表》，将标准化试点建设工作划分为5个阶段，17个步骤，明确了各个阶段及步骤的主要工作内容及时间节点，确保建设工作按时、有序开展。

（二）强化培训，提高水平，形成全员参与良好环境

工作开展以来，先后组织召开多次培训会议，同时，结合建设工作动员大会、标准实施大会，聘请标准化专业咨询机构及健康领域资深专家进行基本知识培训。通过培训，明确了城市管理工作是国家级健康促进区建设的重要组成部分，实现健康环境各项指标，对提升城市功能、改变城市面貌、造福人民生活具有深远意义。广大职工不仅加深了对标准化的理解，而且有效提升了对健康环境的认知水平，明确了建设工作的主要任务。

（三）明确范围，规范梳理，建立健全层次分明、内容完善的标准体系

以适用的法律法规为基础，按照相关国家标准的要求，围绕城市管理与服务的关键环节，规划形成了管理和服务互为补充、相辅相成、协调推进的城管服务标准体系。整个体系下设三个层次20个子体系共290项标准，其中采用国家标准40项、行业标准1项、地方标准2项，制定局内部标准247项。覆盖了城市管理和服务的各个环节和细节，做到了工作有标准，标准有程序，程序有监督，监督有改进。

一是标准体系建立依据和基础搭建。明确区城管局标准化试点建设的方针、目标，梳理、汇总涉及的标准化法规和管理规定以及适用的其他法律法规和规章。收集、梳理标准化法规和管理规定，包括《中华人民共和国标准化法》《中华人民共和国标准化法实施条例》《山东省实施〈中华人民共和国标准化法〉办法》等11项，确保试点建设符合国家标准化法规、管

理规定及社会管理和公共服务标准化相关要求。收集、梳理区城管局适用的法律法规和规章,包括《中华人民共和国宪法》《中华人民共和国行政处罚法》《城市生活垃圾管理办法》《城市市容和环境卫生管理条例》等41项,确保试点在相关法律框架下建设并有效实施。

二是建立系统的服务通用基础标准体系。服务通用基础标准体系包括4个子体系,分别是标准化工作导则、术语与缩略语标准、符号与标志标准、测量标准,涵盖了对城市管理与服务直接或间接适用,同时又具有广泛指导作用的标准,共计30项。

三是建立完备的服务保障标准体系。服务保障标准体系是由为支撑服务有效提供而制定的规范性文件构成,主要针对济南市历下区城市管理局(综合行政执法局)内部管理事项所制定的标准。服务保障标准体系包括11个子体系,分别是环境标准、能源标准、安全与应急标准、职业健康标准、信息标准、财务管理标准、设施设备及用品标准、人力资源标准、行政管理标准、公寓及转运站管理标准、党建标准等,共计94项。

四是建立覆盖城市管理与服务全过程的服务提供标准体系。服务提供标准体系是济南市历下区城管服务标准体系建设的核心,重点围绕道路清扫保洁、垃圾收集清运、景观照明管理、卫生收费、建筑垃圾管理、行政执法管理、市容秩序整治、热线办理、数字化城市管理等环节,规范全过程关键质量要素,包括5个子体系,分别是服务规范、服务提供规范、服务质量控制规范、运行管理规范、服务评价与改进标准等,共计166项。

(四)点面集合,持续改进,不断增强标准的操作性和时效性

1.科学规范,做好标准编制工作。为确保标准和城市管理与服务特点相适应,历下区城市管理局在建立标准体系和确定标准化对象时全面深入调研,并在进度和质量上严格把关,将相关标准编制任务分解到全局各部门,多次组织部门主要管理人员参与相关标准研讨,通过反复推敲论证,确保每项标准的科学性、规范性和适用性。

2.强化氛围营造,做好跟踪指导。

(1)统一思想,强化标准宣贯标准实施过程中,历下区城市管理局采取"集中学习""自主学习""专题培训""以会代训""工作简报"等多种方式,结合标准实施动员会的召开对局属全体干部职工宣传贯彻标准,确保全员参训,使各岗位人员了解标准、熟悉标准、掌握标准,增强执行标准的自觉性。

(2)完善氛围布置。为确保标准内容深入人心,历下区城市管理局不断推进标准化氛围布置工作,对局机关的办公环境、办公设备、楼道、展区等进行了整体改造,直观地展示标准化试点建设的目标、任务、理念、服务内容、操作流程、岗位标准等相关标准内容,以及必要的公共标识和安全警示标识等,让员工实时看到标准,在细微之处抓标准,形成良好的氛围。

(3)加强监督检查,确保标准实施扎实推进。历下区城市管理局成立了标准体系实施及持续改进和自我评价小组,建立标准化建设检查制度,明确了检查程序和责任,加强了对标准实施的日常检查和记录,不断发现问题,通过填报《实施检查记录及问题处理记录》的方式开展检查、反馈。

(4)强化标准改进,确保标准推进持续有效。针对标准实施过程中发现的问题,不定期

对标准体系的实用性、适用性、操作性等进行审评和纠错，填写《标准化工作持续改进检查记录》，提出修改意见并加以改进。

二、工作成效

（一）城区环境面貌明显改善

首先，通过编制《道路清扫保洁质量及作业要求》，作业车辆、保洁模式实现质的提升，检查考核实现了由“定性”向“定量”的转变，保洁效果实现了主次道路由干净向干净无土转变。全区主次干道机扫率、可冲洗道路冲刷作业率、生活垃圾密闭化运输率始终保持100%。其次，按照《环境卫生保洁配置规范》要求，环卫基础设施数量品质大幅提升。特别是充分运用现代科技手段，打造城市“公厕文明”和“公厕文化”。再次，将《城市家具一体化综合保洁标准及作业规范》以标准的形式固化下来，从体制上变“分散管理”为“集中治理”，从机制上变“多龙管水”为“一龙治水”。最后，将《济南市生活垃圾分类技术规范》纳入历下区城市管理局标准体系，全区分类工作体制进一步强化，社会舆论氛围进一步浓厚，社区分类阵地进一步筑牢，分类工作体系进一步成熟，全区垃圾分类工作始终领跑全市第一。

（二）市容秩序整治效果显著

首先，全面落实《拆违控违应急工作规范》，保持对违建的高压态势，全区无违建街道率达到92%以上。其次，依据《户外广告设置与维护规范》《牌匾标识设置与维护规范》《露天烧烤整治管理规范》等标准要求，全力治理违规设置广告、占道经营、违规运输建筑渣土等城市顽疾，城区面貌和秩序有了质的提升。

（三）群众满意度持续提高

编制指标合理、内容规范的“服务满意度调查问卷”，以季度为单位向辖区内各办事处及居委会发放并开展满意度测评，持续对城管服务工作进行评价。累计发放并回收调查问卷261份，截至2015年11月满意度测评达98.1分。同时，通过“12345”政府服务热线、行风政风热线进行热线评价，对于在评价中收集到的不满意评价，城管局将开展责任追究。截至目前，共承办17721件，办结率达100%，服务满意率99.95%，结果满意率99.72%，综合满意率99.84%。

◎健康县区建设优秀案例16

发挥中医药独特优势，助力健康县区建设

第七次人口普查中，威海市文登区拥有60岁及以上老年人约17.2万人，占总人口的

33.2%。其中，农村地区60岁及以上老年人约11.8万人，占全区老年人口的68.6%，老龄化比例高于全国近15个百分点。面对老龄化社会的严峻形势，"看病难、看病贵、重治轻防"等问题日渐突出，健康事业发展受限。中医药在预防和诊疗疾病、改善体质、增进健康等方面具有显著优势，能够有效减轻慢性病负担，补齐基层医疗卫生服务短板。中医药发展不仅是健康中国战略的重要内容，也是当前深化医药卫生体制改革的着力点之一。近年来，威海市文登区以国家中医药综合改革试验区建设为契机，高点谋划、系统推进中医药领域改革创新，通过机制创新、资源整合、服务下沉，大力发展中医药健康服务事业，探索实施了中药集中配送、"全民艾灸"、"基层巡诊＋中医药服务"、外聘中医名家坐诊带教等创新举措，充分发挥中医药未病先防、瘥后防复的优势特点，将中医药的绿色健康理念、辨证施治与综合施治的诊疗模式、运用自然的防治手段和全生命周期的健康服务，充分运用到满足群众全方位、多层次、多样化健康需求上来，促进中医药传承创新发展与健康县区建设深度融合，着力打造具有中医药特色的文登版健康区。

一、主要做法

（一）完善服务体系，推进中医服务"强基层"

不断完善中医药服务体系，推动优势中医药资源下沉。一是健全中医服务网络。目前，全区有包括1处三级甲等中医院在内的230余家中医药服务机构、164个能够提供中医药服务的家庭医生服务团队，覆盖区镇村三级的中医药服务体系日益健全。二是借势借力发展中医。一方面外聘中医名家坐诊带教，另一方面鼓励医疗机构积极与上级医院建立合作关系。2023年，全市首家中西医结合医院——文登区中西医结合医院揭牌成立，并成为山东省中医院、威海市中医院医联体成员单位，与山东省中医院合作共建"康复科"，建立山东省中医院毕鸿雁专家工作室。同时，3家医疗机构成功加入市级中医药专科专病联盟，逐步建立省域内、市域内优质中医资源共享的发展格局。三是实行中药集采集配。发挥医共体服务优势，建立区级中药配送中心。在采购环节，严格筛选通过GMP（良好生产规范）认证、中药GAP（良好农业规范）基地及溯源等资质的知名供应企业；在加工环节，研发了中药饮片区块链质量追溯系统，实现了各环节信息化、可追溯管理；在配送环节，与快递公司合作，为患者提供免费送药服务。配送中心自2018年10月投用以来，已累计服务23万人次。

（二）多举措惠民，提升中医药服务可及性

一是开展"全民艾灸"工程。针对群众重治轻防、盲目用药的传统观念，自2019年开始在全区范围内推行"全民艾灸"工程，实现了全区16处基层医疗机构"国医堂"免费艾灸体验区全覆盖、镇街政府驻地"艾灸体验馆"全覆盖、中医药"健康小屋"146个覆盖20%以上社区（村），大力推广以艾灸为代表的中医适宜技术。目前，已累计免费发放艾灸服务包16万套，提供艾灸体验服务57万人次，总有效率达86%以上。文登区"全民艾灸"工程入选山东省国家中医药综合改革示范区"揭榜挂帅"改革项目。

二是提升中医药康复服务能力。在全省率先建设基层中医康复中心，为术后康复、颈肩腰腿疼痛等患者提供中医药康复服务。同时，利用全区146个中医药健康小屋，让群众在家门口便能享受到专业的中医药康复服务。

三是提升中医药服务普惠度。开展中医药“四送四进四提升”健康促进、中医药“五进”、“医在身边”系列活动等，让中医药服务进家庭、进社区、进校园、进企业、进机关，讲授中医知识，传授艾灸方法，现场把脉问诊，让群众感受中医药魅力，全面提升中医药服务的可及性。

(三)兜底保障，解决群众看病贵后顾之忧

一是改革支付方式。在全国率先开展中医优势病种支付方式改革，山东省文登整骨医院作为全省首批试点机构，高质量参与完成锁骨骨折、跟骨骨折等13个中医优势病种临床路径、诊疗规范的制定。2022年以来，全区中医优势病种诊疗量1544例，节省患者诊疗费用567.44万元，节约医保基金895.96万元，实现了患者、医保、医疗机构三方共赢。

二是创新住院模式。全区有19家医疗机构开展“中医日间病房”医保结算模式，患者在当日结束治疗后，根据自身情况并经医疗机构允许后便可回家，切实方便了患者就医，节约了医疗资源。2022年以来，全区“中医日间病房”出院患者1669人，节省患者自付费用22.35万元，节省医保支出71.48万元。

三是前移医保结算关口。针对农村群众慢病鉴定、拿药、结算不便的实际，依托流动巡诊车，将中医药巡诊服务与慢病管理、医保结算全面融合，形成检查诊断、处方开具、药品供应、结算报销紧密贯通的服务机制，实现农村群众家门口就医、拿药、报销“一站式”办结。

(四)加强宣传引导，拓宽医药认知广度与深度

着眼于提高群众对中医药的认可度，建立主体多元化、方式多样化、人群全覆盖的宣传机制，提升全民中医药健康素养。在宣传形式上，通过“开播一个栏目”——在电视台《健康大讲堂》开设中医专栏、“编印一本手册”——《居民健康手册》、“制作一套课件”——“中医药文化进校园”PPT、“举办一套活动”——“医在身边”系列活动等，多形式、多维度开展宣传，仅2023年上半年，开展中医药进家庭、进社区、进校园、进企业、进机关“五进”活动服务群众2万余人次。

二、工作成效

(一)有效解决了群众看中医、吃中药难题

通过建立外聘中医名家坐诊机制，较好解决了基层中医药“人才荒”及群众看病难、看专家难的问题。同时，专家通过坐诊、培训、带教，也切实提升了基层中医药服务能力。2023年上半年，全区累计聘请省级以上中医专家60余人次，服务1.3万人次。通过建立中医基层巡诊机制，现场为群众提供针灸、艾灸、推拿、拔罐等效果立竿见影的中医技术服务，打通了群众看病就医的“最后一公里”。同时，在诊疗过程中，积极开展中医健康讲座，宣讲中医健康知识，有效提升了群众的健康防病意识。通过建立中药集中配送机制，在价格上，最大限度

地压缩集采成本，让利百姓；在品种上，由原来基层医疗机构最多配备400余种，拓展到现在的800余种，使医生、群众的用药选择更加广泛；在质量上，等级规格有了很大提升，临床治疗效果更突出，群众认可度、接受度日益提升；在时间上，免费配送大大缩短了群众领取代煎药材反复跑腿及等待的时间成本，有效达到了保障群众用药安全和身体健康、缓解基层中医药人才短缺问题的目的。

（二）有效节省了群众看病就医成本

通过在全国率先开展中医优势病种支付方式改革，目前已将16个中医优势病种纳入医保定额结算范围，不占用医保总额指标、不设起付线，参保职工定额内予以报销，参保居民报销标准较普通病种最高可多报20%，超过定额结算标准部分，个人无需负担；同时，将符合条件的中医诊疗项目、中药品种和院内中药制剂全部纳入医保支付范围，中医院住院治疗起付标准降低，报销比例提高5%。通过在19家医疗机构实施“中医日间病房”住院模式，符合住院条件且非治疗期间不需在院，以中医适宜技术治疗为主的参保患者在当日治疗结束后可离院回家。2022年，全区“中医日间病房”住院模式惠及群众1877人次，节省住院费用124.97万元。通过实施“全民艾灸”惠民工程，为群众免费发放艾灸服务包、传授艾灸技术，让群众未病先防、既病防变，部分群众年可节约医药费5000多元。

（三）有效提升了群众健康素养

通过弘扬中医药传统文化、推广中医适宜技术、普及中医保健知识，发放《居民健康手册》5万套，开展中医药进家庭、进社区、进校园、进企业、进机关各类宣传活动300余场次，群众对中医药健康文化知识的理解认同不断加深，日常生活中运用中医药维护健康的比例不断增加，以艾灸治病养生的氛围日渐浓厚，群众健康、绿色、自然的养生观念日渐牢固，全区居民健康素养水平达到32.79%，有效形成了健康县区建设与中医药发展互促互补、相得益彰的良好局面。

◎健康县区建设优秀案例17

立足群众需求，培育特色健康文化品牌

近年来，青州市认真践行大卫生、大健康理念，全面落实“将健康融入所有政策”策略，在培育青州特色健康文化品牌上取得了积极成效，实现有机制、有基础、有融合。

针对群众健康素养水平仍有待提升、健康科普手段单一和缺乏针对性等问题，青州市从当地文化特色切入，创新健康传播的手段，通过举办健康主题农民画大赛，征集“健康素养66条”农民画，同步推动全市农民画产业发展，利用青州市打造的城市IP形象“猱（náo）宝宝”

设计制作健康表情包和海报，搭建“一播、一栏、一队伍”的健康文化传播平台，全方位传播健康促进理念和健康公共政策。

一、主要做法

借助“古城青州”悠久的文化底蕴优势，培育富有地区特色、贴近市民生活的健康文化品牌，开展居民健康教育特色活动，普及健康知识和技能，倡导健康生活方式。

（一）健康知识“嫁接”农民画

青州是享誉海内外的花卉蔬菜之乡、文化之乡，农民画是青州大地上的群众文艺瑰宝，具有强烈的地域色彩和生活特色，其传播性、接受度和引导力在区域内远高于其他的常规传播手段。

青州市有农民画作家5万余人，通过开展农民画征集活动，组织农民画作家学习认识健康素养，将“健康素养66条”、高血压防治、糖尿病防治、肿瘤防治、脑卒中防治、意外伤害防治、手足口病防治等和农民画艺术形式进行“嫁接”，创作出一批既有鲜明健康素养宣传内容，又有农民画独特魅力的佳作——《农民“画”健康》系列作品。通过广泛征集，共收集到农民画作品568幅，精选66幅在青州市5A级旅游景区内的古城民间收藏博物馆进行展览，每天参观人流量最高达5万余人。青州市委宣传部、市文明办、市卫健局联合组织编排印刷宣传手册2万本，用于健康宣教活动发放，H5动态版同步线上发布，点击量超8万余次。

66幅农民画尺寸全部为两开，统一为竖幅。画卷融合了青州云门山摩崖巨“寿”、驼山石窟造像、青州古城、万年桥、范公亭等旅游景点，以及青州银瓜、蜜桃、山楂、王坟柿饼、谭坊西瓜等国家农产品地理标志产品等元素，涵盖古城众多传统民居、大量衙署建筑遗存、明清古街巷、传统名吃、老字号特色店铺等。具有代表性的地域符号充分体现了青州农民画的地方特色，表达了青州农民画作者对故乡的热爱和对健康的美好向往。该系列作品在国家健康教育科普大赛中荣获图文类优秀奖。

（二）“猛宝宝”打造城市IP形象

古书记载：青州有瑞兽名猛，相貌怪异，憨态可爱。猛是形如貔貅的祥瑞之兽，是青州守护神，数千年来守护着青州。“猛宝宝”性格活泼、责任心强的特点，深受群众喜爱。青州市以“一切为了人民健康”为勾画蓝图，利用青州市打造的城市IP形象“猛宝宝”设计制作了健康知识表情包、健康宣传视频、海报等。“猛宝宝”表情包一经上线，就因其可爱的形象、夸张的动作表情、实用的健康知识风靡青州人的聊天框、朋友圈，下载量达10万余次。健康知识随讲、随看、随听、随学，大众在聊天的同时普及健康知识，扩大了宣传范围，增加了宣传趣味性。

此外，还设计了“猛宝宝”系列海报，制作线上“猛宝宝”健康防疫小课堂10期，微信视频、抖音等各平台浏览量达10万余次。以“猛宝宝”为原型拍摄健康主题歌曲《我的健康梦》《运动青州之歌》，在各大公共场所大屏幕、社区电子屏、电视台等循环播放，累计播出1800

余小时，覆盖全市80%以上的乡镇。

(三)搭建“一播、一栏、一队伍”健康文化传播平台

基于面向社会、服务大众的原则，青州市建立“一播、一栏、一队伍”的健康文化传播平台，以群众方便快捷、喜闻乐见、接地气的方式，用专业的内容、公益的价值追求、生动活泼的展现形式、持续不断的输出，向青州人民生动、形象地讲述介绍各种健康知识，传播丰富群众健康文化体验的“健康好声音”。“一播”即开设“健康大讲堂·健康青州”线上直播间，全年播放24期，惠及群众20万人次，全方位宣传健康促进理念和健康公共政策。“一栏”即在“看青州”APP开设健康专栏，聚焦婴幼儿、妇女儿童、老年人等重点人群，全周期精准普及健康知识，截至目前，健康专栏上累计发布科普信息2000多条。“一队伍”即建立乡村宣教队伍，与市文化馆、艺术剧院合作，把专业医学知识编成好记、好看的小品、相声、快板等10余件，依托“一村一年一场戏”文化惠民活动，送健康知识进村入户。

二、工作成效

通过培育“健康农民画”、“猛宝宝”防疫小课堂、“一播、一栏、一队伍”健康文化传播平台等健康文化品牌，形成贴近群众生活的健康传播模式，打造线上线下立体交叉传播网，做到人人学健康、人人懂健康、人人讲健康、人人“画”健康，将健康知识融合进群众日常生活碎片中，在健康传播领域形成了一批自带流量的健康科普作品，将健康生活理念送到居民家门口，形成健康理念广泛传播的良性创新循环模式。全市居民健康素养水平达29.18%，经常参加体育锻炼人数比例达40.8%，15岁以上人群吸烟率仅17.57%，产前筛查率达99.51%；人均预期寿命达到80.36岁，百岁老人约占总人口12.29/10万。

◎健康县区建设优秀案例18

博兴吕剧唱出健康新风尚

博兴县位于滨州市东南部，是汉孝子董永故里、吕剧之乡、中国智慧厨都、中国金属板材之乡，总面积约900平方公里，辖9个镇、3个街道、1个省级经济开发区，共50.8万人口。其地处鲁北平原黄河下游南岸，与东营市、淄博市相邻，位于黄河流域生态保护和高质量发展国家战略与省会城市群经济圈战略的叠加区域。博兴是吕剧的发源地，2021年被山东省文化和旅游厅、国家文化和旅游部先后授予“山东省民间文化艺术之乡”和“中国民间文化艺术之乡”，吕剧以其浓郁的乡土气息赢得了广大人民群众的喜爱。博兴县是传统文化强县、体育强县，首批全国全民运动健身模范县，在健康县区建设过程中，面对人口老龄化日趋严重的形

势，博兴县将传统优势与健康县区建设内容相结合，通过群众喜闻乐见的形式，用潜移默化的方式引导群众养成良好的健康生活习惯，提升健康素养水平。

一、主要做法

针对健康文化建设传承创新乏力、传播健康知识缺乏等问题，博兴县积极拓展“文化+健康”思路，根植“董永故里，仁孝博兴”文化沃土，以仁孝文化为导向，依托国家级非物质文化遗产——吕剧发源地这一优势，以吕剧文化为载体，深入推进以良好的精神风貌、生活环境、社会氛围为主要特征的健康文化建设。

（一）因地制宜推进戏曲传承

结合乡村文化振兴、美丽宜居乡村建设，从吕剧文化“宣传、研究、科普、传承、发扬”五个方面投资800万元建设吕剧起源馆，总占地面积800平方米，利用图文展板、立体雕塑、实物文物展示、艺术小品、仿真场景等展陈方式，充分融入影音播放、互动媒体、虚拟成像等前沿科技多媒体手段，将传统文化与体验融为一体，让群众感受吕剧文化底蕴，做到可以触摸到的文化。启动“吕剧文化传承”工程，开发实施校本课程吕剧进课堂，每个班级每周开展1节吕剧课，在5所学校设立吕剧社团，常年成员保持在450人以上，先后向中国音乐学院和省市级艺术学校、文艺团体输送吕剧人才90余人。筹建少儿吕剧艺术团，建立“以老带新”传帮带机制，组织集中培训、一对一“拜师学艺”，与京博N1N、各中小学联融合作，推进吕剧与研学、文创深度融合，让吕剧文化在传承发展中历久弥新。

（二）与时俱进开展剧目创作

新冠疫情发生以来，创作出戏曲数板《战胜疫情　拥抱春天》、吕剧清唱《灾情情系兄弟情》、吕剧音乐短片《战胜疫情　拥抱春天》、吕剧《感谢你白衣天使》、吕剧《疫情战歌》、吕剧《家国平安》、京剧《战胜疫情　共迎曙光》等多个抗疫题材戏曲作品。其中，山东首部抗疫题材吕剧大戏《连心锁》从一家三口、两代人的故事切入，艺术化地关联发生在中国大地上的两场疫情，着力展现人性的闪光点和普通人的家国情怀，以小见大，以小见深，既传递了浓浓的母女情、夫妻情、战友情、家国情，也展示了在以习近平同志为核心的党中央坚强领导下，广大解放军战士闻令而动、各界群众并肩战斗的奉献精神和团结力量。吕剧《连心锁》入选山东文化艺术节优秀剧目展演，唱响青海湖畔。

（三）多措并举提升健康素养

加大健康素养和健康科普宣传，提升全社会对健康素养的关注度和认知水平，形成人人讲健康素养的社会新风尚。围绕疾病预防和健康促进两大主题，积极开展“吕剧健康科普传播新媒体作品大赛及健康科普传播优秀案例征集评选活动”；投资960万元，在全县有条件的村庄新建23处乡村大舞台，连续四年开展“送戏进乡村”文化惠民演出，在惠民下乡演出中定期推送慢病防治唱段，截至目前共演出1716场，惠及85.8万余人次；精准开展健康科普，策划推出《吕剧说健康》系列短视频，通过群众喜闻乐见的方式，更好地把健康知识送进千家万户，目前已推出吕剧《高血压防治》《糖尿病防治》《三减三健》《糖与健康》《少油少盐更健康》《健康骨骼寿命长》《抗癌胜利》等短视频7部，让健康文明生活方式成为群众自觉追求的日常风尚。

二、工作成效

（一）健康文化传承激发新活力

积极论证吕剧与长寿之间的关系，让人们开始反思传统文化的价值与作用。作为一种精神文化财富，承载着中国传统文化的智慧和力量，可以在人们追求健康长寿的道路上，起到极其积极的作用。因此，博兴县更加重视传统文化的传承和弘扬，以期推动人们身心健康和精神追求的共同进步。通过不定期开展文化交流活动，邀请上级专业剧团到县域内各乡镇开展健康展演，鼓励各村成立并发展好庄户剧团，加大政策扶持、举办健康戏迷擂台赛等方式，培育了基层文化力量。推进“吕剧进课堂”活动，做好文化传承，在拓宽了群众健康教育方式的同时，激发了健康传统文化发展新活力。

（二）健康促进政策体系基本建立

通过吕剧科普健康文化知识，逐步健全了健康促进政策体系，全面开启了以政府为主导的“健康博兴”建设，成立了由书记、县长任双组长的“健康博兴”建设领导小组，开展健康促进行动，全面普及健康知识，积极与各级专家沟通对接，邀请50余名省、市、区（县）三级专家，组建专家委员会，设立顾问委员、顾问、主任委员、副主任委员、委员，助力“健康博兴”科学化、专业化。逐步建立起多部门协同推进的工作机制，各部门积极参与、主动作为，基本实现了县、镇、村三级联动推进，推动并促进“将健康融入所有政策”，营造人人关注健康，人人参与健康的良好社会氛围。

（三）健康风险因素得到有效控制

随着现代生活方式的不断变化，长期的工作压力、不健康的饮食习惯、缺乏运动等因素，许多人健康状况日益恶化。针对这一系列问题，通过吕剧植入健康元素帮助人们提高精神层次，减轻内心焦虑和压力。通过观赏吕剧、哼唱吕剧等各种形式的文化活动，群众不断满足自己的身心健康需求，从而使身心得到全面的保健。建立健全了健康科普知识传播机制，围绕健康知识普及、合理膳食、全民健身、控烟限酒、心理健康、健康环境促进等，全方位控制影响健康的风险因素。先后与国家健康医疗大数据研究院合作共建国家重点研发专项主动健康与老龄化应对成果示范基地，并与山东大学等高校的公共卫生学院合作，对主要健康指标进行实时监测评估，借智借力提升专业化水平。重大疾病得到有效遏制，针对心脑血管疾病、癌症、慢性呼吸系统疾病、糖尿病等重大慢性病，以及各类重点传染病、地方病，强化科普宣传，持续强化综合防控措施，有效遏制发病率上升趋势。2022年，全县居民健康素养水平达到28.61%。

博兴县将始终把保障人民健康放在优先发展的战略位置，全面落实新时代党的卫生与健康工作方针,将促进健康理念融入公共政策制定实施全过程,实现服务能力全面提升,服务供给更加高效,服务内涵更加丰富,更好地满足群众多元化多层次健康服务需求,让全县人民健康获得感、幸福感大幅提升。

◎健康县区建设优秀案例19

多元融合,立体推进,共建共享全民健康

新泰市地处鲁中腹地、泰山东麓,是泰山山脉和沂蒙山脉的交汇处、齐文化和鲁文化的交汇处、黄河流域和淮河流域的交汇处,辖20个乡镇街道和1个省级经济开发区、1个省级旅游度假区,面积1787平方公里,人口136.5万人,获得全国文明城市、国家卫生城市、国家园林城市、中国优秀旅游城市、全国绿化模范城市、中国绿色名县、全国十佳生态文明城市、中国最美丽县城等荣誉称号,是山东省达到中等城市规模的三个县级市之一、省支持建设的连接省会经济圈和鲁南经济圈的区域性中心城市。近年来,新泰市委、市政府高度重视健康县区建设工作,始终坚持新时代卫生与健康工作总方针和"大卫生、大健康"理念不动摇,突出"共建共享、全民健康"主题,确立了"探索机制、提升素质、示范引领"的工作思路,从组织、机制、政策、财政等方面给予重点倾斜和保障,构建起"政府组织领导、部门各负其责、专业机构支持、全社会共同参与"的建设机制,确保建设工作短期达标,常态推进,长期保持,惠及全民。在工作中,积极开展健康场所建设,深入开展健康教育,营造"人人为健康、健康为人人"的浓厚氛围,群众健康意识明显增强,健康素养水平全面提高。

一、主要做法

(一)完善健康政策

一是建立公共政策健康审查制度。将"健康新泰"建设写入政府工作报告和"十四五"发展规划,印发《新泰市"将健康融入所有政策"工作指导方案》,遴选疾控、环保、水利等方面36名专家组成论证组,对重大行政决策、重要建设项目等涉及的健康问题进行评估和论证,每年开展全域健康状况分析,对问题进行督办整改。已累计审查评估规范性文件178件,开展全域健康状况分析3次。

二是出台重点领域公共健康政策。制定《新泰市全民健身实施计划》《新泰市慢性病防治工作规划(2017—2025年)》,对威胁群众健康的主要问题,各行业主管部门制定防治策略、干预措施及行业标准,建立健全监管机制,累计出台规范性文件165个。

三是组织开展跨部门健康促进行动。组织环保、农业、水利、住建等部门常态化开展跨

部门健康促进行动，对影响城乡居民健康的主要因素和重点疾病进行科学干预，对可能影响健康的土壤、空气、水质、粮食等进行定期监测，实施医疗卫生、体育健身、环境保护、食品药品安全、心理干预等综合治理。

（二）建设健康环境

一是加强健康场所建设提升。累计投资7亿多元，高标准建设清音公园、滨湖广场等3处综合性健康场所和体育公园，香湖公园等3处大型健康主题公园，17公里泰山百合园健身步道，泰安首个仿真冰场，省内首条智能健身步道。

二是加强生态环境保护和农村地区环境整治。在构建"两山一河多廊道"的环境保护格局中，实施柴汶河防洪提升治理工程等黄河流域重点项目16个。探索畜禽粪污资源化利用，全市畜禽粪污综合利用率稳定在90%以上，农村生活垃圾无害化处理率达到100%，农村厕所无害化改造13.4万户。

三是加快绿色低碳转型。积极探索"源网荷储云"一体化智慧能源商业模式，发展起光伏发电企业12家，全市新能源装机容量达到1522.4兆瓦，被评为国家第二批光伏领跑技术基地、整县屋顶分布式光伏开发试点县。

四是提升城市管理服务水平。持续加强青云湖、金斗水库一级饮用水源地管理，水质监测连年达标。每年至少组织6次城区病媒生物集中消杀，有效抑制病媒生物孳生。制定《新泰市养犬管理条例》，引导市民依法养犬、文明养犬。

（三）构建健康社会

一是提升健康建设质量。建立"健康生活方式指导员"制度，持续推进健康细胞工程建设，累计建成健康促进学校110个、健康促进医院22个、健康促进机关67个、健康促进企业18个、健康社区（村）372个、健康家庭855家，达标数量和比例均超过建设要求。

二是提升食品安全水平。在各乡镇街道先行打造食品生产、流通和餐饮服务单位等示范点550余个，建设了市健康食材智慧监管平台系统，实现重点区域、重点环节实时监控，对产品加工全部进行追溯管理。

三是提升扶老助弱质量。聚焦"一老一小"群体服务保障，健全养老服务体系，全市养老服务型场所达到274处，建成运营社区老年幸福食堂17处，辐射服务社区老年人2万余人；加快提升普惠托育服务能力，全市托育机构和开设托育班的幼儿园达到31家，共有托育服务岗位（托位）3465个。

四是提升综合治理质量。不断完善社会综合治理体系，吸引社会组织、企事业单位、社区、个人多主体参与，对安全生产行为进行引导和规范，突出以交通、医疗、消防安全为主专项整治。近年来，新泰市未发生重特大安全生产事故，社会安全水平不断提高。

（四）优化健康服务

一是完善医疗服务体系。坚持保基本、强基层，持续优化医疗资源配置，全市现有三级医院3家、二级医院8家、基层医疗机构1005家，建成新汶、楼德、羊流3个区域医疗次中心，持续加强分级诊疗建设，县域内就诊率达到90.3%。

二是完善疾控服务体系。扎实推进疾控中心体制改革，重新核定人员编制188人，在全市设置51处公共卫生综合监测点，为37家医疗机构配备了网络直报设施，明确专兼职监测报告人员1137名，全市疾病防控实施管理能力进一步提升。

三是完善健康服务体系。建成全面健康信息化平台，实现县域内健康信息一张网、就医看病一卡通。依托文体场馆、卫生室，开展健康教育活动室建设行动，目前活动室社区（村居）覆盖率达到95.31%。

（五）倡导健康文化

一是搭建覆盖全民的宣传平台。充分发挥广播、电视、报纸及新媒体作用，开设《卫生与健康》《相约健康》《疾控之窗》等电视栏目和《健康之声》广播栏目，定期开办专题讲座，结合形式多样的主题宣传活动，向群众全方位普及健康卫生常识。

二是开展健康知识进校园行动。围绕合理膳食、科学健身、心理健康等重要健康影响因素，多渠道向学生教授健康知识和技能，引导学生养成健康生活方式。广泛开展学校健康教育基地建设，将青云中学建成省级学校健康教育基地。近年来，我市学生体质和健康水平不断提高，近视、肥胖等不良健康状况明显改善。

三是保障健康场地设施供给。在城区开辟健身活动场所100余处、在农村地区建成902处文化健身广场，改善和配齐健身器材。

（六）组织管理

一是夯实工作机制。健全领导机制，成立由市长任组长、54个成员单位主要负责人为成员的领导小组，将健康县区建设工作纳入全市目标任务综合考核。建立督导考核机制，成立督导专班，定期进行专题督导，推动健康县区建设工作常态化、制度化。

二是夯实工作网络。坚持专业化、兼职化两化管理，建立以疾控中心为核心、乡镇以上医疗单位为枢纽、村卫生室为网底的专业人才网络，完善覆盖乡镇街道、机关企事业单位、学校、社区的专兼职工作网络，全市专兼职工作人员达到2300人；定期开展培训和轮训，培训覆盖率达100%。

三是夯实基础保障。加大财政投入，确保健康教育经费及时到位，为健康促进工作提供强大财力支持。2022年，市财政投入健康教育经费、慢性病综合防控示范区建设专项经费1200余万元。

二、建设成效

一是居民健康素养不断提升。截至2023年底，全市居民健康素养水平为32.44%，达到《国民体质测定标准》合格以上的人数比例为92.1%，人均预期寿命为78.69岁，经常参加体育锻炼人数比例达到42%，学生体质健康标准达标优良率为36.58%。

二是健康环境持续改善。全市城市人均道路面积26.34平方米，城市绿化覆盖率

44.93%，人均公园绿地面积19.15平方米。城乡生活垃圾无害化处理率达到100%，污染地块安全利用率保持100%；空气质量综合指数优良天数比例达到76.4%，位列泰安各县市区第一位。

三是健康指标符合要求。生活饮用水水质合格率达到100%；城区共建设公厕84座，三类国家标准以上公厕达100%；农村无害化卫生厕所普及率达到92.73%；三年来未发生重大食品、药品安全事故；城镇职工、企业、城乡居民基本养老保险参保率均达到100%；全市共有养老机构39个，床位7794张，每千名老年人拥有床位35.4张；健康县区建设工作知晓率为82.1%；调查人群男性吸烟率为50.9%，女性吸烟率0，总调查人群吸烟率为20.1%。城区建成区无烟草广告，在全市机关事业单位开展“无烟党政机关”建设，开展无烟医院、无烟学校、无烟商场等建设活动，在医疗机构、学校全面禁烟，在各单位及公共场所张贴禁烟标志，营造浓厚氛围。

◎健康县区建设优秀案例20

模式创新，多元推动一体化建设“健康胶乡”

自2019年成为“省级健康促进县”以来，东阿县紧紧围绕“共建共享 全民健康”的主题，以完善健康政策、建设健康环境、构建健康社会、优化健康服务、倡导健康文化、组织管理六方面为抓手，深入贯彻以人民健康为中心的发展理念，将“健康融入所有政策”，探索构建“党委政府全面推动、部门单位多方联动、健康服务有力促动、融合资源特色带动”的建设新格局，走出一条“健康发展”之路，奏响“健康为民”乐章，给群众带来了“看得见、摸得着”的健康实惠。东阿县被评为全国绿化模范县、国家级生态示范区、中国绿色名县、国家园林县城、国家卫生城、中国最佳养生休闲旅游名县、省级医养结合高质量发展创新引领县，被誉为“万户喜鹊吉祥地，千年阿胶福寿乡”。

一、主要做法

（一）完善健康政策

将健康县区建设列入全县经济社会等发展规划和年度《政府工作报告》，出台《东阿县建设省级健康县区实施方案》，相关责任单位同步出台落实文件。多部门联合印发《东阿县“十四五”职业病防治规划》《东阿县布鲁氏菌病防控五年行动实施方案（2022—2026年）》等文件。开展居民慢性病及危险因素等监测，明确不同人群各类慢性病患病趋势、危险因素等，为下步制定针对性措施，提升群众健康水平提供了支撑和保障。

（二）建设健康环境

2023年建成“口袋公园”“带状公园”22处，完成G105和G341绿化提升6.5公里。新改建供水管道10.76公里，城区供水管网漏损率优于国家一级评定标准1.22个百分点。建设省级和美乡村示范村4个，打造示范片区村庄23个、市级以上美丽乡村12个。城区道路机械化清扫率约96.8%，每年垃圾无害化处理率为100%；居民饮用水水质达标率100%；林木覆盖率达到48%，被国家林业和草原局誉为“平原林业的一面旗帜”；全县近3年未发生重大食品安全事故，被评为“全省食品安全先进县”，2023年成功创建省级放心消费示范单位7家。洛神湖湿地公园被认定为国家湿地公园。东阿县城市排水“两个清零、一个提标”工作列入2022年全省督查激励名单。

（三）构建健康社会

东阿县被命名为“国家卫生县”，2023年建成市级健康细胞32个。残疾人基本康复服务覆盖率100%；全县13家综合医院和乡镇卫生院全部获批聊城市老年友善医疗机构，完成全县8万余名60岁以上老年人摸排以及5000余名失能、失智老人的健康评估，被确定为山东省医养结合高质量发展创新引领县。全县共有托位1918个，千人口托位数达到5.6个，东阿县被确定为全国生育友好工作先进单位。2023年严重精神障碍患者规范管理率为99.89%，东阿县（含高新区顾官屯）严重精神障碍系统指标综合评分在全省县级排名第一。全县近3年内没有发生社会影响恶劣的伤医案件、严重扰乱正常医疗秩序案件、重特大安全事件。

（四）优化健康服务

目前，全县县域就诊率达到90%以上。全县每千常住人口执业（助理）医师数为2.67人，每千人口医疗卫生机构床位数为5.7人，每千人口公共卫生人员达0.7人。全县家庭医生签约覆盖率由2022年的45.05%提高到2023年的62.7%，老年人签约覆盖率从2022年的70%提高到75%。2023年，东阿县居民健康素养水平达到28.43%，比2022年提升了10个百分点。组建15支中医药文化宣传队伍，依托东阿阿胶集团，建成全省首家国家级中医药文化宣传教育基地，免费向公众开放；东阿县中医医院入选2023年“山东省第一医科大学颈肩腰腿痛医院优势专科集群”。完善疾病预防控制体系，建成3个实时聚合酶链反应（PCR）实验室；争取到“基于人群的中国流感发病率和住院率的可行性研究”项目（全国2个），对全县流感暴发预警及控制具有重要指导意义。

（五）倡导健康文化

印发《关于倡树新时代美德健康生活方式的实施方案》，打造“美在东阿”文明品牌。在东阿电视台开办《健康东阿》专栏，2023年播出节目42期。辖区内各类学校将健康教育纳入课程计划，配备专兼职教师，全县所有学校做到每天安排30分钟的阳光大课间活动。制定《全民健身场地设施提升行动工作方案（2023—2025年）》等文件，组织开展千人太极盛会等活动。目前，全县人均体育场地面积达到3.22平方米，超过2.3平方米的目标要求。出台《东阿县公共场所和工作场合全面禁止吸烟工作实施方案》，全县有236个单位被命名为无烟单位。印发《关于深化“五为”文明实践志愿服务的实施方案》等文件，目前全县志愿者达到6.6万余人。2022年度千人口献血率为19.53‰（全国同期水平11.5‰）。

（六）组织管理

成立以县长为组长，住建局、教体局、卫健局等27个单位为成员的工作领导小组。将城区按照11个社区所辖区域划分为11个网格，由县级领导干部任网格长，落实帮包责任，协调推进网格内健康县区建设工作。将健康县区建设纳入县委、县政府目标管理绩效考核内容，量化考核细则、严格督导考核、强化结果运用。行业优先方面，研究拟订有关促进阿胶产业发展的政策措施，东阿县检验检测中心成为国内首家具有阿胶类产品检验检测资质的政府检验检测机构，为阿胶企业提供公益性技术服务；推进阿胶产业集群获评省级特色产业集群，助力东阿阿胶入选全省第一批总部企业，获评国家级智能制造试点示范工厂。目前，全县拥有阿胶类生产企业103家，阿胶药品（OTC）生产企业3家，健字号生产企业33家，规模以上阿胶企业20家。加强大数据等新技术应用，东阿疾控中心是全市唯一一家智慧化预防性健康体检建设机构；推进新型智慧城市、智慧社区、智慧文化设施建设等，提升城市智慧化、数字化水平。

二、工作成效

（一）城市整体品质有效提升

科学划定“三区三线”，2023年新增城市空间8.92平方公里；建成喜鹊湾新景观，扮靓了城市微空间，东阿中心城区总体城市设计入选省典型案例。深入实施路域环境、坑塘沟渠、残垣断壁、农村“三线”四大专项治理行动，刘集镇苫山新村入选中国传统村落；东阿阿胶城入选首批全省老字号集聚区。2023年全县空气质量综合指数、$PM_{2.5}$等指标均居全市第一位，优良天数达到228天。

（二）健康服务保障有效增强

东阿县人民医院连续5年在全省县级医院综合考评中排名第一，被评为国家级疼痛综合管理试点医院，是唯一一家入选的县级医院；全县10处镇卫生院、街道社区卫生服务中心100％达到国家基本标准，50％达到国家推荐标准，通过率均居全市首位。《山东省东阿县探索“点＋化”工作模式　提升乡村一体化服务水平》，被国家卫生健康委发文推广。

（三）特色资源融合有效强化

“以阿胶为核心，以生物医药、健康养生为附属的主导产业集群初具规模、产业生态初步形成”的阶段性目标基本实现。突出阿胶养生、梵呗养心等特色，将中医药与文化旅游有机融合，精心打造了我国首家以阿胶为主题的专题性博物馆——中国阿胶博物馆等精品项目，东阿阿胶体验之旅入选全国乡村旅游精品线路，“阿胶名城”成色更足、底色更亮。

◎健康县区建设优秀案例21

立足资源禀赋，发挥比较优势，创新推动健康邹城建设

邹城市素以“孟子故里，邹鲁圣地”著称，是国家历史文化名城、中国优秀旅游城市、国家森林城市、国家园林城市、国家卫生城市。其总面积1616平方公里、总人口115万，辖16个镇街、1个省级经济开发区、1个省级农高区、614个村居。邹城市始终把人民健康摆在突出位置，坚持“将健康融入所有政策”，实施创新驱动“四大”工程，合力攻坚促进“四大”提升，即实施“导向统领工程”，提升建设执行落实能力；实施“部门联动工程”，提升健康支持环境建设；实施“健康引领工程”，提升全市居民健康素养；实施“示范亮点工程”，实现全市健康事业快速发展，群众幸福指数明显提升。

一、主要做法

（一）健全评估机制，完善健康政策

印发《邹城市公共政策健康影响评估制度》，成立了由分管市长任主任的健康专家委员会，建立完善对政府部门拟定的政策和重大工程项目开展健康影响评估工作机制。2022年以来，制定促进健康公共政策32条，依托健康教育讲师团和医疗卫生单位义诊专家团队，根据机关、社区、学校、企业等实际需求，有重点、有针对性地开展“将健康融入所有政策”宣讲40余期。宣传、工会、共青团、妇联、教育体育等部门联合开展健康行动50余场。

（二）凝聚部门合力，优化健康环境

优化人居环境，持续深入打好蓝天碧水净土保卫战，水源保护区水质达标率、城区饮用水达标率、生活垃圾无害化处理率均为100%，城市生活垃圾回收利用率为35%，生活污水处理率达90%以上，成功争创山东省绿色低碳高质量发展先行区建设综合性区域试点。实施农村人居环境整治和美丽乡村建设，农村卫生厕所普及率为95%，生活污水治理覆盖率为100%，创建省级、济宁市级宜居宜业和美乡村145个。优化环境卫生，深入开展爱国卫生运动，全面整治“七小”行业、城市“十乱”，改造各类集贸市场，接受山东省爱卫办关于居民绿色健康生活品质现状调研。优化食品健康环境，严格食品安全管理，启动“互联网＋明厨亮灶”工程，打造“食安邹城”智慧监管平台，食品安全工作评议考核连续四年获济宁市A级（优秀）等次。规范农药化肥使用及废弃农膜回收利用等工作。

（三）激活健康细胞，构建健康社会

全面推进各类健康细胞建设工作，遴选重点建设单位619个，通过重点扶持、示范带动，体现行业特点，强化典型示范效应。建设健康社区（村）360个，建设率为58%；健康机关45个，建设率为27%；健康学校135个，建设率为80%；健康促进医院23个，建设率为100%；建成省级健康企业6个、健康餐厅30个、健康超市2个、健康主题公园3处、健康广场4处、健康步道6处、健康一条街5条，评选健康家庭623个；无烟党政机关、无烟学校、无烟医院覆盖率达100%。深入实施全民参保计划，基本养老保险、基本医疗保险参保率分别达到95.3%、97%。完善社会救助体系，“邹全助”获评山东省优秀社会救助品牌；开展养老服务提升三年行动，加快建设养老服务中心，各类养老服务设施达到318处，在济宁率先实现职工和居民长护险全覆盖；民政局开展“幸福来敲门”居家照护服务，成立“邹城大姐”养老护理服务队，获评省县域养老服务体系创新示范县。实施“托幼一体融合发展”模式，托育机构达105家，每千人口托位数达到4.9个。设置独立精神卫生中心，严重精神障碍患者规范管理率达100%。构建社会心理服务市、镇、村三级服务体系，建设高标准心理健康中心。着力构建“邹儒润心”社会心理服务体系品牌，打造“3445”工作模式，高标准建成心理健康中心1处，基层心理服务站点257处。每万人交通事故发生数为0.62，保持低位水平。

（四）夯实主体责任，优化健康服务

合理配置基本医疗卫生资源，成立由三家市直医院为龙头的紧密型医共体，17家镇卫生院全部达到一级甲等标准，2家社区卫生服务中心建成社区医院。强化公共卫生和重大疾病防控工作，成立突发公共卫生事件应急处置领导小组，制订重大传染病防控方案和应急处置预案，全面做好设施设备和物资储备。2022年以来，开展应急培训和实战演练11次，以最短时间、最小代价成功处置大规模新冠疫情3轮次。甲、乙类法定传染病报告发病率为188/10万，疫情稳中有降。疾控中心纳入全省三级疾控中心改革试点，在终期评估中获得全省第3名、县级第1名。所有镇卫生院、社区卫生服务中心均设置预防保健室，设置国医堂比例100%；累计建成63处中心村卫生室；所有村居设立了公共卫生委员会；“县域心电一张网”覆盖200余处村卫生室；基层医疗机构诊疗人次占比达到25%，家庭医生签约覆盖率75.11%。

（五）培树健康行为，倡导健康文化

健全健康科普信息发布制度，规范媒体健康宣传，在电视台开设了《守护健康》《疾控在线》《专家说》等专栏，在《今日邹城报》开设《健康邹城》专栏，在邹鲁融媒APP开设《健康教育》专栏。建立由65名专业技术人员组成的健康科普专家库。大力推动教育体育工作，中小学体育与健康课程开课率100%，中小学生近视率、肥胖率逐年下降。实现市、乡、村三级公共健身设施和社区“15分钟健身圈”全覆盖。举办了第十二届、第十三届全民健身运动会，2022年和2023年各举办7次健身相关活动。举办“孟子乡音”文化惠民“百千万”工程，2023年举办冬春文化惠民季、广场舞大赛等群众性文化活动8000余场次。大力倡导文明健康绿

色环保生活方式，宣扬文明健康绿色环保生活方式，在全社会大力倡导公勺公筷、推进光盘行动，打造了“儒润邹城365”志愿服务品牌。2022年千人口献血率为12.67%。

（六）加强组织管理，健全长效机制

坚持高位推进、高层引领，将健康县区建设工作纳入经济社会发展规划和2023年《政府工作报告》；印发《邹城市健康县区健康实施方案》，成立领导小组，将各项任务指标细化分解至各部门、各镇街，纳入“三重”工作定期调度，凝聚齐抓共管强大合力。健全协调机制，领导小组办公室与健康中国行动邹城推进委员会和爱国卫生运动委员会办公室合署办公，各镇街、有关成员部门均明确专兼职人员，形成了完善的“三级”健康促进与教育工作网络和专业网络。

二、工作成效

经过发展建设，邹城逐步形成了“党委政府领导、部门协作、全民共建共享”的健康县区建设格局，推进路径清晰，措施落实有力，区域特色鲜明，健康治理水平不断提升，居民健康状况持续改善，健康县区建设富有成效。2022年，邹城市人均寿命79.9岁，高于全国、山东省平均水平；居民健康素养水平为30.03%，较上年度增长1.69%，分别高于全国2.25个百分点、山东省0.19个百分点。2019年12月被山东省卫生健康委命名为省级健康促进市；2020年6月被国家卫生健康委命名为国家级慢病防控示范区；2021年1月被全国爱卫会命名为国家卫生城市，国家级医疗保障服务标准化试点项目顺利通过评估验收；2023年蝉联山东省县域经济高质量发展先进县，争取到山东省文旅康养强县、文化和旅游产业先进县、畜牧业高质量发展先行县、婴幼儿照护服务示范县等称号。

◎健康县区建设优秀案例22

高位推动，凝聚合力，着力打造健康品质天桥新活力

天桥区是济南市唯一地跨黄河两岸的中心城区，是黄河战略重要承载地，山东党组织、近代民族工业发祥地，历史悠久，底蕴深厚。“齐烟九点”6座在天桥，“鹊华秋色”名扬海内外。辖区面积258.97平方公里，人口73.08万。近年来，天桥区始终牢记习近平总书记“把人民健康放在优先发展的战略地位”[①]要求，全面落实健康区建设规范，聚焦人民群众健康需求，创

① 白剑峰：把人民健康放在优先发展战略地位（奋进新征程　建功新时代伟大革命）[N].人民日报，2022-06-20(2).

新实施健康生活品质、生态环境品质、服务保障品质等城市功能“品质提升行动”，党委和政府领导、部门密切配合，社会积极参与、全民共建共治，健康环境、健康社会、健康服务、健康文化统筹推进，卫生健康“小处方”与社会共治“大处方”同题共答，健康目标全域趋同、健康行动全员协同、健康文化全民认同的“三同行动”落实见效，健康品质天桥焕发新活力。天桥区获评全国幸福家园工程示范区、全国智慧健康养老示范基地、全国第六批节水型社会建设达标区、全国科普示范区、省级县域养老服务体系创新示范区、省级医养结合示范先行区、省医疗保障工作先进集体、省级工会妈妈小屋示范点；连续7年被评为省级双拥模范区，13年蝉联全国基层中医药工作先进单位。

一、主要做法

(一)坚持高位推进，完善健康政策

一是强化规划引领。将健康区建设纳入“十四五”发展规划和《政府工作报告》，并列入区委“三重点”工作和“品质提升行动”，确保顺利推进。二是强化跨部门健康行动。印发《天桥区健康区建设工作实施方案》《天桥区将健康融入所有政策工作指导方案》，针对辖区老年人口多、心脑血管疾病多发等突出健康问题，组织住建、民政、医保、交通、教体、市监、水务、环保、农业等部门常态化开展跨部门健康促进行动，定期监测土壤、水质、空气、声音、专业市场环境，实施医疗卫生、体育健身、河道环境、心理干预等综合治理。出台《天桥区生态环境保护规划》《天桥区“十四五”职业病防治规划》《天桥区“十四五”特殊教育发展提升行动计划》《天桥区加快推进军休干部医养结合实施方案》《天桥区总河长令》等公共政策126条。三是强化健康影响评估。制定《天桥区健康影响评估制度》，成立由卫健、疾控、环保、水务、国土等方面45名专家组成的专家库，对重大决策、重大工程项目进行论证评估，累计审查评估规范性文件192件，评估农村生活污水治理工程、云锦湖公园功能提升、3条区级河道和16条乡级河道等6类工程项目。

(二)加速城市更新，改善健康环境

一是加大人居环境整治力度。动物园、无影潭公园、药山公园、洋涓湖公园4处作为济南市首批“共享绿地”，开放面积58160平方米，含草坪空间、林下空间、空闲地，可开展露营、运动健身、音乐会、家庭聚会、休闲阅读等活动，为群众带来休闲健身、运动游憩新体验。新建城市公园30处、健身广场16个、健康步道8条、健康绿道5条38.1公里，新增绿地84.03万平方米，完成云锦湖、五柳岛等绿道建设15公里。投资1.3亿元打造扁鹊药山健康文化主题公园。完善“15分钟健身圈”，惠及群众50余万人，人均体育场地面积2.3平方米。广泛设置盲道、无障碍卫生间等无障碍设施。改善农村厕所5905户。新建“共建花园”5处，发布《“共建花园”公约》，引导居民共同参与打造“咱家花园”，共商共建共治，让市民在方寸之地畅享健康自然园林生活。二是加强生态环境保护。创新“六长联动”“一河(湖)一策”“一河一品”，推进小清河、工商河、云锦湖等美丽幸福河湖建设。雨污分流新建管线71公里，清淤检测333公里。城市生活垃圾无害化处理率达到100%，生活污水集中处理率达到80%，常态

化巡查、养护42座农村生活污水处理站、12座污水收集池。三是加快绿色低碳转型。编制全区产业发展规划，加快新旧动能转换，推动工业、能源领域实现绿色低碳转型，培育壮大未来健康产业，新增高新技术企业85家，国家专精特新、瞪羚、单项冠军企业134家。新材料产业园区获评济南市第一批“无废园区”。

（三）夯实健康保障，构筑健康社会

一是集成健康细胞培育。持续推进健康社区、村、机关、企业、学校、医院、家庭、知识角“八大健康阵地”建设，以点带面将健康融入人们生活、工作和学习各个方面，推进健康细胞培育由“盆景”向“风景”再向“全景”转变，建成健康促进医院58个、健康学校46个、健康机关67个、健康企业27个、健康知识角21个、健康社区192个、健康家庭1099个，健康村建成率100%。二是提升医疗保障服务水平。开展医保参保全覆盖横向行动，参保率达到97.95%。严格落实重残、低保等困难群众大病保险倾斜政策，2023年救助8452人次，救助资金221.47万元。三是完善特殊人群保障。统筹“医食住行”，打造“安享天桥”养老服务品牌，深化“医康养”服务链，以街道综合养老服务中心为基点，带动居家养老、社区养老和机构养老相融合，织密1+3社区养老服务网。发放困难残疾人生活补贴和重度残疾人护理补贴6.5万人次1245万元。高标准建设14个残疾人康复之家，形成“20分钟康复服务圈”。民政救助资金3036万元，精准保障城市低保2.4万人次、农村低保4500人次。四是健全心理健康服务体系。综合医院、精神专科医院（天桥二院）心理门诊开设率100%。建立严重精神障碍患者免费救助机制，减轻患者及家属经济负担，发放2538张免费救助卡，每张首次充值1000元，累计救助4562人次。严重精神障碍患者规范管理率达99.67%，精神分裂症患者服药率达99.62%。开通24小时心理援助热线。

（四）全面提档升级，优化健康服务

一是推动优质医疗资源扩容。开展紧密型城市医疗集团试点，探索“三级医院出技术、二级医院出病房、社区医院做居家”分级诊疗模式。在济南市率先启动“心电一张网”建设，群众在家门口享受省市级三甲医院同质化远程心电诊断服务。二是建强医防融合服务体系。投资2亿元新建疾控中心项目，设置覆盖辖区基层医疗机构和医院的104个公共卫生监测点、6个传染病监测点、76家传染病监测网络直报单位。与3家医疗机构签订医防融合协议，所有社区机构均实行健康积分奖励机制和医防融合标准化流程改造。三是完善全龄健康保障。所有二级以上综合医院、社区卫生服务中心、卫生院建成老年友善医疗机构，并设有安宁疗护室。“两癌”免费检查惠及50134名适龄妇女，筛查率达100%。2023年，天桥区孕产妇死亡率为0，产前筛查率达97.25%。0～6岁儿童心理健康状况筛查完成33313人，筛查率为78.26%。2023年婴儿死亡率1.83‰，新生儿遗传代谢性疾病筛查率为100%。四是促进中医药传承创新发展。唱响扁鹊药山中医药文化品牌，100%的社区卫生服务中心、卫生院实现中医综合服务区、扁鹊中医药健康文化知识角“双覆盖”，建成4家省级中医药特色服务站，4个项目纳入济南市中医康养旅游线路推荐。组建扁鹊中医药文化联合体、扁鹊文化巡讲团，开展扁鹊四时养生服务季主题活动。扁鹊药山中医药文化研究2项课题被山东省立项。

五是实施“智慧健康”工程。推进“互联网＋医疗健康”服务，全区医院、卫生院、社区卫生机构全部完成电子健康卡应用环境改造，实现诊疗全过程应用、跨院“一卡通用”，解决了“一院一卡、重复发卡、互不相通”问题，实现区域健康服务协同和健康信息互认共享。推行“互联网＋”养老服务新模式，开发上线天桥区居家养老服务系统，657名特殊困难老年人居家养老服务线上派单、动态评估。推广智慧中药房服务，宏济堂智慧中药房覆盖辖区45家医疗机构，实现中药处方自动接收、调剂、复核、浸泡、煎煮、包装、发药、配送等环节全过程数字化管理，年服务量125万剂。天桥二院研发基于人脸识别技术的精神专科医院基础护理辅助系统，患者每天排队服药时自动刷脸识别身份，记录健康监测数据，完成药品医嘱闭环管理。

（五）凝聚社会共识，倡导健康文化

一是全面倡导健康生活方式。发布《“健康天桥 你我同行”全民倡议书》，发起健康总动员，营造全民关注健康社会氛围。累计开展“健康天桥行”志愿服务活动126场，向更多群众普及健康理念，传递健康知识。利用社区党群服务中心建设健康驿站，开设“社区夜校”“青年夜校”，共建单位、志愿者公益开展有氧健身操、瑜伽、八段锦等健身活动，全民健身氛围“热辣滚烫”。通过学习强国、活力天桥APP、抖音、视频号等开展健康科普。天桥二院通过网络直播普及精神卫生和心理健康知识，累计观看达15.3万人次。组建由102名专家组成的健康科普专家库，线上线下科普宣讲1233次，覆盖35万人。二是开展学校健康教育。实施“天桥区学生体质健康提升工程”，《国家学生体质健康标准》测试抽查复核排名全市第一。100％中小学校开设体育与健康课程。连续10年举办校园足球赛，共有全国校园足球特色学校及幼儿园19所。组织眼科医院专家进校园开展“护瞳行动”100场，开展心理健康进校园、中医药文化进校园218场，引导学生养成健康生活方式。三是推进体医融合发展。连续举办13届全民健身运动会、2届残疾人运动会、2届五人制足球联赛、沿黄河自行车骑行赛，开展济南市首届“黄河非遗康养节”“大美黄河健步走”“沃小番番茄文化旅游艺术节”等各类文体惠民活动3100余场，累计参与28.7万余人。四是擦亮“健康天桥”名片。天桥区老年“枫叶大篷车”健康志愿服务品牌荣获“全国离退休干部先进集体”，专题纪录片在中央广播电视总台《夕阳红》栏目播出。天桥区图书馆荣获国家一级馆，馆藏健康科普类书籍5万余册。“沃小番”品牌荣获第二十届中国绿色食品博览会金奖、粤港澳大湾区“菜篮子”生产基地、全省乡村特色文化艺术典型案例。无烟单位建成率达100％，建成无烟党政机关67家、无烟学校76家、无烟医疗机构566家。

（六）强化统筹协调，健全组织保障

一是健全领导机制。成立健康区领导小组，区长任组长、46家部门（街道）主要负责人为成员，将6大类90项指标任务细化“颗粒度”分解至成员单位，梳理形成任务清单，区长办公会议定期调度专题研究，并列入年度高质量发展综合绩效考核，各部门横向协同、上下联动，推动建设工作常态化、制度化。区财政优先保证健康投入，经费逐年递增。二是完善工作网络。完善覆盖辖区38家医院、54家基层机构的健康促进专业网络，覆盖率达100％。定期对健康教育人员开展培训，先后举办各级各类培训班百余场，培训覆盖率达100％。到先进地

区观摩学习5次，邀请省、市专家现场指导3次。开展健康区建设技术评估3次，及时调整优化建设举措。三是提升信息化水平。借助卫星遥感、无人机对河湖水域岸线空间变化进行实时监控，维护河道周围干净整洁环境；智慧城管无人机巡查、AI自动分判，守护宜居健康城市；无人机携带广播设备向社区居民宣传疫情防控政策及防护知识，助力疫情防控。

二、工作成效

（一）健康目标全域趋同

健康生活全人群共享，人均体育场地面积2.3平方米，全民健身参与率超过5年规划目标，达到62%，每千人拥有社会体育指导员4人以上；年度千人口献血率为20.12%；志愿服务注册率为21.8%且逐年提升；调查人群吸烟率为12.42%，男性吸烟率为27.47%，女性吸烟率为1.20%，调查人群吸烟率降低1.88%，女性吸烟率降低2.12%。健康生命全周期保障，每千人口婴幼儿托位数4.79；保障社会散居孤儿、事实无人抚养等困难儿童97人；特殊困难老年人月探访率为100%；老年人家庭医生签约率为81.98%；高血压、糖尿病患者规范管理率均达77%以上。健康生态环境全覆盖，建成临水健身风貌带3.45万平方米，沿河绿化62万平方米；2023年，空气质量优良天数比率为62.8%，环境空气质量优良天数高于全国同期水平；近三年重大食品安全事故“零发生”；保护区水质达标率达100%，饮用水水质监测达标率达100%。

（二）健康行动全员协同

形成党委领导、政府主导、部门协作、社会参与、全民共建共享的多维健康区建设格局，社会各界积极参与健康治理，群众健康生活品质持续提升；“六长联动”“四心协同”成为全员参与“健康天桥”建设缩影；36家医院、54家社区卫生服务机构、462家诊所共同织密了全方位、全生命周期的四级医疗卫生服务体系；突发公共卫生事件和重大疫情联防联控机制成员单位覆盖全区所有街道、部门。

（三）健康文化全民认同

“大卫生、大健康”观念深入人心，群众健康意识明显增强，坚持个人是自己健康第一责任人，主动践行健康文明生活方式，居民健康素养水平为33.63%，较上年度增长6.65%;健康区建设工作知晓率为93.6%，健康天桥建设赢得最广泛的群众基础；健康文化融入所有政策，渗透到城市规划、产业发展、社会保障等各项公共政策制定实施全过程；健康文化自信更加坚定，健康科普供给更加触手可及，健康传播体系更加健全，“六个一”扁鹊药山中医药文化品牌持续擦亮。

◎健康县区建设优秀案例23

整合优势资源，推动重心下移，以基层公共卫生治理新模式助推健康县建设

为扎实有效推进健康县建设，广饶县深入分析村（居）在健康社会建设中存在的短板弱项，通过整合基层卫生健康工作资源、完善基层公共卫生工作体系、夯实公共卫生工作基层基础，打通公共卫生服务与管理“最后一公里”，形成政府主导、社会广泛参与、全民共建基层健康社会的良好局面。

一、主要做法

（一）坚持政府主导，整体推进

2021年4月，广饶县卫生健康局、县委组织部、县民政局、县爱卫办等部门联合印发《推进全县村（居）民委员会下属公共卫生委员会建设实施方案》，全面推进村居公共卫生委员会建设工作，明确委员会工作规则以及四大类19项工作职能，编印指导手册5500本，并组织专兼职人员2800余人开展全县公共卫生委员会成员履职能力集中培训。同时，按照职责清单成立工作指导组，公布咨询电话，由县全民健康保障中心专门负责指导各村（居）工作，确保了村（居）公共卫生委员会建设及管理工作有组织架构、有工作人员、有活动阵地、有管理章程、有工作内容，形成了由县卫生健康局牵头负责，部门协调支持，纵横衔接，镇村上下联动的村（居）健康社会工作机制。

（二）全民参与，共建共享

广饶县公共卫生委员会的机构设置，充分吸纳了辖区内各方面的力量，最大限度地发挥村（居）民委员会、乡村医生、计生专干、网格员、党员（村民）代表、志愿者等资源优势，负责组织辖区群众开展健康讲座、爱国卫生运动、环境综合整治、居民健康管理、重点人群服务等公共卫生相关工作。计生协、民政、妇联等部门协调联动，共同推进，建立起党建引领、政府负责、社会协同、全民参与的良好格局，基层健康社会建设力量和工作推进广度、深度得到进一步加强。

（三）强化督查考核，全面促进

为充分发挥公共卫生委员会在构建健康社会中的作用，制定《广饶县村居公共卫生委员会建设长效管理工作考核办法》，对工作开展情况进行全面考核评估。通过加强公共卫生委员会机制、队伍和能力建设，提高村（居）服务基层健康社会工作的规范化、体系化和社会化水平。同时，制定《广饶县村（居）民委员会公共卫生委员会示范建设标准》，选取32个村居

开展村(居)公共卫生委员会示范建设试点,以点带面,有效带动了村(居)公共卫生委员会履职能力的整体提升,基层健康社会建设呈现出稳步提升的良好局面。

二、工作成效

(一)促进卫生健康宣传深入人心

把提升健康素养作为构建村(居)健康社会的前提,发挥宣传职能,设计发放健康教育与健康促进宣传海报、公益广告、健康知识读本、宣传折页等20余种43万余份。同时,组织镇街卫生健康从业人员、村卫生室乡医进村入户,同家庭医生签约对象面对面交流,认真讲解落实大病保险、民政救助、特殊慢性病补偿、基本公共卫生服务项目等健康惠民政策。在广播电视台、《广饶大众》设立多个专栏,开通"健康广饶"微信、微博,定期推送工作动态和健康知识,群众对卫生健康知识的知晓率和满意度大幅提升。

(二)公共卫生服务更加精准高效

县内医疗卫生机构依托基本公共卫生服务项目、疾病控制健康教育等平台,全面做好高血压、糖尿病患者和老年人等重点人群的健康教育工作。基层医疗卫生机构全部设置健康教育宣传栏,持续更新宣传版面,举办健康教育讲座1600余次,举办健康教育咨询活动100余次,服务群众2.6万人次。将全县260余支家庭医生团队融入辖区村居管理网格。

(三)爱国卫生运动深入开展

村(居)民公共卫生委员会充分发挥党组织服务群众经费、社区公益金和村级公益事业专项补助资金效能,先后组织开展了爱国卫生百日攻坚行动、城乡环境卫生整洁行动、卫生村镇创建、病媒生物防制行动和春秋季爱国卫生活动。累计动员群众40.5万人次,清运垃圾20万余吨,清理卫生死角1.5万处。

(四)基层公共卫生应急能力大幅提升

在疫情防控工作中,各村(居)公共卫生委员会广泛吸纳村居各方面力量,充实加强应急队伍,通过对重点风险地区来人摸排、密切接触者追踪管理、健康教育、心理疏导、跟踪随访服务等,联防联控措施得到有效落实,成为全县疫情防控工作中的一支重要力量。

◎健康县区建设优秀案例24

"互联网+"重塑百姓健康管理服务新模式

平阴县创新实施智慧健康工程,以信息化为支撑,以医疗机构信息互联互通为基础,以慢性病精细化管理为切入点，探索建立了“一个平台、六大应用系统”的“1＋6”居民全生命周期健康管理医防融合新模式。通过“构建一个全民健康信息平台，开发启用公共卫生管理、医疗管理、卫生协同、大数据监管、健康扶贫、居民健康六大应用系统”，依托互联共享卫生健康信息化服务体系，形成了以县级医院为枢纽，上联三甲医院，下联镇卫生院、村卫生室，专家下沉、技术下沉、服务下沉的新格局。县域内基本实现了同质化卫生健康服务，让群众在家门口享受优质、高效、便捷的医疗服务。

一、主要做法

（一）创新体制机制，全面提升保障能力

1.优化顶层设计，强化组织保障。2014年12月，出台《平阴县“三级四联”智慧医学平台建设实施方案》《平阴县智慧健康建设实施方案》，对规划“1＋6”县域卫生健康信息化建设体系作出明确要求。2019年被国家卫生健康委确定为国家级紧密型县域医共体建设试点县以来，坚持“建”与“共”并举，依托互联共享的全民健康信息平台，以居民健康为中心，建立了资源整合、协同发展、责任共担、利益共享的县域医疗卫生管理新机制。

2.加强政策支持，夯实资金保障。制定了《平阴县全面推进紧密型县域智慧医疗卫生共同体建设的实施意见》及配套文件，形成政府主导、卫健牵头、部门联合、县镇医疗机构实施的工作模式。按照“九统一、七不变”原则，2家主体医院分别成立了管理组织，与镇卫生院完成签约，医共体建设政策体系基本形成。出台各项政策夯实基层信息化支撑能力。平台建设初期，基层医疗卫生机构购买信息化设备按照1/3的比例补助资金。2019年，县政府明确村卫生室信息化运行经费纳入财政统筹，平均每个村卫生室每年给予不低于2万元的财政补助资金。同时，将各医疗卫生单位信息化投入纳入单位绩效考核工作机制，明确要求年度信息化预算支出不得低于业务收入的3％。

（二）科技赋能医疗，创建一体化信息服务体系

1.统筹布局，建设医疗数据云中心和卫生专网。投入200余万元，组建以虚拟化、云计算为核心技术的县级云中心服务器，二级以下医疗卫生机构全面取消服务器和机房，所有业务均在县数据云中心运行。中心与分中心光纤直连，确保信息互联共享，解决了基层资源匮乏、无人维护问题，降低运行成本，提升响应能力。县域统筹建卫生专网，一级以上医疗卫生机构采用数字电路，村卫生室采用虚拟专用网络（VPN），所有工作电脑互联网协议（IP）地址由县数据中心统一规划分配与管理。

2.打破信息壁垒，打造四大资源库。获取居民基本信息，生成全员人口信息库，健康数据标准化分类，存放于电子病历和电子健康档案医疗资源库；专业技术人员在县平台注册登记形成人力资源库，当基层医疗卫生单位或群众有需求时，可通过网络获取技术人员支持帮助。县域内大型设备，如MRI、高端CT等在县数据中心共享应用，基层医疗卫生可通过平台随时调用县级高端设备资源。

3.丰富场景运用，推行六大功能系统。一体化建设公共卫生管理、医疗管理、卫生协同、

大数据监管、健康扶贫、居民健康六大功能系统，涵盖基本公共卫生、重大公共卫生、妇女儿童保健、慢性病管理、临床检验、医学影像、远程会诊、家庭医生签约、健康档案调阅等领域。六大功能系统互联互通、资源共享，初步实现县域居民全生命历程、全方位健康管理。平台运行以来，已建立居民电子健康档案29.8万份，收集整理电子病历195.4万份，累计提供健康服务1.2亿次。2018年，平阴县在山东省首批以高分通过国家医疗健康信息互联互通标准化成熟度测评四级甲等评审，获评优秀案例。

（三）以人民为中心，全面提升基层卫生服务水平

1.以患者需求为导向，建构信息应用集成系统，提高诊疗服务便捷性。一是全面推行一卡通。建立身份证与医保卡互认机制，取消挂号流程，2018年升级为国家电子健康卡，实现县内及跨区域一码通。二是搭建微信健康服务平台，借助移动互联技术，建设“健康平阴”公众号服务平台。平台以县内两家二级医院为主体，纳入接诊医师350余人，居民通过平台求医问药，2021年互联网问诊量达3万余人次。线上办理电子卡、在线问诊、在线开具检验检查、缴费、报告及费用查询、缴纳住院押金等诊疗服务功能，解决了以往必须到相关门诊窗口办理业务的问题。通过手机端身份识别，为县域内居民构建全生命周期的电子健康活档案，提供慢病自我管理、健康知识宣教等便捷服务。

2.以服务基层为使命，打造县域远程协助平台，推进优质资源全面下沉一线。建设网络门诊、远程心电、远程检验检查等系统，实现上下级医生实时共享患者数据。基层医生可在线求助上级专家，居民可在线获得家庭医生或县级专家的指导帮助。县内建立居民电子健康活档案，群众就诊或接受健康服务，医生可同步查看，随时掌握管理人群外出就医、疾病和治疗情况。

3.以扶贫解困为重点，推出健康扶贫系统，助力脱贫攻坚战。贫困人口接受健康服务时，刷卡即可自动弹出扶贫标记，工作人员针对性开展先诊疗后付费、入院免收押金等服务。平台连接民政、残联、商业保险等部门，将报销政策嵌入医院即时结算系统，实现贫困人口“零”承担入院、“零”跑腿出院。2020年以来共帮扶贫困人口9万余人次，一站式结算3000余万元，贫困人口健康服务满意率达100%。

4.以强化能力为支撑，吸纳高新技术手段，提升疾病预警分析诊疗能力。一是引进智能辅助诊疗系统，提升诊疗能力。启用高血压、糖尿病辅助诊疗机器人和全科医生机器人等大数据智能系统。二是普及物联网设备，提升工作质效。基层医疗机构全面配备智能血压计、血糖仪等可穿戴设备，信息自动采集、规范上传，可自动拨打电话告知服务对象。三是推行大数据分析预警系统，掌握疾病发展趋势。通过大数据分析，自动提出重大疾病发生概率，并根据严重程度提供康复建议方案，实现对重大疾病患者的早发现、早治疗。

5.以优化服务为目标，用好医疗监管评价系统，提升群众诊疗感受。依托大数据智能分析等信息技术，提升医疗质量管理、运行指标的智能化水平。利用监管系统实时监控行业内工作人员工作规范与质量，对于出现违反医疗规范的行为系统立即提醒，从根本上改变了传统的医疗质量管理模式，变事后处理为事前预警、事中提醒，有效降低了医疗差错事故发生。

二、工作成效

平阴县“1+6”智慧健康模式的探索与推行，让“数据跑路”代替“群众跑腿”，让数据分析辅助医生诊疗，全方位提高基层卫生健康服务保障能力，群众就医问药的便利度和满意度不断提升。

（一）就医秩序日趋合理，群众看病更便捷

通过智慧医共体建设，建立上下联动工作机制，实现“基层首诊、双向转诊、急慢分治、上下联动”的分级诊疗服务，让群众享受到分级、连续、节约、高效的健康服务。2021年，全县共诊疗144万人次，开展不同形式的远程会诊、网络心电、远程检验检查、互联网问诊等达3万余人次，双向转诊3000余人次，患者平均医疗费用明显下降，实现“基层就诊率达到60%以上，95%以上的住院患者不出县”的目标。

（二）优质资源持续下沉，群众看病更放心

通过协同联动工作机制，县级医院优秀医务人员通过线上、线下途径到基层卫生院开展门诊、手术、查房、讲座等技术交流，基层卫生院医务人员通过线上求助或到县级医院培训，业务水平得到提升。2021年，主治医师级别以上业务人员下沉基层180人次，基层业务人员至少轮训一遍。

（三）医防融合协同发展，群众看病更满意

临床医疗和公共卫生信息系统完全融合，实现医疗对公共卫生服务的支撑，防治结合紧密，医防深度融合，全县居民电子健康档案管理老年人、高血压患者等重点人群10万人。

（四）合理控费效果显著，患者看病更实惠

县级医院优势医疗资源下沉，一些急难症患者在“家门口”就能享受到县级医院专家线上、线下的有效诊治，还能享受基层医院医疗服务价格及更高的报销比例，从而减轻了群众就医负担。

◎健康县区建设优秀案例25

“泉引桥”在行动，构建全面健康育人“立交桥”

习近平总书记强调：“没有全民健康，就没有全面小康。”[①]健康是人类永恒的追求，连着千家万户的幸福，关系国家和民族的未来。儿童青少年又是祖国的未来和希望，密切关注儿

① 霍小光，王骏勇，兰红光，等.习近平在江苏调研时强调：主动把握和积极适应经济发展新常态 推动改革开放和现代化建设迈上新台阶[N].人民日报，2014-12-15(1).

童青少年健康成长是我们义不容辞的责任和义务。2021年以来，济南市长清区在省级健康区建设过程中，开拓创新，主动作为，严抓落实，在区委、区政府的坚强领导下，区教育局积极探索健康传播新途径，开展“泉引桥”工程，助力健康长清建设。“泉引桥”，指的是基础教育从幼儿园到高中的全学段衔接，包含幼儿园小学衔接、小学初中衔接、初中高中衔接。“泉引桥”工程，其中“泉”字取自济南别称“泉城”，与教育乃立德树人“源头活水”之意相合；“引桥”取自中共中央办公厅、国务院办公厅印发的《加快推进教育现代化实施方案（2018—2022年）》中“搭建沟通各级各类教育、衔接多种学习成果的全民终身学习立交桥”，意在关注儿童青少年健康发展的连续性、知识的渐进性和环境的统一性，聚焦不同学段之间的科学衔接，搭“引桥”，缓“坡度”，助力身心平稳“过渡”。

一、主要做法

（一）全域推进，强化顶层设计，建好全面健康育人“立交桥”

发布《“泉引桥”工程实施方案》，全区60多位学校代表参加，“幼小衔接”典型学校代表现场分享，举行基础教育全学段衔接“泉引桥”工程启动仪式，在与会领导的共同见证下，启动具有长清健康教育特色的“泉引桥”工程。

各学校闻令而动，迅速落实，从思想重视，重构衔接机制；优化队伍，更新衔接理念；建构课程，破解衔接难题；创新活动，增强衔接实效；推进合作，保障衔接运行五个方面深度探索“泉引桥”工作的路径和方法，确立“一校一案”，优化完善全学段衔接健康教育体系。

（二）全员参与，强化思想引领，建好全面健康育人“智慧桥”

孩子有了归属感，才能认真学习、快乐成长。在长清，帮新生找到“家”的感觉是头等大事。各学校把全学段健康教育衔接作为工作重要内容，积极组织开展针对性教师培训与研讨，建立学段互通、内容接续的教研机制。成立学段衔接共同体，对重难点问题进行综合攻坚，对学段交叉问题探索解决方案，及时解决教育衔接中的突出问题。

长清区石麟小学组建健康教育衔接讲师团，结合学龄前学生的身心发展特点，通过尝试学习、亲子阅读、互动游戏、手工制作、常识了解等健康方式宣讲幼小衔接健康理念。组建健康成长评价团队，通过争章、集赞等评价方式让学生在寓教于乐中减缓入学压力，对学校充满期待与向往。组建健康教育课程研发团队，开发入学适应性课程。即“水滴答答·遇见”课程，围绕“见·校园”“见·班级”“见·伙伴”“见·自己”“见·美好”五个维度，通过多种形式，培养学生良好习惯，保证学生的身心健康。

长清区平安中心小学重视“泉引桥”精准教研，在广泛调查研究的基础上，厘清现阶段一年级新生及家长的现实健康需求，谋篇布局做实顶层规划、用活教研提升工作效能。以“小种子”课程为带动，推动幼小衔接的科学进阶。从契合学生身心发展规律、符合学生兴趣爱好出发，精心设计了“五个一”内容，为孩子种下阳光、阅读、运动、习惯、游戏的种子，涵盖德智体美劳全面发展的育人架构，科学且实用。

长清区大学城实验学校以学校“做完整人教育”办学目标为基础，多次召开“泉引桥”专题研讨会，就“七年级新生入学泉引桥课程”实施和评价、七年级学生行为习惯等生活指导、“幼小初高行为习惯养成教育引桥课程”方案等进行线上、线下研讨。充分利用大学城教育资源，与高校开展“思政课程一体化建设”研讨，召开“海洋文化教育泉引桥课程专题研讨会”，探寻特色化衔接路径。

长清区第二初级中学与济南幼高专常春藤幼儿园、济南幼高专常春藤附小成立了常春藤社区基础教育学校联盟。学校各学科教研组积极开展研讨活动，确定“整体推进全学段、全课程、跨学科项目化学习”教研思路，用参与、体验、合作等自主多元式的新型学习方式不断增强衔接的原生力。

长清中学特邀山东师范大学开展了“泉引桥”生涯规划讲座，助力学生规划精彩人生；开展“提升凝聚力，锻造好班风”团建活动，让学生在团建中形成共识，凝聚力量；九大学科名师团队对高一新生进行了各学科学法指导，助力学生适应高中学习节奏；邀请优秀毕业学子到校，为师弟师妹们答疑解惑，提供咨询服务，分享高中学习经验及大学志愿填报相关事项，确保衔接工作起好步、开好局。

（三）全段衔接，强化课程推进，建好全面健康育人“成长桥”

长清区聚焦身心、生活、学习和社会四个维度，从升学准备与入学适应两个方面，科学做好统筹规划设计。通过上下学段学校联合开展引桥课程、编制入学指导手册、新生入学指南等，全面开展健康教育衔接，全力助推学段过渡。

“成长是缓缓流淌的溪流。悄然地，我们就长大了。”学校为每位学生量身定做了精美的礼物——“最美的季节‘玉’见最棒的你”一年级入学适应课程：最美“玉”见、“玉”你共成长、“玉”树临风、珠规“玉”矩、“玉”润冰清。五个主题，五种关心，陪伴孩子，关爱孩子，一步一个脚印做实做好“玉”美入学课程，让每一个孩子都能健康走好关键一步。

（四）全程体验，强化活动赋能，建好全面健康育人“幸福桥”

学长陪伴入校、校园氛围引领、课程激发兴趣……为了全面关心学生的成长需求与个性差异，活动就成为全学段教育衔接的关键载体，在深度分析各学段教育衔接的具体需求、关键内容、重点节点、突出问题的前提下，长清区各学校注重适度放慢节奏、增进双向奔赴、拓展优质资源、享受成长过程，为孩子营建更加健康、更加科学、更加适宜、更加多彩的教育氛围。

在小学，高年级的小学长牵着一年级新生的小手，参观新校园、认识新老师、体验新课堂、结交新朋友、打卡新座位……成长的桥梁在互动中构建，幸福的成长在探索中发生。少先队的大哥哥、大姐姐细心引导，耐心帮助，引领新同学一起学习“凤凰十三礼”。新同学通过学礼、明礼、守礼，提升文明素养，打开全新视野。

在中学，学校重点关注各年级衔接工作持续推进。一方面关注学生学习衔接，通过学法指导和预习习惯两个渠道激发学习兴趣，提升学习品质。另一方面开展生活化适应，积极开展无人机社团、人工智能社团、STEM(科学、技术、工程和数学教育)社团等，面向全体学生进行宣传推广，为学生的学习与生活增添乐趣。

(五)全力合作,强化家校协同,建好全面健康育人"连心桥"

除了学校的努力,好的衔接也离不开家校共育的助力。各学校以全面提升学生成长的适应性和进阶性为重点,家校形成合力,师生家长同心,研究细节,创新做法,聚焦教育衔接热点难点,研讨教育衔接策略,指导家长了解各学段健康教育衔接的特点和教育建议,制订有针对性的家校共育方案,理性规划孩子未来发展路径。

编制并发放《新生入学指导手册》《家校牵手助力成长手册》,组建家长委员会,指导学生家庭生活(学习、安全、健康生活等)。召开家长会,进行家访,携手开展新生入学前常规教育、入学适应性教育、青春期心理健康教育,为家长提供好方法,为学生营造健康的好环境,为学校打造好生态。

二、工作成效

长清区以落实"泉引桥"工程为契机,深化健康教育变革,从幼小衔接、小初衔接、初高衔接三个维度,本着"对症下药"的原则,加强学校与教师在身心准备与适应、生活准备与适应、社会准备与适应、学习准备与适应四类"常见症状"作出合理化、场景式、精准化的修整,把健康融入"教育"体系,使学生们在生活习惯、卫生习惯、阅读习惯、健身习惯等方面养成了规则意识、公德意识、家国情怀,增强学生们的身心健康。助推品质提升,立足学生身心健康发展,优化健康教育环境,致力于规范衔接、科学衔接、精准衔接、品质衔接,努力构建全面健康育人的"立交桥",递交长清健康教育的"新答卷"。

◎健康县区建设优秀案例26

优化健康服务,护佑百姓健康

人民健康是民族昌盛和国家富强的重要标志。近年来,莒南县坚持以习近平新时代中国特色社会主义思想为指导,深入贯彻落实新时代党的卫生与健康工作方针,牢固树立"大卫生、大健康"理念,大力实施"将健康融入所有政策"策略,不断优化健康服务,推进医防融合全周期健康管理,持续改善居民健康状况,加快健康莒南建设高质量发展。

莒南县现有县直医疗机构3处,疾病预防控制机构1处,乡镇卫生院17处,社区卫生服务中心1处,一级及以上民营医疗机构15处,村卫生室597处。截至2021年年底,全县医疗机构实有床位数6097张,执业(助理)医师2170人,注册护士2296人,乡村医生1044名,公共卫生人员640人。通过建立县、镇、村三级卫生网络,能够为全县人民群众提供全生命周期卫生健康服务。

一、主要做法

(一)深入推进疾控筑基提升工程

一是推广儿童青少年近视防控适宜技术。开展全国第二批儿童青少年近视防控适宜技术试点县工作,实施近视防控教育教学改革和近视防控效果监测、儿童青少年近视筛查和健康管理、近视防控健康服务能力建设、近视防控健康教育工作,为探索儿童青少年近视防控提供重要参考依据。

二是强化卫生应急处置能力。建立县、乡、村三级疾病预防控制网络,加强突发公共卫生事件动态监测预警,提升基层医疗卫生机构传染病防治和应急处置能力。

三是做好食源性疾病监测。构建起以政府为主导,疾控机构为核心,镇街卫生院为枢纽,社区(村)卫生室为网底的"县、乡、村一体化"食源性疾病监测工作体系。

四是规范设置预防接种门诊。建设数字化预防接种门诊21处,覆盖率为100%;建设智慧化预防接种门诊9处,覆盖率为42.9%。

五是推进"三高共管、六病同防"。建立"三高、六病"三级协同、医防融合的一体化服务体系,建立县、乡、村互联互通信息化平台,实现"三高患者"健康信息共享、远程协同会诊、智慧化随访、健康档案向居民开放等功能。

六是加强社会心理服务体系建设。成立莒南心理卫生协会,开通24小时心理服务热线,在各乡镇卫生院、村居社区设置心理咨询室,为群众提供线上、线下心理健康教育、心理评估和咨询服务。

(二)大力开展健康素养提升行动

一是成立"莒南县健康素养大提升"行动工作领导小组,印发《健康素养大提升行动工作方案》,明确工作职责任务。

二是建立健康科普专家库,借助新闻媒体、微博微信、网络组织专家宣讲;依托"世界无烟日""高血压日""艾滋病日"等卫生日,开展"五进"宣传活动。

三是制定《"科普专家走基层"挂图作战计划表》,明确时间节点、活动主题、活动形式,营造良好的社会氛围。

四是将健康教育工作纳入医疗卫生机构绩效考核,医务工作者在预防、治疗、康复等服务中向患者普及健康知识和技能,倡导科学防疫、合理膳食、适量运动等健康生活方式。

五是打造健康教育基地特色亮点,近视防控、应急救护健康教育基地获批省级健康教育基地,每年为1万余名群众提供健康科普知识、健康自测自评等沉浸式体验,真正将健康教育基地打造成为群众接受健康教育、提升健康素养的主要阵地。

(三)建立健康细胞建设长效管理机制

一是坚持"党委领导、政府主导、部门协作、专业指导、全社会参与"的原则,将健康细胞建设纳入全县经济社会发展规划,成立县委书记、县长为双组长的领导小组,研究制订健康细胞建设工作方案,定期召开成员单位联席会议,推动健康细胞建设有序推进。二是始终把握“健康细胞建设是促使人们提高、维护和改善他们自身健康的过程,是为人民群众提供全生命周期卫生与健康服务”这条目标主线,通过健全政策、改善环境、强化服务、宣传教育、公众参与等措施分类推进健康细胞建设。三是建设单位因地制宜、发挥特色优势、创新性开展健康细胞建设,将健康教育贯穿建设全过程,促使人们自愿改变不良的健康行为,消除或减少影响健康的危险因素,不断提升人民群众的健康水平。四是对全县已建成的376处健康细胞进行动态评估,完善全程管理,不断巩固提升建设成效,形成健康细胞建设发展长效工作机制。加大对典型案例的宣传推广,发挥示范带动作用,引导全社会广泛关注、共同推动健康细胞建设。

(四)切实提升中医药服务质量

构建“专科+专病集群”点面结合、全专互补的中医医联体新模式,深入推进“五个全科化”建设工作。县中医医院骨伤科、脾胃病科和脑病科加入齐鲁中医药优势专科集群。建设智慧中药房,探索推行“三免费”服务,打造特色诊疗区;组织参加“西医学中医”培训,促进中西医跨界融合,壮大中医人才队伍。

二、工作成效

(一)医疗服务能力显著提升

县人民医院新院区全面开诊,极大地改善了老百姓的就医条件。医共体建设深入推进,全县公立医疗机构打造了“1+N”模式,构建了县级强、镇级活、村级稳、上下联、信息通的整合性医疗服务体系。

(二)基层医疗卫生实现高质量发展

5家基层医疗卫生机构通过国家“优质服务基层行”推荐标准,13家基层医疗机构通过国家基本标准,2家基层医疗机构创建为社区医院,3家基层医疗机构通过二级综合医院评审。全县597处村卫生室标准化建设率达到100%,创建省级标准村卫生室7处、市级标准村卫生室41处、县级281处,中心村卫生室11处(配备血液分析仪、除颤仪和心电图机等设备)。

(三)特色中医药服务体系逐步建立健全

成立了“莒南县中医药医共体”,建成18处乡镇卫生院、社区卫生服务中心中医馆(国医堂)和148处中医药特色村卫生室,中医药适宜技术推广覆盖县乡村三级医疗机构。县中医医院徐明堂工作室顺利通过全国基层名老中医药专家传承工作室省级验收,莒南县被命名为“全国基层中医药工作先进单位”。

(四)居民健康素养水平逐年提高

初步形成了以行业为载体、以社区为基础的条块结合、专业保障、群众受益的健康教育与健康促进工作格局，全县居民健康素养水平逐年提升。

莒南县将继续以服务人民健康为己任，推进医防融合全周期健康管理，不断提升卫生健康服务能力和水平，保障群众健康需求，为健康山东建设贡献莒南力量。

◎健康县区建设优秀案例27

推窗见绿，开门进园，城市公园健身系统扮靓健康西海岸

西海岸新区围绕"健康西海岸"建设，坚持"大卫生、大健康、健康优先"的发展理念，积极落实习近平总书记"绿水青山就是金山银山"[①]理论，坚持创新、协调、绿色、开放、共享的新发展理念和"以人民为中心"思想，以生态文明建设要求为指引，着力开展城市绿色生态空间规划建设，实现绿色发展，持续改善生态环境，以提升城市品质为目标，以"公园＋""绿道＋"为统领，以绿化为民、绿化惠民为根本宗旨，坚持绿地总量增加和现有绿地充分利用改造并举，全面精准实施"将健康融入所有政策"策略，大力开展健康知识宣传和健康场所建设，各单位、各部门履职尽责、多措并举加强健康环境建设，匠心打造"14处健康山头公园""N处市民口袋公园""10处城市健康林荫廊道"，为美丽乡村建设、居民休闲运动、旅游、城市营商创造了健康安全、舒适方便的休闲健身场所和健康宜居环境，切实提高了人民群众福祉。"14＋N＋10"城市健身公园系统将成为城市新的名片和新的生活动态，为健康城市建设增添了新的亮点。

一、主要做法

(一)匠心打造14处健康主题山头公园

坚持"保护优先、突出特色、便民利民、建管结合"原则，投资3亿元建设北海公园、花科子山、峄山等14处山头公园，实现5～15分钟步行休闲健身生活圈，满足附近的居住区、办公区和商业区各类不同人群健身活动需求，实现休闲游憩、运动健身、生态保护、教化训育为一体的城市健康山体公园，不断提升市民的绿色获得感和幸福感。其中，徐山健康主题公园绿树成荫，公园内还拥有国家级的齐长城遗址及徐福石屋两处文物保护单位，公园结合文物古迹彰显历史文化特色；花科子山公园以"红石榴"为主题，将风景怡人的自然风光与丰富淳厚的民族文化融为一体，绘制了一幅"中华民族一家亲，同心共筑中国梦"的美好画卷；双珠公园、北海公园根据区域属性，拆除围墙，增设出入口，增加篮球场、足球场、记忆盒子、儿童乐

---

① 汪晓东，张炜，王玉琳：实现中华民族伟大复兴中国梦的关键一步——习近平总书记关于全面建成小康社会重要论述综述[N].人民日报，2021－07－31(1).

园、宠萌乐园、健身广场、绿道等,极大地拓展了市民休闲活动空间。改造后的双珠公园和北海公园,每天接纳市民5000人以上,真正成为市民家门口的运动健身公园。

(二)多样化打造N处市民家门口的休憩健身场所之口袋公园

"口袋公园"是城市空间"微更新"项目中的一个重要内容,主要利用城市拆迁腾退地、边角地、废弃地和闲置地,建设开放式的公共空间。通过"整治增绿""见缝插绿""增设微广场"等措施,按照"300米见绿,500米见园"的布局要求,超前谋划、科学选址,结合环境整治、生态治理等充分融入"以人为本""无障碍"的设计理念,打造具有健身休憩交往功能的城市口袋公园,不断满足市民就近游园健身需求。截至2022年,全区共建设58处口袋公园,让居民能"推窗见绿、开门见园",持续提升市民的幸福感和获得感。

(三)建设完善10处城市健康林荫廊道

健康林荫廊道作为青岛西海岸新区一张有生命力的生态名片,在城市中发挥着重要的生态景观功能,在公园城市大背景下,在老城区实施打造城市林荫廊道"最后一公里"林荫工程,新区总投资0.63亿元建设长江路、双珠公园、204国道、健康步道、风河南路等10处健康林荫廊道。建设中充分对道路沿线行道树、绿化带、休闲活动场地、游园路、儿童活动场地、健身场地、公共服务设施等元素进行组合串联,推进"一路一树"建设,精选各类色叶树种,营造绿彩相融、花色相间的"一街一景"的格局,因地制宜打开封闭的景观绿地,设置步道、座椅、活动场地等,形成体系完善的林荫廊道系统,激发出城市新的活力,勾勒出城市慢行系统框架。

二、工作成效

西海岸新区已形成"14+N+10"城市健身公园系统城市新名片、生活新动态,让新区市民"推窗见绿、开门见园",为健康城市建设增添了新的亮点,实现了300米见绿、500米见园,实现了5~15分钟步行休闲健身生活圈,将新区市民的生活、健身、休闲、娱乐相结合,形成西海岸新区特色的市民"随处健康休闲生活圈"。通过健康林荫廊道、游步道建设、休闲空间改造和行道树补植、立体绿化、拆墙透绿等措施提升公交站、地铁站至居民小区的慢行绿荫率,提升市民绿色获得感,激发市民绿色、健康、环保出行的兴趣,乘坐公交线路,从小区到公交站点的这一段路线改造成林荫路,更加方便市民的出行。

提升后的系列健康主题公园每天接纳市民5000人以上,真正成为市民家门口的运动健身公园。健康主题公园、山头公园、口袋公园、林荫廊道,为新区居民提供了层层叠叠的绿、丰富多彩的休闲生活和实用的健康知识,极大地提高了市民参与运动和健身的热情,提升了新区软实力。"栽下梧桐树,引得凤凰来",公园化的城市新貌,也为新区的营商带来了商机和活力,一个又一个的健康产业重点项目纷至沓来,总投资1206亿元,48个重点项目在新区签约;东亚黄岛论坛、全球健康大会暨博鳌论坛、青岛国际啤酒节、音乐节等大型活动项目永久落户;半岛区域医疗中心强势崛起,新区居民人均期望寿命达到81.57岁,处于省内领先水平，居民健康素养水平逐年提升。

◎健康县区建设优秀案例28

践行绿色发展理念，建设品质健康之城

邹平在西汉置县，是齐鲁上九县之一，先后涌现出伏生、刘徽、范仲淹等一批历史文化名人。邹平拥有"中国棉纺织名城""中国糖都""中国玉米油之乡""国家高端铝材高新技术产业化基地""国家新型工业化产业示范基地"5张国家级产业名片，是山东省首批工业十强县，连续19年入选全国综合实力百强县。近年来，邹平市市委、市政府认真贯彻习近平总书记关于健康中国建设的重要论述，落实新时代卫生与健康工作方针，把"健康邹平"建设上升为全市战略。坚持政府主导、部门协同、社会参与、共建共享，全面推进健康乡镇、健康机关、健康社区等健康细胞示范建设。统筹协调农业、水利、城建、生态环保等单位开展跨部门健康促进行动，通过加强环境卫生基础设施建设，构建公共安全保障体系等工作，共同应对和解决影响群众健康的主要问题，实现了由工业城市向绿色之城、健康之城的蝶变。先后荣获国家卫生城市、国家园林城市、全国村庄清洁行动先进县、中国乡村振兴百佳示范县市、全国卫生系统先进集体、全国计划生育优质服务先进县、全国农村中医药工作先进单位、山东省慢病防治示范县、山东省全民健身活动先进单位、山东省健康促进示范县等省级以上荣誉称号。

一、主要做法

（一）将中医药文化融入健康细胞建设的全过程

一是健康环境广覆盖，将健康公园装进群众口袋。①优化健身设施布局，提升环境维度。实施城市品质提升三年行动，完成园林绿化项目8项，新增城市绿道3公里，新增绿地1.24万平方米，新建口袋公园31处，在建设过程中融入中医药健康文化，让群众"推窗见绿景、出门即进园、随时享健康"。②加强公共体育服务，补齐民生维度。在健身器村级（社区）覆盖率达100%的基础上，分批实施健身设施提档升级工程，配发象棋桌、乒乓球桌等器材1610件，覆盖200个行政村和30个社区；建成"百姓健身屋"18处；投资80万元打造全民健身智慧服务平台；1122处健身场地器材实现"一键报修"功能；20处学校体育设施免费对外开放，人均体育场地面积达到2.35平方米。③丰富赛事活动内容，创建品牌维度。广泛开展全民健身活动，先后举办"沿着黄河去码头"全国半程马拉松赛、全国体教融合业余青少年水球锦标赛预赛、第七届中国旅游城市体育舞蹈全国邀请赛以及山东省门球争霸赛、万人骑行大赛、万人健身操比赛等赛事活动，每年举办各类群众性体育活动近千场次，经常参加体育锻炼人口占比达43.5%。

二是健康文化亮品牌，把传统中医融入学校课堂。①培育中医药“文化之美”。积极打造中医药文化进校园示范单位，全市共建设县级示范单位23处，省级示范单位2处。每个学校拥有一名健康副校长、一本中医药文化校园读本、一个中药园圃、一批中医药课教师等，将中医药文化引入健康学校建设。②体验中医药“智慧之美”。在全市所有中小学开展梁邹中药图谱、耳豆压穴预防近视、中医药预防脊柱侧弯等科普讲座750场次，开展“鲁十味”药材辨识、邹平道地药材采摘、中药标本制作等社会实践活动1600场次，参与人数达1.8万人次。③传承民族传统体育“精气之美”。35所中小学将太极拳、武术、射艺等传统技艺融入学校阳光课堂，开展八段锦、五禽戏、毽球比赛等50场次，参与人数达1.2万人次。

三是健康网络再优化，让健康理念飞进18万家庭。①健康宣教活动广泛开展。分别拥有滨州市级、邹平市级科普专家59名、100名，每年开展各类宣讲活动1900余场，受益人群达到23万人次；投资800余万元打造健康教育基地5处，年接待2.5万人次；医疗机构普遍建设“三高之家”、健康小屋，建立健康积分管理机制，凭积分可兑换艾灸体验、香囊等健康礼品。②健康宣教平台多方联动。声、屏、报、网、线下联动，在公园、街道等地高标准设置238个大型健康教育宣传栏，在邹平电视台每年播出《健康新视野》电视栏目50期，在《今日邹平》报纸每年刊发健康专版25个，在“健康邹平”微信、微博等官方平台每年发布健康信息800余条，每年印发各类健康资料100万份，全面提高社会公众的知晓率和参与率。③健康宣教品牌广泛建立。积极构建品牌宣教大格局，特色健康宣教品牌层出不穷，市人民医院《医心为民》健康大讲堂邀请各科类专家定期在线直播；市中医院扁鹊志愿服务队每月为社区开展两场“中医健康大讲座”活动；市中心医院“健康夜市移动列车”开进社区、企业、广场，为群众提供面对面服务；各级计生协组织开展家庭健康大讲堂，满足育龄群众对优生优育和家庭健康的多层次需求。

（二）将健康理念融入医药产业发展全过程

一是中药种植赋能乡村。邹平市地理位置独特，南山，北水，中平原，拥有地域性中药材1272种，110种药食同源中药中的21种，山东省“鲁十味”道地药材中的4味。全市12个镇街种植中药材1.2万亩，年产值达到1.3亿元。组织中药专家走进镇（街）特色农产品产地，挖掘红芽香椿、长山山药、台子无花果等本土农产品的食用、药用功能价值，赋能“药用健康”附加值提高农产品竞争力。

二是健康食品销往全国。邹平作为中国玉米油之乡、中国糖都，依托玉米深加工全产业链优势，致力于满足人民群众健康食品需要，形成了以邹平西王集团玉米胚芽油为代表的高端健康食用油产品链，以西王食用和药用葡萄糖、结晶果糖为代表的糖产业链和以邹平三星集团的长寿花零反式脂肪高养玉米油产业链，为全国百姓提供健康的“糖罐子”“油瓶子”。

三是绿色面料走向世界。作为有全球影响力的棉纺织企业，山东魏桥创业集团全面践行“科技、时尚、绿色”的发展理念，重点发展对环境和人体健康无害或危害小、资源能源消耗少、品质高的绿色纤维、非棉类产品和抗菌防护、健康环保、特殊纤维产品。“魏桥”牌产品以其档次高、质量好、规格全的优势，覆盖欧、美、日、韩、东南亚等70多个国家和地区。

二、工作成效

（一）健康城市建设水平逐步提升，健康县区建设的微观基础逐渐夯实

截至2022年底，邹平市已创建健康乡镇、健康社区（村）、健康学校等健康细胞582个，形成5个健康主题公园为核心、18个百姓健身屋为基础、31个口袋公园为支撑、700余公里健身步道为连线、400多处小区健身苑点为补充、858个行政村健身广场设施及健康教育宣传栏全覆盖的“10分钟健康健身圈”，为建设现代化富强文明新邹平筑牢坚实的健康根基。

（二）让健康理念覆盖医药产业，助推企业蓬勃发展

让厚重的城市底蕴和经济基础焕发绿色健康活力，以绿色理念引领产业结构调整均衡化、合理化，形成节约资源和保护环境的空间格局，进一步提升环境品质，让城市功能更齐全。

◎健康县区建设优秀案例29

突出城乡环卫一体化建设，实现全域健康环境共建共享

新泰市辖20个乡镇街道、867个行政村（居），大部分社区（村）环卫问题较为突出。一是环卫工作相对薄弱，环境卫生脏乱差现象有待改善，无害化处理率低，城乡环境差距较大。二是环卫基础设施落后，机械化封闭式收集储运水平低，垃圾清运不及时。三是垃圾处理设施建设滞后，生活垃圾大都采用露天堆放和简易填埋处理，无害化处理水平不高。四是环卫行业发展机制不活，后劲不足，环卫有偿服务制度得不到落实。

一、主要做法

新泰市始终将城乡环卫一体化作为助力乡村振兴、改善人居环境、建设生态宜居美丽乡村的民心工程，创新城乡环卫一体化运行机制，走出了一条特色化的城乡环卫一体化统管统运道路，村容村貌明显改善，城乡环卫一体化工作走在了全省前列。

（一）深化环卫管理体制

为了改变过去各乡镇街道环境卫生管理各自为政的局面，从管理体制改革创新入手，不

断深化环卫体制改革，将全市城乡环境卫生监督检查和管理职责交由新泰市环境卫生管理中心承担，由新泰市环境卫生管理中心统一管理城乡环卫工作，形成了大环卫格局，树立起了全市环卫管理一盘棋的思想。

（二）完善环卫基础设施

为了解决农村环卫设施设备老旧、不足问题，加大投入，更新一批环卫设施。自2019年以来，市财政累计投资2600余万元，分期分批为各乡镇街道配套更新6方垃圾压缩车49辆、12方压缩车5辆、3方小勾臂车22辆，新增垃圾桶7000余个，配置到各乡镇街道和村庄，解决了垃圾车老旧、进村通行不便、垃圾箱破损严重的问题。同时，为了进一步加强对农村生活垃圾的控制和资源化利用，根据乡镇垃圾产生量和运输距离，合理布局、统筹建设乡镇垃圾压缩中转站，投资2000余万元，新建日转运能力60～80吨的垃圾压缩中转站5座，实现了全市所有镇村生活垃圾收转运的全辐射。

（三）健全镇村垃圾收转运体系

为了改变过去镇街垃圾清运承包监管不到位或自主运行积极性不高等问题，将全市所有镇村的生活垃圾交由市环境卫生管理中心统一清运，变原来的“户集、村收、镇运、市处理”模式为“户集、村收、市清运处理”。同时，将乡镇生活垃圾清运车辆安装全球定位系统（GPS），纳入数字环卫管理，打破乡镇街道区域行政界限，建立起了更加高效、更加完善的农村生活垃圾收集运输处理运行机制。

（四）提升镇村保洁能力

为了提高镇村保洁及垃圾收集能力，建立起乡镇、管区、村庄、保洁员四级网格化管理模式，即各个乡镇街道为一级网格，乡镇街道所辖的每个管区为二级网格，每个村庄为三级网格，各个村庄保洁员为四级网格，全面建立起全市统一的城乡环卫一体化管理新格局。通过网格化管理，实现镇村保洁工作的标准化、规范化、精细化和科学化。

二、工作成效

新泰市自2011年启动城乡环卫一体化工作，实行城乡环卫一体化统管统运模式，构建起了城乡统筹、服务均衡、经济适用、安全可靠、科学高效的大环卫格局，农村生活垃圾治理成效显著，村容村貌明显改善，持续有力地推动了人居环境整治和“美丽庭院”建设，先后建设省、市、县三级美丽乡村示范村542个，覆盖率达60%以上。在2019年乡村振兴战略考核群众满意度调查中，城乡环卫一体化总体满意率达96.3%，在所有民调项目中满意度最高；2020年，新泰市的城乡环卫一体化工作受到了全省城乡环卫一体化工作联席会议办公室的通报表扬，评为“全省城乡生活垃圾分类示范县”；2021年，城乡环卫一体化统管统运模式入选“2021年度中国城市环境卫生协会城乡环卫一体化典型案例”，新泰市荣获山东省适宜人居环境奖。

◎健康县区建设优秀案例30

突出全民信息化平台建设，实现全域健康信息互联互通

新泰市共有各级各类医疗卫生机构1022家，在信息化建设方面，存在缺乏统一规划、发展不平衡，公共卫生、卫生监督、医疗服务、卫生管理等领域多头采集、多系统共同运行等问题，难以实现互联互通、业务协同和信息共享。群众看病就医存在“一院一卡、重复发卡、互不通用”，健康和就诊信息无法查询，检查结果无法互认，远程诊疗实施困难等难点堵点。各医院存在就诊、报销、健康信息上传、家庭医生签约等多套系统，操作复杂、运营成本高。

一、主要做法

新泰市着力于构建基于数据互通共享的医共体信息化体系，实现居民医疗信息在不同的医疗机构间的共享和利用。

（一）坚持自上而下建设，高起点规划

2018年，学习借鉴外地先进经验，通过对智慧城市建设、区域医疗信息化建设的相关政策、趋势进行深度分析研判，本着降低成本、优化功能、互联共享的原则，超前谋划，与建设银行、联通公司、北大医疗拓展合作，投资2200万元，按照先数据后应用、分步实施的建设思路，共同建设新泰市全民健康信息化平台。

（二）坚持自下而上整合，全方位覆盖

项目超前规划，整合业务，建设一个平台和四大云服务，平台包括健康档案库、电子病历库、全员人口库和卫生资源库；云服务包括“医疗云”（基层医疗以及协同医疗）、“健康管理云”（基本公共卫生服务系统以及家庭医生签约服务系统）、“综合管理云”（卫生监管）、“公众云”（提供公众需要的预约诊疗服务、个人健康信息查询等服务）。目前，已整合和上线使用基层医疗信息系统（HIS）、基本公共卫生管理系统、家庭医生签约服务系统、家庭医生随访系统、临床数据管理中心（CDR）、电子健康卡平台、公卫医疗数据互联互通、数据综合管理系统、远程影像中心、“三高六病”管理系统及各类接口对接，覆盖辖区所有医疗机构。

（三）坚持上下贯通融合，多层次服务

实现县域内各级医疗机构的临床数据的实时互通和电子病历共享，社区医生在患者授权后调取上级医院就诊电子病历，上级医院也可以调取患者在下级医院的就诊电子病历，查

询患者历次就诊的病历资料，内容具体包括患者基本信息、病程记录、检查检验结果、医嘱、手术记录、护理记录等全量医疗数据。构建起统一规范、高标准电子病历等级的医疗、公卫协同一体的基层信息化体系，实现与基本公共卫生服务平台、三高六病平台、家庭医生服务平台、分级诊疗体系、区域医疗医技协同的深度一体化融合。搭建起以双向转诊、影像中心、远程会诊、检验中心、心电中心等区域协同服务应用，实现分级诊疗和基于患者流向的业务协同平台，在市直医院和基层医疗机构之间建立新型的协作模式，打破各级医疗机构之间的壁垒，实现各级医疗机构之间的资源共享与协作，为居民提供一站式、连续性的医疗服务，优化资源配置，减少重复检验检查，降低患者医疗费用。

二、工作成效

新泰市建成了覆盖市、乡、村三级的医疗数据平台，电子健康档案建档人员超过120万人，累计服务患者3531万人次，为新泰市7000余名医护人员提供了有效的业务支撑，累计收集医疗数据量已超过10亿条。通过远程影像中心、区域检验中心、临床数据中心、“三高六病”管理系统、电子签名、预约挂号等平台建设，实现群众“健康信息一张网、看病就医一卡通”。同时，卫生健康行政部门可实时动态掌握各医院医疗业务数据，为全面科学管理和决策提供保障。下一步，在不断充实完善平台功能的基础上，将继续加强以大数据为核心的新泰市健康大脑建设，开展诸如疾病动态预警、家庭医生流程再造、个人健康状况画像分析、患者健康干预管理、智慧医养等一系列细分领域应用。

◎健康县区建设优秀案例31

突出全民公共服务体系建设，
实现全域健身共创共融

近年来，随着体育运动的发展和对生活品质的追求，越来越多的群众开始关注自身健康，但受城乡二元发展模式惯性影响，农村地区的全民运动发展与群众需求还有一定差距：健身场所不足，尤其缺乏青少年儿童活动场地，室内活动场地配置较少；多数健身设施以简单的机械健身设施为主，且陈年老旧，利用率低；缺乏专业的健身锻炼指导员，群众盲目运动、不科学不规范运动现象仍较为普遍；缺乏活力和吸引力，从而失去了对主动健身的信心。

一、主要做法

新泰市着力构建市、镇、村“三级”纵连横接，场地设施项目“三位一体”，社会协会互补相

辅的全民健身公共服务体系。

(一)推进体育场所建设,确保健身有去处

近年来,新泰市累计投资7亿多元,高标准建成体育公园、清音公园、滨湖广场等综合性健康场所,社会足球场14块、拼装式游泳池3处,建成17公里的泰山百合园健身步道、泰安首个仿真冰场、省内首条智能健身步道,利用金边银角在城区开辟健身场所104处;充分利用中央、省、市级体彩公益金,先后在农村地区高标准新建改扩建文化健身场所902处,设立全民健身站点1027个,配齐配全健身设施,为全市19个乡镇街道敬老院改善健身器材配套设施。市级层面出台政策,节假日期间,鼓励中小学、企事业单位内体育健身场所免费向社会开放,增加高标准、规范化体育运动场所307处;鼓励社会活动和企业成功人士回乡投资兴办文体场所,为家乡人民“送健康”,不断提升农村地区体育健康服务供给,基本解决了“健身去哪儿”问题。

(二)搭建体育组织平台,确保健身有指导

推动体育社会组织向乡镇街道、村社区延伸,建立起以市体育总会为龙头、单项协会为纽带、村社区组织为根基的体育社会组织“三级”体系。目前,已发展市级单项体育协会和民办非营利性体育组织32个、俱乐部22个,全市所有乡镇街道全部成立体育总会,成立村级体育总会499个、老年人体育协会576个。遴选体育健身社会组织骨干成员,累计培养培训专兼职社会体育指导员1467名,社会体育指导员队伍进一步壮大。今年以来,全民健身志愿服务晚练指导98天,约5900人次参加;2处群众健身站点,因常年开展健身指导服务,被山东省体育局评为省级优秀健身站点。

(三)丰富健身活动供给,确保人人能参与

以文化提炼品牌,以体育打造形象。弘扬国粹文化,以抖空竹、太极拳、武术、柔力球、广场舞、艺术体操等体现新泰体育文化的表演项目组成表演队,开展“体育晚会下基层”活动,将体育活动送到群众身边。常态化举办家门口社区运动会,组织举办迎新春欢乐跑、乡镇振兴健康跑、大众雪地亲子趣味活动、社区家门口运动会、登山节比赛、踏青云·万人环山环湖健步走、“薪火相传”中国象棋进乡村比赛等赛事等活动,助力打造健康之城。全市全年开展各级各类体育赛事活动600余项次,5万人次参与其中,构建了月月有赛事、周周有活动、人人可参与的全民健身活动格局。

二、工作成效

定期举办全民健身月、全民健身日等系列活动,成功承办亚洲国际跳棋公开赛、新泰国际马拉松赛等高规格赛事,新泰市先后荣获全国群众体育工作先进单位、“中国国际跳棋之乡”等称号,入选第一批“山东省老年人太极拳之乡”,连续9届获得山东省全民健身运动会先进单位。2022年度,新泰市被评为山东省体育消费工作开展好的县(市、区),省委、省政府予以激励并通报,将在国家、省级体育消费试点县建设、体育消费券发放等方面予以优先支持。

◎健康县区建设优秀案例32

建立“三多一少”医养模式，叫响“康养东阿”品牌

东阿县60周岁以上老年人8.09万人，老龄化率达到21.3%，形势不容乐观。近年来，为积极应对人口老龄化高龄化，不断满足日益增长的社会养老医疗服务需求，东阿县通过建立“三多一少”（机制多保障、数据多跑路、资源多补充、群众少出门）医养模式，探索推进医疗健康、养生养老、中医药等多业态融合发展，形成了全域一体、医养结合、跨界融合的康养健康服务体系，叫响了“康养东阿”品牌，老年人获得感、幸福感、安全感有效增强。

一、主要做法

（一）建立“机制多保障”模式，让服务更有普惠性

一是强化政策设计。印发《东阿县基本养老服务清单》《东阿县促进医养结合服务发展若干政策》等文件，明确责任、细化分工。制定相关医护服务规范及居家医养规章制度、岗位职责、巡诊制度，确保居家医养服务规范开展。

二是引导群众参与。把惠民利民放在首位，65岁以上签约对象在医院检查享受30%优惠，住院优先安排床位、优先会诊转诊，按居民医保报销后的剩余款项再享受5%优惠，鼓励老年人签约居家医养服务。

三是筑牢服务基础。注重健全服务团队，在基层卫生医疗机构成立156支由全科医师、主管护士（师）、超声医师、心电图医师、检验科医师等具有多年工作经验的执业医师组成的居家医养服务团队，保障服务质量。

（二）建立“数据多跑路”模式，让服务更具智慧性

一是“腕上管家”更放心。在10家基层卫生院开通智能健康养老服务平台，为居家医养人员佩戴智能腕表，实时掌控心率、血压、血氧饱和度等生理指标，必要时进行上门医疗服务。

二是“电视问诊”更舒心。依托有线电视网络，开发线上医疗服务系统，实现“面对面”视频问诊视诊，让居民真正享受到在家看病、送药上门、陪诊服务、慢病指导等各种医养健康服务。

三是“智慧医疗”更省心。总投资8000余万元，打造集中央监护、数据分析等功能于一体的智慧化医养服务平台，整合共享患者电子病历和居民电子健康档案，向患者提供智慧服务，向医务人员提供智慧医疗，向医院提供智慧管理。

（三）建立“资源多补充”模式，让服务更显多元性

一是优化养老服务供给。投资3000余万元建设县人民医院医养结合中心，投资400余万元建成刘集镇中心卫生院医养结合楼。民康养生园入选国家养老服务标准化试点单位。全县养老机构护理型床位占比达到67.3%。

二是提升中医服务能力。县级层面建设省中医重点专科、妇孺国医堂、“两专科一中心”，10个镇（街）实现国医堂全覆盖，建成融预防保健、疾病治疗和康复于一体的基层中医药服务体系。

三是做强康养服务产业。发展中医膏方产业，吸引中老年群体来东阿康养诊疗。同时，对标海南博鳌乐城国际医疗旅游先行区，在城市西部整体布局“高端健康体检、医疗保健、养老适老”等六大板块，打造国际一流颐养健康城。

（四）建立“群众少出门”模式，让服务更具贴心性

一是“建档立卡”促精准施策。对全县5282名60岁以上部分失能、失能、失智人员逐一开展健康评估，“一人一档”制定签约服务包。

二是“资源下沉”促服务下倾。县人民医院与基层卫生院建立检验检测、影像、远程会诊等六大医疗资源共享中心，已累计提供标准化诊疗服务15万人次。

三是“一体两翼”促医养互融。遴选优秀医疗机构为服务主体，通过每日巡诊、定期诊疗等方式，上门为敬老院和社区居家老人提供基本医疗、康复、健康指导等服务，发现异常及时转诊就医，有效发挥疾病早发现、早诊断、早治疗作用。

二、工作成效

目前，全县65岁及以上老年人健康管理率达到62%；全县医养结合服务覆盖率达到82.12%，远超市级规定的70%的目标任务；全县4个社区入选全国示范性老年友好型社区，省级医养结合示范乡镇率达70%。东阿县机制多保障、数据多跑路、资源多补充，群众少出门的“三多一少”模式在全省推广。2023年6月，东阿县被确定为山东省医养结合高质量发展创新引领县（全省6个）。

◎健康县区建设优秀案例33

建立“医护一体化、形式多元化、服务全程化”工作模式，当好群众“健康管家”

当前群众对“大卫生、大健康”理念认识逐步加深，更加注重疾病预防、健康养生，但是由

于不精通科学有效的方法、不掌握耳熟能详的知识，很难做到“对症下药”，仍然面临着一些疾病的困扰。为增强群众健康保障，东阿县以提高医院健康服务能力为发力点，以冠心病患者为切入点，以增强群众获得感为落脚点，探索“医护一体化、形式多元化、服务全程化”工作模式，提升群众健康服务水平，当好群众“健康管家”。

一、主要做法

（一）坚持健康导向，建立“医护一体化”工作模式

一方面，确定“1＋1”服务模式，打好“组合拳”。将“医护一体化”健康宣教模式贯穿冠心病患者住院全程，形成医护与患者“1对1”的模式，医生护士共同组成治疗小组，共同负责本专业组患者管理，护士跟随医生查房，参与各项措施的制定，医生与护士共同管床，共同讨论结合患者情况制订个性化健康教育方案并共同实施。

另一方面，规范“健康教育＋健康指导＋健康评估”流程，奏响“三部曲”。每天护士与医生共同查房，现场解答患者对治疗、预后的担心等问题；并通过与患者进一步的沟通交流及了解，对其进行饮食指导、用药指导、心理疏导等，增强康复信心、保证治疗效果；患者病情稳定后，对患者进行运动康复综合评估，医生主要评估患者的病史、相关检查等，护士主要记录活动过程中患者的主观感受及生命体征变化，协助患者开具运动处方，指导实施，动态评估，及时调整。

（二）围绕健康需求，建立“形式多元化”工作模式

一是实行线上线下结合式普及，易懂易通。每周组织召开冠心病患者及家属公休会，通过健康教育小讲堂，以图文并茂的形式，帮助患者及家属理解，并发放健康教育宣传手册，进一步提高健康知识知晓率。同时，应用平板电脑（Pad）进行宣教，并定期更新内容，让患者随时可以享受到“床旁健康教育”。另外，开发微信小程序，嵌入内容丰富的健康教育知识，方便群众随时随地进行查阅、了解。2022年以来共计服务冠心病患者9000余人次。

二是实行延续性健康宣教，入脑入心。针对患者出院情况完善健康宣教内容，利用新近成立的心脏康复门诊，2022年以来共计为1万余位患者开展适合家庭形式的宣教，引导其养成健康生活方式，预防并发症、减少再次住院率。

三是实行社会化培训教育，走深走细。定期在县域内单位等场所开展健康大讲堂活动，宣传现场急救、心肺复苏的重要性，由医生进行现场培训，群众进行模拟训练，切实将健康知识送到群众身边。2022年以来共计开展院外健康大讲堂80余次，受益人数3000余人。

（三）深化健康内涵，建立“服务全程化”工作模式

实行惠民服务“三动一不动”。“一动”，即让“信息”动。利用互联网、大数据技术，随时传输患者信息，对疑难杂症患者联合大医院专家共同为患者把脉；患者也可通过手机自助服务体系接受各项医疗服务。“二动”，即让“专家动”。邀请国内外顶尖医疗机构的知名专家来院进行学术交流、坐诊、手术等，2022年以来，专家来阿750余人次。“三动”，即让“自己的技术

骨干动”。东阿县人民医院每年选派技术骨干到国内外医疗机构进修学习，培养硕士和博士125人，先后派出17个专业27名医生赴美国克利夫兰医学中心、梅奥医学中心等国际顶级医疗机构进行长期或短期学术访问。“一不动”，即“患者不动”。实现便民惠民，使患者不出家门就能够享受到最好的健康服务。

二、工作成效

“医护一体化、形式多元化、服务全程化”工作模式的施行，患者健康教育知晓率提高到87.4%，满意度提高到99.1%，减少、延缓了并发症的发生，减少了患者再住院率。东阿县人民医院被评为省级健康促进医院，2023年东阿县居民健康素养水平达到28.43%，比2022年提升了10个百分点。

◎健康县区建设优秀案例34

建立“研发+工业+旅游+康健”新模式，打造休闲“阿胶城”

中医药学包含着中华民族几千年的健康养生理念及其实践经验，在防病治病上具有独特优势和作用。为推进中医药传承创新发展，东阿县充分利用东阿阿胶独有的中医药产业优势，深耕中医药文化根基，发展大健康产业，建立“研发＋工业＋旅游＋康健”新模式，致力于用滋补国宝讲好中医药故事，走出了一条“健康为民服务之道”“传承创新东阿之路”，打造了休闲“阿胶城”。

一、主要做法

(一)建立“研发”模式，高质传承

一方面，深度挖掘，创新发展。搭建“全国中华老字号中医药发展论坛”，系统梳理和保护中医药文化资源，组建中医药文化研究团队，搜集整理阿胶古代经典和民间验方3200余个，组织编写了《阿胶历史文化通典》。

另一方面，研发创新，丰富品类。建设了行业内唯一的“国家胶类中药工程技术研究中心”，率先突破阿胶口服含化创新技术，研发出阿胶速溶粉、阿胶奶茶等22款新品，实现了传统阿胶与时尚茶饮的完美融合。加强与张伯礼、管华诗院士团队开展战略合作，共承担国家、省部级科研课题29项，参与质量标准研究60项。

(二)建立"工业"模式,高速发展

一是打造链条,增强效应。编制《阿胶全产业链高质量发展实施方案》,推动阿胶及"阿胶+"产业集群入选山东省"十强"产业"雁阵形"集群。目前,全县拥有阿胶类生产企业103家,规模以上阿胶企业20家。

二是管控创新,淬炼品质。高标准推进5G智慧示范工厂建设,实现了在线检测和微机集控系统967个参数的精确控制,产品农残、重金属等842个项目抽检合格率达100%。

三是营销创新,数字赋能。建设直播电商孵化基地,推行"工厂直达顾客"个性化定制服务,2022年全县电商经营户超过5000家,线上个性化定制熬胶服务64万人次,电商零售额突破30亿元,连续两年入选全国农产品电商百强县。

(三)建立"旅游"模式,高效传播

一是融入工业旅游全过程。"学思健"多向发力,通过组织研学旅游,让群众领略三千年阿胶魅力,感悟中医药文化;通过体验阿胶世界、乐活中心等项目,加深对生活、对养生的认识与思考;通过体验阿胶产品和膏方养生食疗带来的奇妙效果,引导游客更加自觉地关注健康。

二是打造健康旅游新主题。从传统阿胶制作的透明化工厂一线到体验长廊、毛驴乐园、景观湖等特色健康工业旅游项目,实现了中医药健康与养生旅游的深度融合。

三是创新体验旅游新热点。将"东阿阿胶·阿胶世界"倾力打造成集趣味性、科普性、互动性等强体验感于一体的工业旅游新模式,赋予游客深度体验和健康财富。先后开展"沿着黄河遇见海""冬至阿胶滋补节"等文旅体验活动30余场,极大提升游客体验感、参与感。

(四)建立"康健"模式,高标服务

一是深耕智慧健康领域。运用数字化场景交互变换,模拟进入人体微观世界,通过五脏循行,以润、养、调、补解决头晕、气血不足等健康问题,让消费者身临其境感受中医养生机理。

二是深挖沿黄健康元素。依托全国森林康养基地试点建设,深挖沿黄60个村文化底蕴,在堤外建设健身步道,淤背区建设房车露营地、骑行驿站等场站,让游人走进林中,享受慢生活。

三是深化中医药膏方特色健康服务。设立"东阿双胶膏方国医馆",采取"名医+定制"方式实行一人一方、辨证施治,并邀请全国百余名老中医轮流坐诊。依托中医药大健康产业园双创中心,规划设置中医药文化主题康养、中医食疗等13个功能区,建设全国最大的中医膏方"医、康、养"服务基地,项目运营后年可生产膏方70万料,提供诊疗服务150万人次。

二、工作成效

通过"研发+工业+旅游+康健"新模式的实践,东阿阿胶已累计教育消费者600万人次,每年教育转化近100万游客群体,年销售额突破2亿元,间接带动地方县域经济收入实现

10亿元,线上累计销售突破1亿元,品牌曝光800万次。东阿县被授予"全国基层中医药工作先进单位";东阿阿胶制作技艺被列入第一批国家级非物质文化遗产名录。张伯礼院士多次实地到访并表示:"在传承创新上,东阿阿胶实际上是做得最好的单位之一。"

◎健康县区建设优秀案例35

坚持"六长联动",打造"烟水气"健康生活方式

天桥区跨黄河两岸,属济南市老城区,自古以来河道众多、水系发达,是国家水利风景区。辖区共有河流24条,全长约89.7公里,占济南市城区河道面积的53%,以黄河、小清河、工商河最为著名。随着城市建设的发展,大量生活污水排入河道,淤泥堵塞、垃圾淤积、水体黑臭,破坏了河流生态系统、损害了城市景观,对周边居民生活、健康更是造成了不利影响。

一、主要做法

聚焦群众身边环境问题,创新实施六长联动,同步推进生态环境治理与健康环境打造,让群众充分享受"傍水而居心明澈,临水而行步悠游"的健康舒适生活。

一是六长联动,齐抓共管,构建健康共治格局。在济南市率先建立"河湖长+检察长+警长+督察长+流域长+网格长"六长联动河湖管理机制,联合开展"清四乱"问题监管、河道环境整治、黄河岸线巡查,区财政每年列支400万元补贴管护经费,有效破解治水护水难题。建立健全总河长、区级河长、街镇级河长、村居级河长"四位一体"河湖管理保护体系,压实河长巡河责任,年均巡河达1万余人次。持续开展河长制"进校园""进机关""进社区""进媒体""进企业"主题宣传"五进"活动。在济南市率先实行"学生河长制",打造滨河小学为济南市首家"学生河长"示范学校,率先开设环境教育课,编制《小河长河湖保护手册》教材,充分发挥学生群体在河湖保护中的积极作用。组织"河我一起"巡河护河志愿服务活动,共同营造干净整洁美丽河湖环境。利用"巡河记"公众护河平台,公开监督举报电话,累计用户超过8.5万人次,营造人人参与、共建共享的健康氛围。

二是六长联动,系统治理,打造健康生态环境。六长联动机制引领下,按照"上下游一盘棋、左右岸同治理"的理念,对辖区河湖上下游、左右岸统筹规划,以碧水绿岸保障群众健康。着力打造"创新未来城拥河活力区",投入6.53亿元实施河湖综合整治,开展雨污分流、河道治理、生态修复,清淤80余万立方米,硬化21万平方米,水生态修复1.7万平方米。创新打造休闲城市沿河风貌线,开发工商河、改造云锦湖、推进小清河综合治理,新增绿化面积28万平方米,市民跨河步行桥4座,市民垂钓台24处,公共卫生间22个,沿河(湖)修建健身步道、观景平台、亭台廊榭30余处景观节点,昔日脏乱差的小水坑今朝成为群众家门口的"幸福河

(湖)”,“鸟飞云锦千层外,人在丹青万幅中”的美丽画卷成为天桥特写。融合打造泉水休闲业态,提升五龙潭、无影潭等辖区12处泉群,加快“家家泉水、户户垂杨”泉水民俗文化旅游品牌建设,泉边品茗戏水吸引众多游客。

三是六长联动,串“岸”成景,提升健康生活品质。因“河”制宜、一河一品、一河一景、串“岸”成景,打造最有“烟水气”的生活方式,促进河湖美丽生态与全民健康生活互融共生。升级改造工商河开埠文化风貌带,铺装游步道5500余平方米、栽植乔灌木1700余株、栽植地被8100平方米,营造“产、夜、游”一体的全新健康场景,举办开埠120周年系列活动发布会,深入挖掘和传承工商文化、商埠文化,策划了一系列全民健身活动和特色旅游产品。云锦湖西岸建成张养浩纪念馆,占地22万平方米,名士文化建筑与相邻的娱乐康体项目交相辉映,成为市民休闲遛娃、健身赏景好去处。在赓续红色基因中提升居民健康意识,打造小清河五柳岛“济南市委纪念碑”、中共济南乡师党史陈列室、黄河“泺口九烈士纪念碑”等多处群众家门口的“红色健康驿站”,设置健康文化宣传栏,居民环河漫步不仅强健了体魄,更感受了红色文化熏陶。百里黄河风景区种植银杏、杜仲等中药材,成为集种植、养生、休闲为一体的网红打卡地,年均接待人次突破25万。每年举办区直机关沿黄健步走活动,累计参与人次超过10万人。

二、工作成效

建成临水健身风貌带3.45万平方米,沿河绿化62万平方米,建设健康绿道5条共15公里,临河栏杆11.08公里,亮化20万平方米,增设1400余盏灯,新建口袋公园、健身广场16个,提升桥梁品质16座,实现还河于民、还湖于民、还绿于民、还城于民。获国家水利风景区高质量发展典型案例、国家水情教育基地、水利部第四届水工程与水文化有机融合案例、山东省首批省级美丽河湖优秀案例等荣誉。天桥黄河风景道入选2023年黄河国家风景道(山东)典型段名单。2023年,天桥区以山东省最高分获得省水利厅“县域节水型社会达标建设”审核,顺利获批水利部第六批节水型社会建设达标区。天桥区工商河获评2022年省级美丽幸福示范河湖。“与君共饮一河水——天桥&永靖黄河非遗研学双线游”荣获山东省精品旅游线路设计大赛优秀奖。天桥区获得山东省生态环境激励资金360万元。

◎健康县区建设优秀案例36

坚持“三向发力”,唱响扁鹊药山中医药文化品牌

随着生活水平的不断提高和人们健康意识的不断增强,群众对健康养生文化的需求越来越大,但当前中医药健康养生文化供给还存在发展不平衡、不充分的问题,与群众需求还

有较大差距:中医药健康养生文化阵地体系不健全、单打独斗,传播方式固化、传播类型单一,创新发展多元融合不足,与其他行业缺乏有效互联互通。

一、主要做法

济南市天桥区结合学习贯彻落实习近平文化思想,传承弘扬中医药传统文化,立足济南市“扁鹊故里”地域名片,深入挖掘天桥区扁鹊药山采药地资源禀赋,从阵地建设、传播效应、融合发展三方面发力,优化中医健康文化供给,唱响扁鹊中医药文化品牌,提升全民健康素养。

一是从健全阵地体系上发力,织密中医药文化供给网络。组建扁鹊中医药文化联合体,涵盖宣传、卫健、文旅、园林绿化、教育、体育、街道、社区、城投、学校等部门单位,凝聚扁鹊中医药文化品牌打造部门合力。加快为群众提供触手可及的中医药文化科普宣传教育,统筹推进医疗机构、学校、社区、企业、机关、公园和养老机构“七大阵地”扁鹊中医药健康文化知识角建设。社区卫生服务中心、乡镇卫生院知识角,中医药文化进校园试点学校少年儿童全龄全覆盖,形成“15分钟中医药文化服务圈”。投资1.3亿元在药山脚下打造扁鹊中医药健康文化主题公园,占地5.79万平方米,设置健康步道、中医场景雕塑、中药种植园,种植50余种本土特色中草药,方便群众游览休闲之余体验中医药健康文化。

二是从做精主题活动上发力,放大中医药文化传播效应。开展扁鹊春生、夏长、秋收、冬藏四时养生服务季活动,全区一盘棋,制订工作计划,细化主题活动和常态活动各自侧重方向和时间节点,用足用好各阵地单位优势特长,一季一主题、一院一特色、一校一品牌,共绘养生“健康图”。运用学习强国、抖音、小红书、讲座、体验、知识大赛、展览展示等线上线下渠道,广泛传播扁鹊中医药文化理念和健康养生知识,累计覆盖群众70万余人。联合山大二院、山东省立三院等驻区三级甲等医院组建“天桥区扁鹊文化巡讲团”,利用爱国卫生月、四进四送四提升、扁鹊养生服务季等活动,组织巡讲团成员和扁鹊中医药文化志愿者深入广场、车站、机关、社区、学校、工地、公园、景区开展中医药健康文化知识巡讲,形成省、市、区、街四级联动宣讲格局,累计开展368场健康宣教活动,受益16万余人。天桥区传统医药非遗项目被纳入“一带一路”中尼中医药签约合作项目,应邀出访新加坡、日本、韩国等国家,开展学术交流、中医药公益之行,将扁鹊中医药文化带出国门。每年三月三药山庙会在药山寺举办健康祈福活动,吸引周边地市数万人参加。

三是从多元融合发展上发力,凸显中医药文化地域特色。推动扁鹊中医药与体育、文化、旅游深度融合发展。体医融合,将中医传统功法融入全民健身活动,在全区259个社区健身区推广中医保健操、太极拳、八段锦健身活动,每年参加人数超过10万人次。文旅融合,协同文旅局、体育局、城投控股、园林绿化服务中心、宏济堂制药集团打造药山公园、洋涓湖公园、药圣楼、国创中药材种植中心,集中医药产业、休闲、娱乐、养生、保健等多重功能,4个项目被济南市评选为中医药康养旅游精品线路景点。药山公园、洋涓湖公园作为济南市首批开放“共享绿地”,林下草坪野餐小酌、赏花、健身、遛娃,成为市民游客健康度假新时尚。

社区药膳食堂项目被山东省评选为“鲁十味”品牌库首批齐鲁康养打卡地培育项目。原创歌曲《药山颂》获评济南市“中医药+文艺创作”一等奖。依托药山、洋涓湖山水资源,建成全民健身中心、市民文化中心、药山社区医院等“四馆一院”,共同托举70万天桥百姓“健康梦”,获评“山东省医养结合示范区”“山东省文化强省建设先进区”。

二、工作成效

形成了以健康宣教基地、健康主题公园、健康文化知识角为宣传阵地,卫健、文旅、教育、体育、园林绿化、街道办事处等部门协调联动的健康文化联合体,组织开展居民、学生、游客健康体验活动,推动扁鹊中医药文化融入群众日常生活。13年蝉联全国基层中医药工作先进单位,成功创建1家省级国医堂、4家省级中医药特色服务站、4家省级中医药文化建设示范单位、2家市级扁鹊国医堂、2家市级中医药健康文化宣教基地、21家市级中医药健康文化知识角,1家省级、5家市级中医药文化进校园试点学校。先后多次走出国门赴东南亚、新西兰、西班牙等国家和地区开展中医药文化交流活动。“扁鹊药山中医药文化‘两创’研究”“天桥区打造扁鹊药山中医药文化产业新质生产力”课题研究被山东省立项确认。《人民日报》、《山东经济研究》、《大众日报》、人民网、济南市委改革办刊发推广天桥区经验做法。

◎健康县区建设优秀案例37

坚持“四心协同”,织密社区养老健康服务网

天桥区为济南市老城区,老旧小区多、老年人口多,65岁以上老年人口达11.11万,占总人口的14.43%,且普遍居住在老旧小区。随着老龄化进程的加快,慢性病、失能失智、跌倒受伤、心理健康等危险因素对老年人群健康影响日益凸显,加之老旧开放式小区健康资源缺位、基础设施落后、环境卫生脏乱等“先天不足”,不仅影响了老年人群健康生活质量,也给家庭、社区、社会带来诸多挑战。

一、主要做法

天桥区以健康区建设为契机,深入实施“健康品质提升”行动,从“医、食、住、行”四方面入手,政府、社区、企业、家庭、老年个体等多元主体“四心协同”系统推进老龄社会健康风险治理,全方位提升居民养老幸福指数。

一是医得用心,患病能够及时看。打造“安享天桥”养老服务品牌,织密“1+3”社区养老健康服务网,以街道综合养老服务中心为基点,带动居家养老、社区养老和机构养老相融合,

以居家养老为主体、社区日间照料为支撑、机构养老为补充，实现立体化、全覆盖的"家门口养老"服务模式，变"养老"为"享老"。依托康复护理院、老年公寓、社区卫生服务中心等医疗康养资源，深化"医康养"服务链，为老年人提供"居家服务—未病先调—急症就医—社区康养—居家养老"全周期服务。建立"一人一档"专业化信息档案，实现因人施策、精准康复，累计服务12万余人次。在济南市率先启动"心电一张网"建设工作，老年人在家门口就能享受到省市级三甲医院同质化远程心电诊断服务。优化家庭医生签约服务老年人个性化服务包，增加老年人防跌倒、多重用药管理、家庭饮食指导等爱老家庭包。二级以上综合医院、社区卫生服务中心、卫生院老年友善医疗机构创建率达100%。扩大长期护理险覆盖范围，8家医疗机构同时开展专护、院护、家护服务，1家开展专护，4家开展院护，25家开展家护。定点服务机构在床参保3004人，专护151人，院护309人，家护2524人。推行"互联网+"养老服务新模式，开发线上天桥区居家养老服务系统，实现居家养老服务、家庭养老床位等十余类服务信息数据归集整理，线上线下相结合，为老人提供"助餐、助洁、助急、助浴、助行、助医"六助服务2.3万人次，形成以企业和社会组织为主体、社区为纽带、信息平台为手段、线上线下服务相结合的社区居家养老服务网络。

二是食得暖心，到点儿能够吃上饭。依托街道综合养老服务中心和社区日间照料中心，建成社区长者食堂14个、社区长者助餐服务站11个，实现全域老年助餐的有效覆盖，日均就餐量1万余人次。创新服务模式，完善"中心食堂+助餐服务点+配送入户"助餐服务体系，打造"助餐三进"项目，以"进社区+进小区+进家门"为主体，把助餐服务从"过来吃"变为"送餐到门口"，老年人在家、在社区就能享受便捷助餐服务，实现家门口的"零距离助餐服务"。加大市场监管力度，定期联合巡查确保老年餐干净卫生安全。

三是住得舒心，养老能在家门口。以"象霞社区群众工作方法"为抓手，统筹人居环境改造、文体活动发展、养老服务提升，通过整合各类资源，为老年人提供生活服务、医疗保健、文化娱乐、老年教育、心理咨询等多种服务项目。老旧小区改造增加轮椅通道、安装扶手和防滑地板，增设电梯223部，提高了老年人生活便利性。按户施策，针对行动不便、视力不佳、听力障碍老人家庭分类制订改造计划。发挥住建、园林、教体等部门职能，提升公园服务设施配置和场地改造工作力度，将公园的无障碍环境进行适老化改造，增建扶手216处，标识无障碍通道，区慈善总会募集20余万元，对防跌倒试点公园进行了塑胶地面提升改造，满足了老年人群活动需求。

四是行得安心，银龄能有新活力。设立259个老年人健身区，老年健身队伍总人数达11184人，并配有社会体育指导员。协调公交总公司增设2条公交敬老专线，设立公交敬老BRT(快速公交)站台。成立老年教育联盟，创立"枫华正茂　乐享银龄"合作项目，获评首批山东省老年大学合作交流特色品牌。全区共有社区教学点18个，开设课程36门，辐射社区老年人总人数5万余人，实现"一街一校"，有效缓解老年人上学难问题。天桥区老年"枫叶大篷车"健康志愿服务品牌荣获"全国离退休干部先进集体""全省最美老干部志愿服务组织"称号，连续10年提供健康查体、家庭医生、大病救助等健康志愿服务，专题纪录片在中央广播电视总台《夕阳红》栏目播出。

二、工作成效

构建起了“老有所养、老有所乐、老有所为”的老龄健康“天桥模式”,老年人获得感、幸福感和安全感与日俱增。先后获评“国家智慧健康养老应用试点示范单位”“全国幸福家园工程示范区”“全国示范性老年友好社区”“全国敬老文明号”“全国和谐社区建设示范社区”“全省县域养老服务体系创新示范区”“市级老年心理关爱点”“市级示范型长者助餐站点”“市级示范型社区老年人日间照料中心”等荣誉称号。《山东政务信息》刊发了天桥区社区居家养老服务工作经验,新华网、《朝闻天下》先后作出专题报道宣传天桥区“养老外卖服务上门”“智慧化长者助餐食堂”相关工作经验。

第二章

健康促进医院建设优秀案例

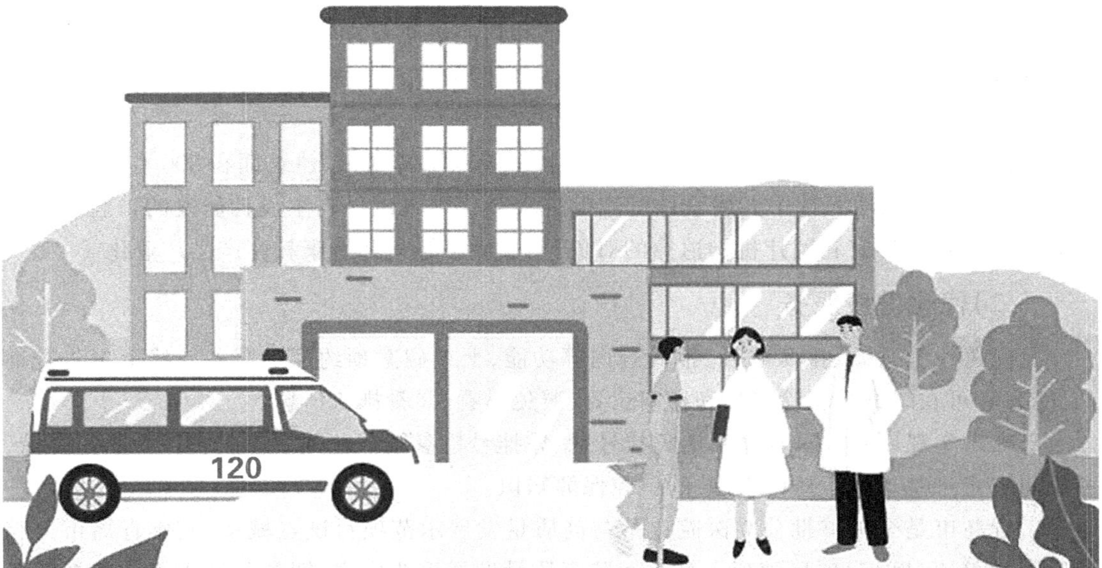

◎健康促进医院建设优秀案例1

防治结合，数智赋能，打造智慧化口腔健康管理新模式

青岛市口腔医院是一所集医疗、教学、科研和预防为一体的三级甲等口腔专科医院，承担着青岛市一千万人口及周边地区居民的口腔疾病防治工作。近年来，医院积极响应国家健康战略，坚持走防治结合的发展道路。通过优化服务流程、提升服务质量、加强健康教育等多项举措，将维护口腔健康融入医院发展战略。在各级政府支持下，发挥专业优势，建成国内首家口腔健康教育基地，牵头实施重大防治项目，针对不同人群开展口腔健康教育和促进，形成了群众受益、政府满意、医院和口腔健康事业发展的多赢局面。

一、主要做法

（一）建设健康环境

1.致力于为患者提供安全、舒适、温馨的就医环境，不断优化医院空间布局和设施配置，设置第三卫生间，配备附属的盲道、轮椅坡道、扶手抓杆等人性化设施。

2.设立门诊大厅咨询服务台，主动询问入院患者就医需求，提供健康咨询及就诊指引，方便患者就诊。设有“助老服务岗”“便民服务岗”，不断改善患者就医体验。

3.楼体亮化展示“健康从牙齿开始”宣传语和口腔健康吉祥物“牙壮壮”，门诊大厅、科室候诊区安装大屏幕，不间断播放科普视频，配备健康科普展台、展板，营造符合各个年龄段的健康环境氛围。

4.院内建设全国首家口腔健康教育基地和口腔医学博物馆，建筑面积800平方米，参观人数15万人次，成功入选第九届全球健康促进大会优秀案例。自主设计研发的口腔健康教育软件成为众多厂家和医疗机构追捧的对象，实现成果转化和健康教育产品产业化。

（二）优化健康服务

1.完善线上预约、排队叫号、报告查询等功能，上线病案预约配送服务及线上报告查询功能，患者可在线查看就诊序号和科室位置，避免错看、漏看排队信息。

2.推出参观口腔健康教育基地免挂号费、凭挂号单参观基地领取口腔护理用品等举措，鼓励患者走进基地，学习科学有效的口腔保健知识。

3.青岛市是全国首批公立医院改革与高质量发展示范项目试点城市，其中青岛市口腔医院智慧健康（医疗）项目被列入公立医院高质量发展重要内容，智慧化健康服务体系的建

设是项目核心，相关做法作为优秀案例在国家、省级会议上多次进行经验分享。

（三）强化健康教育

1.各科室候诊区均设有口腔健康宣教区，科室健康宣教员定期开展候诊区宣教，根据不同病种有针对性地向患者科普口腔保健知识，满足不同患者健康科普需求。

2.门诊大厅开设专科护士健康讲堂，每天定时开展2场口腔科普宣教；医生同步对患者进行椅旁宣教，门诊部及科室进行诊后回访，将健康宣教贯穿于整个诊疗过程。

3.拥有省市两级健康科普专家近百名，响应健康教育“六进”工作要求，走进学校、社区，多种形式向公众传播口腔健康知识，开展个性化口腔健康教育服务。2023年共开展健康科普志愿活动140余场，线下服务2.8万余人次。

（四）倡导健康文化

1.建设无烟医院，院内全面禁烟，开设戒烟咨询处，在诊疗过程中对有吸烟史的患者主动介入。

2.建设中西医结合口腔治未病工作室，贯彻落实中医“治未病”思想，为重点人群调制药膳，获得青岛市“中医药＋”新产品创意大赛优秀组织奖。

3.高规格制作专家科普短视频，从科普口播向实景诊疗转化。加大对医院科普专家宣传，2023年在主流新闻媒体上发表科普新闻稿件45篇，短视频单条最高阅读量达97万人次，初步形成影响力。

4.广泛推行门诊健康互动小游戏，开展重点节日的口腔健康文化活动，每年举办1次院级健康科普技能大赛，每年开展2次健康科普培训，发掘有潜力的科普人才。

（五）加强组织管理

1.医院对健康促进高度重视，将健康促进和健康教育融入医院发展总体规划，并纳入医院绩效考核长效机制，印发《外出公益活动奖励办法》《健康科普工作级别认定办法》，在薪酬、职称评审等方面配套激励措施，激发医务人员开展健康促进和健康教育积极性。

2.成立健康促进领导小组，配备专职人员，设立口腔预防科，在各科室设立健康宣教员，形成院内三级健康教育管理网络，广泛应用PDCA（计划—执行—检查—处理）循环对健康促进工作进行质量管理。

3.建立青岛市口腔科专科联盟，将全市近百家大中型口腔医疗机构纳入成员单位；牵头成立青岛市预防医学会口腔疾病防治专业委员会，建立健全全市口腔健康教育队伍；承办中国牙病防治基金会口腔健康大使培训会，持续开展健康教育专题培训。

二、工作成效

经过一系列的努力与实践，医院健康促进工作取得显著成效，国家卫生行政部门等各级领导先后50余次视察，中央电视台曾对医院的防治结合工作予以报道。健康教育基地被评为全国科普教育基地，被授予“全国健康促进与教育示范基地”“全国科普工作先进集体”等称号。青岛地区群众口腔健康意识普遍增强。

(一)建设三级防治网络,充分发挥示范引领作用

牵头实施青岛市“儿童口腔疾病基本预防”和“低保老人免费安装义齿”两个“市办实事”项目,全市遴选近百家定点医疗机构,已惠及岛城98万人,逐渐建立起以医院为指导,社区、乡镇卫生服务机构托底的三级口腔疾病防治网络。牵头完成青岛首次口腔健康流行病学调查,摸清青岛市口腔健康底数。依托诸多大项目,医院将“防治结合”的理念贯穿项目工作全周期,发挥医院的示范引领作用,以预防为先,积极探索全市群众广泛参与的疾病防治模式。

(二)建设口腔健康管理平台,覆盖“一老一小”两大人群

自主研发上线“青岛市儿童口腔健康”和“青岛市老年口腔”两个管理平台,加强儿童和老年口腔健康教育、健康管理和医疗服务,目前该平台总注册人数23万余人,口腔检查人数18万人,窝沟封闭人数14.7万人,窝沟封闭牙颗数48万颗,涂氟人数18万人,适宜人群封闭率达到96.09%,社会满意度达98%以上。除了直接健康干预外,还加大健康宣教力度,通过实时掌握的全市小学生常见口腔患病情况,分门别类发送健康信息,针对性开展健康教育和指导。

(三)信息化质控,加速实现区域内医疗质量同质化

积极推进规范化和优质化医疗服务,通过互联网、图像采集、大数据等技术手段,实现青岛市口腔专科质控平台的初步应用,完成了对青岛市开展儿童窝沟封闭项目的90余家医疗机构的监管、认证,实现了窝沟封闭开展效果的质控督导,提升区域口腔疾病防治水平,加速实现区域内医疗质量同质化。

(四)智慧化赋能,研发可广泛普及的智能口腔镜

借助青岛市口腔健康管理平台,谋划建设居民口腔健康自我诊断服务系统。依托人工智能、知识图谱、大数据等新技术,研发可广泛普及的智能口腔镜。居民可在AI的辅助下,通过摄影设备完成自我检查、自我诊断,个性化指导,有利于口腔疾病的预防和早期发现,引导群众对自身口腔健康进行正确管理,并提高居民对于口腔健康的认知水平,从源头上加强对口腔疾病的预防。

◎健康促进医院建设优秀案例2

“挺起中华脊梁”——助力青少年脊柱健康

临沂市妇幼保健院始建于1964年,是一所集预防、医疗、保健、科研、教学、康复为一体

的三级甲等妇幼保健院。医院以“共建共享、全民健康”为战略核心，成立了以党委书记、分管院长为组长的“健康教育与促进医院”建设领导小组，制定了《“健康教育与促进”工作实施方案》，并不断完善健康教育制度，优化健康服务流程，打造健康科普宣讲团队，结合线上线下、院内院外健康传播模式，普及健康知识，全面推进健康促进医院建设，提升公众健康素养。

一、主要做法

（一）建设健康环境

1.打造省级花园式医院。遵循人性化的现代景观理念，将医院建筑与景观环境融为有机整体，着重打造适合孕育生命的高品质景观环境，为患者和医护人员带来视觉享受，被评为“省级花园式单位”。

2.优化布局，改善环境。医院布局通过五大主题——生命的启航、生命的轮回、生命的节奏、生命的旋律、生命的交替为主线贯穿南北，并结合现代化建设与花园式绿化，打造人性化的就医环境，塑造温馨和谐的医院形象。

3.清洁安全，规范服务。标识清晰，方便患者；严格清洁消毒，保障卫生；医疗废弃物严格处理，确保环境安全。

（二）优化健康服务

1.科学规划，完善服务体系。积极响应高质量发展号召，科学制定医院战略发展规划，构建医院、辖区、社区健康教育管理模式，打造妇幼健康促进医院新名片。加强科研与人才培养，做好人才服务保障，推动医教研融合发展，承担国家、省、市级课题150余项。配备先进医疗设备，确保诊疗流程完善、服务高效。

2.强化人性化服务理念。围绕“以人民健康为中心”的服务理念，不断提升医院优质服务的人性化及多元化。电子健康卡、智慧医院等信息化建设让患者就诊更加便捷；康复医学科24小时无缝隙亲情服务让“家文化”延续升华；家庭化产房让女性分娩更有尊严；为特殊时期女性建设的“妈妈小屋”标准舒适，贴心周到；“互联网＋护理服务”一键下单，服务到家；“医餐宝”小程序扫码下单，送餐到床。

3.创新特色医疗服务。医院注重特色医疗服务的创新，开设了中医科，设立中医儿科、中医妇科、中医内科、针灸推拿科等专业。

（三）强化健康教育

1.新媒体赋能，全国影响力名列前茅。医院积极利用新媒体手段，大力推广健康科普知识。在2023年国家妇幼中心组织的科普作品影响力排名中，医院一直名列全国前茅，其中1月份更是位居全国第一。全年共发布科普文章299篇，科普阅读总数达95万人次；视频号发布科普视频225个，浏览总数95万人次；抖音号发布科普视频187个，浏览总数85万人次，充分展现了医院在新媒体领域的强大影响力和科普工作的显著成效。

2.成立“蒲公英”专家团，让科普更专业。医院现有省级科普专家2人，市级科普专家25人，院级科普专家50人，确保了科普活动的专业性和权威性。医院注重健康教育的创新与实践，通过科普会客厅、孕妇学校、家长课堂及“菜单式”科普等多种形式为群众提供健康知识，全年共开展菜单式送课上门健康科普讲座90余场次，覆盖听众13000余人次，与临沂大剧院联合开展“悦健康”系列科普公益讲座10期，参与4000余人次，知识掌握率高达90%以上。

3.创建专病管理群，让知识传播更便捷。编制《健康教育处方(汇编)》发放到门诊、病房各科室。各科室还针对特殊人群建立了管理群，如多囊卵巢综合征患者群、妊娠期糖尿病孕妇管理群、儿童白血病患者交流群等，为这些患者提供更为精准的健康管理和服务。

(四)倡导健康文化

1.以赛促学，以学促进。积极参加国家、省、市级各类科普比赛，多次取得优异成绩。连续举办四届健康科普大赛，有效提升了全院科普意识，激发了医护人员参与热情。

2.关心职工健康，提升职工健康意识。加强健康档案管理，确保全院职工年度体检率100%；举办丰富文体活动，倡导健康生活方式；定期宣传控烟，创建健康无烟环境。

3.节约环保，绿色医院。医院推行节约环保、节能减排措施，倡导绿色出行和节约粮食。

(五)完善健康促进激励机制

1.将健康教育考核纳入医院综合质量绩效考核，确保健康教育有效执行。

2.将健康科普与职称评聘相结合，提升医务人员科普创作的积极性。

3.制定单项奖励机制，进一步激发大家创作的热情。

二、工作成效

(一)筛查守护，让祖国少年脊梁更健康

医院成立脊柱健康筛查小组，优化筛查标准与流程，在全市范围内实施青少年脊柱健康筛查。目前，已为临沂市兰山区、河东区10所小学的6002名10～14岁学生完成筛查，存在问题学生716人次，问题比例约为17.9%，并针对问题学生提供个性化健康指导和就医建议。

(二)媒体助力，让知识普及范围更广泛

医院重视脊柱健康宣传，在山东教育电视台《养教有方》栏目进行青少年脊柱健康知识普及，线上线下有2000余名家长受益。充分利用自媒体如临沂市106广播电台、医院公众号、视频号、抖音号等多渠道，发布青少年脊柱健康科普作品20余个，其中《青少年脊柱侧弯科普》入围2023年新时代健康科普作品征集大赛。

(三)专病专治，让矫正治疗方法更科学

归纳总结脊柱侧弯的矫正治疗方法，使之处方化，制订规范标准的阶梯化治疗流程，进行推广应用。建立青少年脊柱健康门诊，为300余名青少年进行脊柱侧弯的体操矫正治疗、

理疗、中医整脊治疗等，并为脊柱侧弯科布（Cobb）角度＞15°的80余名青少年制作了矫形支具。

（四）赋能基层，脊柱侧弯诊疗更专业

先后在2个省级继续教育项目、万名乡医进课堂、临沂市兰山区骨干村医培训项目中对3000多名医疗人员进行了青少年脊柱侧弯筛查标准的培训，提升了基层脊柱侧弯诊疗和预防能力，并多次在省市级学术会议分享经验。

（五）品牌联名，专业引领防控更精准

成立脊柱侧弯康复专业委员会，体卫融合等品牌联名，形成临沂市青少年脊柱侧弯防控联盟。其中，“青少年脊柱健康提升训练中心”被评为山东省体卫融合试点推广类优秀成果，李丽英主任参与了山东省青少年脊柱健康筛查标准制定，并在山东省脊柱健康管理培训班上进行评估专题报告。团队科研能力得到提升，项目获批市级科研立项两项。

医院通过大量临床实践整合了5项关键业务，利用大学生“三下乡”等志愿服务活动将青少年脊柱健康筛查活动在临沂市、滨州市、枣庄市等山东省8市24个县区进行了试点和布局，探索形成从宣传普及到康复治疗的整体服务方案，形成了可复制、可推广的青少年脊柱健康防控模式。

◎健康促进医院建设优秀案例3

以十五年坚持，筑牢冠心病防治阵地

一、主要做法

（一）建设健康环境

宁津县人民医院每月开展环境卫生整治活动，针对医院工作区及医院家属区进行卫生大扫除。所有建筑物入口处、候诊区、会议室、厕所、走廊、电梯、楼梯等公共区域均有明显的禁烟标识，安装语音禁烟播放器72个。开设戒烟门诊，提供戒烟服务和咨询。在门诊大厅、公共区域和各病区宣传栏投放宣教折页300余种，健康宣传栏180个，宣教资料实现了无缝覆盖。对门诊卫生间进行整改装修，卫生整洁。全面推行6S精益管理，更好地为广大患者提供整洁、安全、温馨、舒适的就医环境。

（二）优化健康服务

医院设咨询台，设置导医标识，方便患者就诊。候诊区提供与就诊患者相匹配的候诊座

椅,在病房、超声、心电等诊疗活动场所设置遮挡设施,保护患者隐私。医院合理设置绿色通道、优先窗口等,医护人员耐心礼貌地为患者服务,见面首先说"您好",就医患者在志愿者的指引下秩序井然。推行智慧医疗,开通网上预约挂号和微信、支付宝等移动支付功能,患者通过手机可随时查询自己的检查化验报告、支付明细、住院花费明细等,并可在院内自助服务设备上打印化验单、影像检查报告单和影像胶片,另外在诊区和检查科室配置排队叫号系统,使患者就诊、检查变得更加方便、快捷。

(三)强化健康教育

各临床科室每周针对不同病种进行各种形式的健康教育,为患者提供改进健康、促进疾病康复的个性化建议,患者出院时给予合理化的健康指导,出院后通过回访形式持续提供健康建议,将健康教育工作落到实处。利用各种健康教育宣传活动日,组织医务人员进行义诊、健康咨询等活动,2023年开展宣传日活动29次,受益人群3300余人次。深入社区、乡镇、学校、企业广泛开展健康讲座、义诊活动,为居民提供便捷、优质的诊疗服务,2023年院外健康讲座、义诊32次,受益人群4800余人次。印制了《关爱生命,从心开始》《儿童眼保健手册》《糖尿病防治知识手册》《脑卒中防治知识手册》《肿瘤手册》等30多种健康科普读物,免费为患者及患者家属发放,深受广大患者喜爱。利用广播、电视、报纸等主流媒体和微信、抖音、网站、视频号等新媒体广泛开展慢性病防治和健康教育,2023年共进行宣传报道100多次。

(四)倡导健康文化

医院成立了由摄影、书画、乒乓球、羽毛球、文艺、篮球六个分协会组成的文体协会,每年举办丰富多彩的系列活动。2023年,组织职工到金硕乐园开展拓展活动、举行拔河比赛、诗歌朗诵、青年联谊会、聚餐活动等20余次,医院900余名职工参加活动,丰富了员工生活,增强了职工的凝聚力,也促进了职工身心健康。医院实行职工医疗互助,为患大病职工进行健康保障服务,职工住院报销后自费1万元以上的部分全部由医院承担,四年共为22名患大病职工发放医疗补助金37万多元。

(五)加强组织管理

成立"健康促进医院"工作领导小组。领导小组定期召开例会,对健康促进工作进行总结、部署,实行目标管理,做到各项工作有专人负责,各项职责有明确分工,各项任务有专人承担。进行建章立制,形成长效机制。在具体工作中严格督促检查,以制度管人,以制度约束人,并形成工作行为准则。

二、工作成效

(一)坚持健康宣教,筑牢健康防线

医院自2008年开始积极推动冠心病健康宣教活动,每周一下午2点由张涛院长准时进行健康宣教,风雨无阻。十五年的坚持,愿意参加宣教活动的病患越来越多,甚至有的辗转

几十公里专程来参加。医院对于健康宣教的持之以恒使得宁津及周边县市的众多百姓因此获益。

(二)防治并重,提升健康教育质效

医院做到预防与治疗并重。胸痛中心为急性心血管患者救治打造“绿色通道”,2016年医院在全国县级医院中首家通过标准版胸痛中心认证,2019年在全国县级医院首家植入生物可降解支架,2023年完成全国二级医院首例体外膜肺氧合(ECMO)支持下经导管主动脉瓣置换(TAVR)手术。患者从进入医院大门到实施球囊扩张、开通血管时间平均46分钟,最短的仅8分钟,远低于国家胸痛中心要求的90分钟。

(三)营造宣传氛围,提升群众知晓率

心内科在宣教前引导患者家属积极参加,并且准备小礼品,对积极参与的听众予以物质奖励。在宣教过程中,创新讲解方式,将专业内容转化为生动的例子,用浅显易懂的语言解释清楚,还随机提问重要“知识点”。通过这种形式,大大提高了听众的热情,使大家意识到冠心病并不可怕,只要提高依从性,大部分会有良好的预后。

(四)丰富宣教内容,提升宣教实效

自2008年至今,健康宣教内容亦是与时俱进,从最初的简单冠心病宣教,到现在宣教内容包括冠心病、心律失常、心力衰竭、心肌病、瓣膜病等多方面。未来目标是在目前的基础上,开展更多的诊疗项目,解决更多的心血管专业问题,为当地老百姓造福。

(五)心电一张网,全县域覆盖,快速发现,迅速转运

在健康宣教过程中,医院了解到有相当部分的患者由于忽略心肌梗死早期症状而错过了治疗的最佳时机。为此,医院于2018年开始建设心电一张网,对心血管疾病第一时间诊断,同时为更多的群众进行健康筛查。目前,已铺设心电站点327家,辐射全县域及周边县市部分地区,项目实施以来已有300多名急性心肌梗死(心梗)患者得到有效救治,全县急性心梗死亡率由原来的10%下降至2%。2023年,医院成为“全国心电一张网·心电诊断中心”项目首家试点单位。

(六)以点带面,健康宣教全院开花

医院不仅用院内讲课的方式来进行讲课宣教,还采取线上宣教形式,利用公众号、宁津融媒现场直播的方式进行健康宣教,其中在宁津融媒的两场直播活动中创造了在线人数3.43万人的纪录。通过心内科的带动,神经内科、内分泌科、呼吸内科、肿瘤科、妇产科等全院众多科室积极进行健康宣教,全院各科室骨干也积极应用腾讯会议的形式在全县范围内进行线上传播健康知识,取得良好的效果。

◎健康促进医院建设优秀案例4

打造新时代中医药文化“基地+策展”国际传播新路径

近年来，青岛市黄岛区中医医院本着“创新健康促进管理体系，拓展健康教育辐射半径，优化健康教育服务形式，打造特色健康文化传播模式”的工作思路，厘清“组织与制度双健全、诊疗与人文双促进、门诊与住院双创新、慢病与医防双发力、国内与国际双循环”六个健康促进工作主线，推动健康促进组织管理体系、不断改善健康环境、优化健康服务、倡导中医药健康特色文化等，尤其在健康文化倡导方面构建了中医药文化“区域文化辐射＋基地文化体验”双轨、双循环传播模式，“基地＋策展”国际传播新路径，架起中医药文化国际传播的桥梁，助力三级医院“国考”A等级，位列全国568家三级公立中医医院第81名。

一、主要做法

（一）组织与制度双健全，加强三级组织管理

医院分别成立以院长、分管院长为组长的公共卫生与疾病预防控制工作领导小组和健康教育领导小组，实行院、科、病室三级健康教育网络，明确职责与分工，健全制度、规范流程，定期对各科室传染病及慢病监测、死因监测、食源性疾病监测报告等工作进行督查与通报。定期开展医务人员健康教育理论与健康知识传播技巧培训，为患者及社会重点人群提供多种个性化健康处方，开展针对性的健康教育和康复指导。

（二）诊疗与人文双促进，夯实健康环境建设

三大硬核建设，打造健康诊疗环境。门诊楼整体提升、儿科楼改造和中药房扩建等工程，优化就医环境。引进GE（通用电气公司）大孔径超高端3.0 T核磁共振、联影一体化直线加速器、数字减影血管造影（DSA）等先进设备，医疗诊断精度和水平迈上新台阶。1000张床位的新院区计划于2025年底前投入使用。

三大阵地建设，助力健康人文环境。医院突出中医药健康阵地氛围营造，改善中医特色护理门诊、中药房环境建设、“大医精诚·悬壶济世”主题中医药文化展览馆建设，制作中医药文化健康教育基地全景虚拟现实（VR），丰富宣传教育阵地的传播性和可视性。制作中医药吉祥物“海马康康”，增强文化符号的健康传播作用，增进群众中医健康素养。

（三）门诊与住院双创新，优化健康教育服务

优化门诊综合服务能力与健康教育创新举措，推出“就医二维码自选超市”，导医随身携

带“百宝腰包”，开设国医馆夜间门诊和儿科潮汐门诊，开通网上健康体检中心、“线上检验自主开单”服务系统，推广床旁结算诊间付费、检查结果互认和无陪护病房，打造“一站式”住院服务新模式，推出“床旁结算”。推进智慧医疗服务，创新“出院答卷”健康宣教模式，打造“沉香优宣”健康宣教服务品牌，高效满足广大市民个体化和多样性的医疗与健康教育需求。积极开展“互联网＋护理服务”，将11项中医适宜技术纳入上门护理服务范畴，完成线上预约、线下服务1053人次，患者满意度100％。

（四）慢病与医防双发力，强化健康教育科普

作为“三高中心”，积极探索医防融合新路径，与4家成员单位联合开展独具中医药特色的“医防融合”一体化服务模式，初步形成了“由合适的人、在合适的地点、提供合适的服务”的横纵连接、资源共享、医防融合基层慢性病管理服务体系，有效防控慢性病高发态势，为居民提供了全过程、全周期的慢性病健康管理。统筹辖区医疗资源，开展“下沉式”服务，为“三高一慢”患者制订个性化中西医结合干预方案，预防患者并发症等的发生。推进健共体“中心药房”，遴选800余种群众需求较大的药品品规形成健共体用药衔接目录，促进上下级“三高六病一慢”治疗衔接。

以“四送四进四提升”“六进”等健康促进行动为主线，每年开展具有中医药特色的慢病防治、未病先防等主题健康义诊、讲座等活动50余场次，服务群众3000余人次。连续举办新区四届、医院七届膏方文化节，让越来越多的群众感受到膏方在防病治病、养生保健方面的积极作用。与学校、企业、养老机构等紧密联系，成立9家“莲心”医站，搭建健康服务平台。自2014年开始推广中医养生保健八段锦，在青岛市“海慈杯”八段锦比赛中荣获第一名，代表青岛市参加全省“健身气功·八段锦”比赛荣获二等奖，受邀参加青岛健康春晚。

（五）国内与国际双循环，创新健康文化传播

针对在中国传统文化和国际不同文化背景下的人群，构建中医药文化“区域文化辐射＋基地文化体验”双轨、双循环传播模式，厘清中医药文化国内国际两条传播主线，探索出“基地＋策展”国际传播新路径，从传播方式、传播内容、传播媒介等方面开展精准传播，倡导健康教育文化。2018年建成山东省首家国际学生中医药文化体验基地，与高校联合为国际学生提供“沉浸式”中医药文化体验，开展海洋文化与中医药文化融合传播、中医生活化路径探讨等相关创新课题，建立可复制、可推广的中医药文化国际传播新模式，拓展健康促进医院建设内涵，提升中医药国际影响力、增强文化自信。

二、建设成效

健康促进医院建设管理体系更加清晰明确，打造了独具中医药特色的慢病管理与医防融合新路径，构建中医药文化双轨、双循环传播模式、“基地＋策展”国际传播新路径，推动中医药文化走出国门，助力健康促进医院建设再上新水平。

（一）5W理论下“基地+策展”国际传播路径运行举措

1.明确中医药文化“基地＋策展”新路径的传播主体。与外事服务中心、高校国际学院、

国际人才服务企业等联合开展中医药文化国际交流合作项目，强化中医医院中医药文化国际传播的主体地位，在医疗与文化等方面融合传播，推动新信息、新理念和新技术交流，向世界充分展示中医药发展成果，推动中医药文化守正创新。

2.精制中医药文化“基地＋策展”新路径的传播内容。在“基地”传播模式中，设置“2＋2”高校合作项目，即“共建中医药文化教学课堂、共建中医药文化体验馆、共享中医药文化海外传播项目、共享中医药文化宣传阵地”。推出“6＋6”服务项目，从医资配置、设备配备、资金支持、宣传推广等6个方面，设定6项适合传播的中医药文化体验项目。开展“蓝色癸卯·夏季养生”、“蓝色癸卯端阳·本草药膳粽享健康”、共建“一带一路”国家国际学生研习体验中医药文化活动等主题国际传播活动。在“策展”传播模式中，依托博鳌亚洲论坛全球健康论坛大会，提出“健康无处不在，中医时刻关怀”“世界的中医药，中医药的世界”等理念，连续两届设专区展示与生动传播中医药文化，使中医药文化在国际舞台焕发新活力。

3.精准“基地＋策展”新路径传播媒介与受众。结合传播媒介发展趋势与传播受众的特点，系统整合传播思路和传播渠道，建立专业人员业内领域传播、网络新媒体平台传播、与各级各类媒体联合传播三大传播矩阵和传播渠道，根据不同文化背景，重点以中医药文化体验、文化展示、作品推介三大适合传播的形式，通过学习能力强、素质高的国际学生及国际交流人群等受众群体返回国家，辐射中医药文化在海外的受众范围。

（二）5W理论下“基地＋策展”国际传播路径卓有成效

1.传播模式和成果创新。建成山东省首家国际学生中医药文化体验基地，通过实践应用创新、理论应用创新与机制体系创新，惠益30余个国家500余名国际学生、逾万名国内外参展人员，架起中医药文化国际传播的桥梁，加快推动中医药文化海内外传播，已形成可复制、可推广的中医药文化国际传播实践模式，国内多地中医医院前来交流观摩并尝试开展。

2.传播成果辐射国际。文化传播成果在北京奋进新时代主题成就展中央展厅展出，两次荣登中华人民共和国中央人民政府网，新华社播发中文图片通稿和英文大广播通稿在海外传播，被编译成纳米比亚专线、韩国专线、巴基斯坦专线等，被海蒂图片社、韩语·新闻事实等近20家海外媒体采用发布，推动中医药文化传播走向国际。

◎健康促进医院建设优秀案例5

推动全民健康管理工程，构建新型医疗服务模式

泰安市中心医院（青岛大学附属泰安市中心医院、泰山医养中心）是一所集医疗、教学、科研、康复、预防、保健、康养于一体的三级甲等综合医院。作为省级健康促进医院，医院坚

持“合力、统筹、平稳、落实”总基调，实施全民健康管理工程，为人民群众提供全流程、全生命周期优质健康服务。2023年，医院在满意度调查中三个维度均获满分，进入1500余家三级综合医院前15%的三甲医院，跻身“中国医院竞争力地级城市医院100强”排行榜第58位；“全面提升群众看病就医满意度获得感”获评“2023年度山东省公立医院高质量发展十大创新举措”；先后荣获“全国医院高质量发展示范单位”“中国医院百强院”“全国改善医疗服务示范医院”“山东省健康教育岗位技能竞赛一等奖”等荣誉。

一、主要做法

（一）建设健康环境

为群众提供舒适便捷的就医环境。设置了就诊下车专用区；按“器官和疾病”优化诊室布局；设置咨询台、就医导引图，合理布局自助挂号缴费一体机；诊室前设置充足座椅；门诊、住院部张贴文明用语；医院饮用水充足，食堂符合健康食堂标准，垃圾分类处理，均符合国家要求；智慧厕所干净整洁；射频识别(RFID)智慧巡视、护士床旁巡视率达90%以上。

（二）优化健康服务

1.推动全流程健康管理。医防融合中心、疾病管理中心、健康管理中心建成启用，“26410”工程(2:两师、两中心；6:六大处方；4:预防、控制、救治、康复四个环节；10:十类人群)顺利实施，实现了“院前、院中、院后”全流程健康管理。推动家庭医生签约服务，大力开展健康体检、健康咨询等保健服务。

2.提升群众就医体验。在省内率先实现“医疗＋医保＋金融＋科技”的惠民就医“无感支付”，诊室现场医保结算率、床旁结算率超过90%。便民门诊“一站开药”，“双通道”药品在智慧药房和慢病药房无缝流转。互联网医院开通“便民续方”“健康管理门诊”“线上预约住院”功能，打造“上级医生＋基层医生＋患者”的“社区协同门诊”服务新模式。实行预住院模式，实现住院天数、住院费用双下降。开通“7212345”院长热线，建立“一站式”投诉处理模式，形成“投诉—分析—整改—评价”的闭环管理。

3.高质量发展提升服务品质。医院出台高质量发展促进行动实施方案并对细化指标任务。举办“大培训、大练兵、大比武、大提高”系列活动。设置志愿者团队，实现手机院内导航。开通“8061一站全办”，打造了“小灵通”“万能胶”式的后勤服务品牌。设立中西医结合门诊、康复治疗区，提供针灸、推拿等服务。强化人文关怀和隐私保护，秉承“如家如亲人”服务理念，开展“互联网＋”护理、安宁疗护、陪检、院内共享轮椅、绿色通道、残疾人孕产妇等特殊人群优先就医等服务。

（三）强化健康教育

科普宣教全流程、全覆盖。门诊及病区利用健康教育宣传栏、电子屏、展板、宣传手册宣传健康科普知识。上线移动宣教系统，患者及家属床头扫码即可学习，开展院前、院中、院后全流程、连续的健康生活方式教育工作。孕妇学校定期授课，病友微信发送健康资讯。开通

“泰安市中心医院健康号”微信公众号和视频号，每周至少推出2篇原创科普文章，已推出健康科普文章215篇。开设《泰山名医说健康》《泰安市中心医院科普时间》等科普视频栏目。完善健康科普专家库和资源库，成立“蒲公英”科普宣讲团，以“点餐式”预约模式开展巡讲活动。

（四）倡导健康文化

构建“大健康＋强文化”健康文化体系。结合医院“第一书记”包保村、“业务院长”派驻点、医联体合作单位，开展文化为民、惠民、利民以及健康管理活动。结合传统节日、卫生健康主题纪念日等，大力普及健康知识与技能、中医药养生保健理念和方法。组织职工开展健身活动。建设无烟医院，绿色出行，健康饮食，提倡健康生活方式，提升健康素养。以“文化＋健康＋N”为导向，分阶段、分区域建设“文化健康小屋”，推进“文化宣传＋健康管理”创新融合。积极开展各类中医药文化阅读、中药茶饮及传统疗法体验区等，推动医院中医药事业从全院化向全域化发展。全年通过各类媒体发布宣传稿件6600余篇（条）、微信公众号总阅读量突破120万＋。

（五）加强组织管理

推动健康促进医院建设。将健康促进医院纳入医院《“十四五”发展规划》，并列入职代会重点任务。出台《全民健康管理工程实施方案》，成立以党委书记、院长为组长的领导小组，明确职责和分工。制订工作计划，分阶段实施并对任务进行分解。建立多部门协作机制，定期对健康管理情况进行科学评估和监测，统筹推进健康促进医院建设。出台《健康促进绩效考核管理办法》，将健康教育纳入绩效考核，结果与岗位聘用、职称晋升、绩效分配、评奖评优等相结合。落实职工健康促进培训制度。定期开展职工相关培训。每年举办健康科普大赛，提升职工参与建设的获得感。

二、工作成效

为全面贯彻落实党的二十大精神，立足为人民群众提供全生命周期系统连续的健康服务。医院启动了全民健康管理工程，打造“院前健康管理服务、院中诊断治疗服务、院后疾病管理服务”一体化的新型医疗服务模式。建立疾病管理师和健康管理医师队伍，应用“药物、饮食、运动、睡眠、中医、心理”六大处方，在“预防、控制、救治、康复”四个环节中对老年人、孕产妇、婴幼儿等十类人群开展健康管理。搭建起横向一体化医防融合和“三师一患”（三师：专科医师、全科医师、疾病管理师；一患：患者）纵向分级诊疗相结合的立体交叉服务体系，以“26410”为抓手，推动医院“以治病为中心”向“以健康为中心”转变。力争该院作为“全国首家三级甲等全民健康管理标杆医院和典型案例”向全省及全国推广，助力健康中国目标早日实现。主要举措如下：

（一）建立“两师”队伍，打造专业健康管理团队

邀请国内著名专家全面解读“全民健康管理工程”的新理念及六大处方管理。医院120

名健康管理医师和150名疾病管理师分别接受120学时的培训课程，熟练掌握了疾病管理、健康管理和六大处方的应用。

（二）启用智能健康管理信息化系统，推动智慧化管理

安装并启用健康管理系统和疾病管理系统，两系统可根据评估结果自动生成有针对性的六大处方。具体来说，健康管理医师用健康管理系统对体检人群进行风险评估制订个性化体检项目，对高风险人群给予生活方式指导，预防疾病发生；对患者群引入门诊就医。疾病管理师应用疾病管理系统落实住院患者六大处方管理方案，促进患者康复。出院后，疾病管理师根据系统排期随访患者院后六大处方落实情况，提醒患者按时复检。

截至目前，已对9000余名体检人群和患者实施评估并进行了六大处方管理，效果显著。一名患者因健康管理师随访，及时发现肺癌入院治疗。

（三）构建MDT（多学科治疗）团队，实现“六大处方”一体化管理服务

打造以营养科、康复科、心理科、睡眠中心、中医科及全科医学科为核心，满足“六大处方”一体化管理服务需求的学科群。将高血压、糖尿病、康复、中医等全院化项目纳入管理，实现全生命周期健康与疾病管理服务协同。康复科完成30余次联合查房，康复治疗5000余人次；中医体质辨识查体200余人次，会诊100余人次；管理高血糖人员688人次；管理贫血患者300余人，均成效显著。一名糖尿病患者经过干预胰岛素注射量下降了12单位。

（四）推动“互联网+”健康服务，打造健康社区

发挥互联网优势，在基层医院设协同门诊，开设远程健康咨询平台，提供线上咨询、预约挂号等服务。开创“三师一患”服务管理模式，在医院周边社区设立“健康管家”，通过线上、线下方式用六大处方对居民进行生活方式及就医指导。推出健康科普文章215篇，社区及单位宣讲100余场，10余家协同门诊，完成了500名患者的诊疗和健康指导，引导1万余名社区居民建立健康生活方式。

◎健康促进医院建设优秀案例6

中医文化“四融入”　中医服务润民心

邹平市中医院坚持以群众需求为导向，通过建立长效机制、优化就医环境、深挖管理亮点、创新推广载体，传播中医药文化，回应群众急难愁盼、增进群众健康福祉，推动中医药文化深入民心，努力打造群众身边的健康促进医院。

一、主要做法

(一)建立长效机制,多措并举实现全面建设

医院高度重视健康教育与健康促进工作,将健康促进医院建设纳入医院发展总体规划。2021年4月成立由医院党委书记任组长的健康促进医院工作领导小组,构建院科健康促进工作组织网络,制订健康促进医院建设规划和工作计划,并成立健康教育办公室,由3名专职人员负责健康促进医院建设工作组织动员,开展医护人员健康教育技能培训,推动健康促进理念、健康促进策略融入医院建设管理和服务全过程。为建立健全健康促进医院建设长效机制,医院不断完善激励制度体系,相继出台、修订并实施建设健康促进医院督导评估、绩效考核等工作制度,健康教育办每月对科室、个人健康促进和教育工作记录进行质控、考核、打分,考核结果纳入年度健康教育工作先进科室、优秀个人等评先树优范畴,全面提升职工参与健康促进医院建设的认同感。

(二)优化就医环境,多点提升改善就医体验

立足患者需求,大厅醒目设置就诊一站式服务中心,配备导医导诊志愿者12名,为患者提供全程、全面、优质的"挂号前、候诊期、入院前"等关键节点就医服务,实现患者"来院有人迎、检查有人陪、困难有人帮"。将健康促进元素融入医院环境建设,通过强化无烟医院管理,实施无臭厕所专项整治,保障安全、舒适的办公和诊疗环境。此外,在医院广场、门诊大厅以及各病区打造中医药文化健康教育宣传栏、文化墙316处,营造浓厚中医药文化氛围;依托"一馆一园一区一长廊",成立中医药健康教育基地,定期组织中医药文化开放日活动,开展名中医健康义诊,展示中医药文创产品、现场体验中医适宜技术,让群众近距离感受中医药文化魅力。医院被授予"山东省中医药文化建设示范单位""滨州市健康教育基地"称号。

(三)深挖管理亮点,多项发力树立服务标杆

发挥医院特色,依托8S精细化管理,开展慢性病证"床旁办""移动支付""0押金""床旁入院""床旁结算""预出院随访""看病就医大回访""病友座谈会"等贴心服务;深挖优质医疗服务项目,丰富8S管理内涵,提升医院管理质效和科室活力;培育健康人群,推动"品质中医医院"高质量发展。率先成立滨州市首家传统疗法科,设置针灸科、推拿科、外治科、治未病科以及康复科,发挥医院中医药人才资源优势,持续推进和深化临床路径与优势病种管理的实施,推动健康与经济社会良性互动发展,开展温针、电针、督灸等40余项中医特色适宜技术,每日接诊患者600余人次,更好满足患者诊疗需求。

(四)创新推广载体,多管齐下促进全民健康

医院各优势专科定期推出中医药健康知识科普作品,提高群众自我保健意识。将健康教育和健康指导融入出院患者随访全过程,使出院患者随访流程更规范、更合理,临床医护

人员操作方便可行，有效提高出院患者的随访效率。推动从“被动医疗”向“主动健康”转变，医院成立扁鹊志愿者服务队、杏林志愿者服务队和硕士志愿团3支志愿服务团队，组织935名志愿者开展中医药文化实践、健康科普义诊、健康知识技能培训等活动，积极传播推广中医“治未病”与适宜技术，提高群众健康获得感。携手各镇街驻村“第一书记”，在全市80余个村庄、社区组织开展“进村义诊送健康、为民服务践初心”大型中医义诊，受益群众21000余名，让群众在家门口享受免费体检和中医诊疗的同时，不断提高健康保健意识，以实际行动促进中医药文化传播。

（五）传播中医药文化，多方联动倡导健康生活

聚焦“学经典、用经典”氛围营造，医院定期聘请省内外专家、学者来院开设讲座，讲解传授中医药文化知识，带动邹平市中医药文化知识学习热潮，为中医药文化知识的传播、实践起到了引领作用。聚焦中医药健康文化素养提升，每年组织开展健步走、八段锦表演等活动，加强医院文化建设，促进医院和谐健康发展。同时，定期组织健康科普专家走基层活动，并培养了一批专业化健康科普团队，在村委大院、新时代文明实践站传授八段锦、养生保健操，将中医知识带到乡村、社区，带到群众身边。聚焦全媒体深度合作，特别策划《二十四节气》系列专栏，在线直播《中医话健康》电视节目20期，录制播出《识药说医》中药材科普短视频41个，以群众喜闻乐见的形式传播中医药文化，将中医药文化知识深植群众心中，扩大了中医药文化影响力。

一直以来，邹平市中医院致力于扩大中医药文化传播的覆盖面和中医药文化服务的朋友圈，让人民群众对中医药文化产生思想认同，让中医药健康知识普惠于民，全面提升医院健康促进工作水平。

二、工作成效

（一）暖心惠民，将倡导中医文化融入志愿服务

中医志愿服务遍全域。精准定位志愿服务团队服务群体，硕士志愿服务团对口志愿帮扶医共体成员单位所在镇街，推动优质中医资源深度下沉；扁鹊志愿者服务队面向市直机关，开展健康管理、科普宣讲和保健咨询等；杏林志愿者服务队面向基层群众，免费提供中医适宜技术体验。中医药送上门。志愿服务现场把脉问诊，根据群众需要远程开方，提供代煎中药免费配送上门服务，告别“中医义诊无中药”。主题活动惠民生。开展“六送六进六提升”“党旗红＋天使白”等活动，普及推广健康知识，及时发现群众潜在病情，每年开展主题志愿服务超100场次。

（二）文化塑院，将倡导中医文化融入医院环境建设

按照“入院可见中医药文化”思路，将中医药文化植入医院的环境文化中去，依托“中医药文化长廊”“百草园”等中医药文化阵地，广泛宣传中医药起源、基本知识、特色疗法、养生保健方法等内容。院内展出本地中药类目标本200余种，纪实照片、书画作品等中医药文艺

作品近180件，种植28个科50余种药用植物，引导广大群众认识中医药、喜爱中医药、使用中医药。

(三)突出优势，将倡导中医文化融入医疗健康服务

以打造“品质中医医院”为主线，充分发挥中医药特色优势，将中医文化融入医疗健康服务，全市率先开展“0押金”“床旁入院”“床旁结算”，创新开展慢性病证“床旁办”，加强中医药文化普及传播。成立滨州市首家传统疗法科，创新开展“中医外治＋中医护理”服务模式，提升中医药服务能力与水平。2021年6月，因地制宜地成立中医药健康教育基地，基地场馆全天开放，累计发放健康教育资料数万份，每年吸引中小学生、企事业单位干部职工3000余名走进基地参观并进行中医药文化实践。

(四)守正创新，将倡导中医文化融入全民健康教育

开展中医药文化进机关、进农村、进社区、进校园、进企业、进家庭“六进”活动168次。连续三年举办中医药健康文化节活动，定期组织开展八段锦、太极拳等养生保健操的展演和现场教学。推进“中医药伴我成长”行动，将适宜青少年掌握的中医文化融入传统文化课程，指导邹平市开元小学、黄山中学等中小学校栽培种植中药，邹平第二实验小学、经开区实验学校顺利通过“山东省中药文化进校园示范单位”评审验收。编纂出版中药学专著《邹平中药志》，记载中药共计1272种，填补了邹平乃至滨州在中药方面的空白，被邹平市政府首选为“全国农村中医工作先进县”深化普及读本。

◎健康促进医院建设优秀案例7

数智驱动多维协同，精准指导强化健康教育

山东第二医科大学附属医院充分利用“互联网＋”创建医护患多维协同健康教育促进模式，构建全员参与、覆盖全生命周期，集预防、治疗、康复和自主健康管理一体化健康管理体系。通过线上线下多途径传播健康科普知识，促进民众构建健康生活方式；为患者提供就医前、就医中和就医后全过程、个性化、精准健康指导；有效提高了个体自我健康管理意识和能力，提升了社会健康水平。

一、主要做法

(一)“党建引领，数智驱动”创建线上线下多途径健康教育模式

组建健康科普宣传专家团队，创建医院、专科及个人微信公众号、视频号、抖音号等健康教育平台40余个。定期发布专科常见疾病预防、治疗、自我康复护理知识，自主创作作品近

5000个。以AR(增强现实)视频、实景演示、动漫短视频情景带入式健康教育促进民众健康,打破时间和地点的双重限制,为民众获取健康促进及康复知识提供便捷、高效、专业的途径。

(二)“多维协同,全员参与”构建全过程、全方位、全周期健康服务

1.多形式、个体化、人性化宣教方式,为患者提供统一、科学、规范的健康教育。制作健康宣教二维码500余个、专科健康宣教手册50余册、模拟道具等60余件,通过开展健康教育大讲堂、患教会等形式,提高不同人群健康教育接受度和依从性。

2.借助出院患者随访系统,有效保障患者出院后安全。指定年资高、专业精、沟通能力强的医护为出院后患者提供专业、精准、延续性强的健康指导,降低患者非计划再入院率。

3.“互联网＋健康医疗”智能云平台为患者提供全程、便捷、高效健康指导。以全院血糖信息化管理系统为例,通过医护协同、全院一体化管理将血糖监测系统连通医院管理信息系统(HIS),使全院糖尿病患者即时血糖结果在HIS系统实时显示,全院血糖管理团队可随时对出院后患者进行检查结果远程分析,结合病情,制订规范、系统、有效的个体化诊疗、健康干预和指导方案,保障糖尿病患者获得高质量、全周期、连续性诊疗及健康照护。

4.医护患协同创建同伴参与式健康教育,促进患者学习效率和能力。建立医院、社区、患者及家庭共同参与、协同合作、同伴激励的健康促进群,对患者的健康数据进行采集、储存、处理、分析的同时,根据患者的健康状况和需求,提供院内院外、个性化的健康指导;以同伴参与、相互激励方式提升自我健康管理能力。

5.与医联体单位上下连通,建立慢病患者健康管理档案,为患者提供个体化、专业化、连续性健康教育。以提升医疗护理服务为目标,加强各联体单位业务合作与学术交流,促进优质医护资源下沉,更好满足群众健康需求;定期组织知名专家＋博士服务团入社区、乡镇开展健康科普、义诊等活动,为当地居民提供规范、精准的健康服务;借助“互联网＋”护士进社区、入家庭,为患者提供专业、精湛护理服务,满足慢性病、特殊康复期患者需求。

二、工作成效

(一)打造自主健康宣教品牌,创建多元化健康科普平台

打造了医院自主健康宣教品牌,创建了多元化健康科普平台,获群众赞誉,赢社会好评。

1.2022年医院微信公众号平台粉丝量突破83万,总阅读量达98.86万,同比增长51.36%。获评省卫生健康新闻宣传奖2项;医院重点工作、先进典型、健康科普等65次被中央电视台、《人民日报》、山东广播电视台等多媒体报道,多项健康宣教案例获省级荣誉奖励;2023年1项健康促进案例获评山东省首届患者服务优秀案例一等奖。

2.科室及专家个人健康教育平台关注人数累计超10万人次,有效阅读超15万人次,点赞好评超3万人次,逐步建立起医院自主品牌健康教育科普资源库。近5年,立项健康教育促进相关课题10余项,发表论文20余篇,有效提升了医护健康宣教能力,扩大了医院社会影

响力。

（二）搭建一体化健康促进工作网络

搭建了“医院—社区—家庭”一体化健康促进工作网络，为患者提供“三全”健康管理路径。

1.通过对接医联体单位，搭建“医院—社区—家庭”一体化健康教育网络，主动对接群众需要，建立慢病患者健康管理档案，将防病治病关口前移，为患者提供疾病预防、诊疗、院外保健等全过程、全方位、全周期服务，赢得患者好评，住院患者满意度每年均在98.5%以上。

2.依托大数据深化医防融合，慢病管理服务中心主动对接慢病患者的需求，创建了慢病患者院内外“三全”健康管理路径，培育“互联网＋”医生、护士，实现了院内院外健康促进管理有效衔接。

◎健康促进医院建设优秀案例8

医防融合，护佑健康

胜利油田中心医院是一所有着59年发展历程的三级甲等综合医院，自2013年以来持续开展健康促进医院建设工作，积极响应“健康中国行动”号召，以“医防融合”工作为契机，开展“有机制、有团队、有措施、有成效”的健康教育工作，成效凸显。医院以人民健康为中心，整合优化专科资源，成立10个专科医院；2022年在东营市卫生健康委的部署下，作为首批试点医院开展医防融合工作，由负责疾病预防控制的公共卫生科牵头，在既往基础上，引导医护人员从“以治病为中心”向“以人民健康为中心”转变。针对既往健康教育工作虽形式多样但管理相对分散，三级预防未形成链条的问题强化管理，开展防、治、管链条式健康教育。

一、主要做法

（一）医防融合，健全体系，同步同向同行发力

1.党建引领，团结协作。成立医防融合、健康促进领导小组，由主要领导任组长，下设医防融合办公室，通过职能部门MDT协作配合，将健康教育作为医防融合重要内容，实施院一分院一科室三级管理。

2.明确标准，评建结合。制定并持续修订《健康促进星级评定标准》《健康促进季度检查标准》等，质量检查结果与绩效结合、与各分院健康促进星级评定结合。在全市卫生系统率先成立“群众满意度评价办公室”，建立反馈机制，以人民群众需求为导向，持续优化健康教育工作。

3.组建团队，凝聚合力。先后组建健康科普专家团队、爱翼志愿者团队、心理健康促进讲

师团队、信息建设赋能团队，在院级领导下对接提升各专科分院的健康教育工作；在各分院设立健康教育链长，各临床科室设立健康教育专员，开展院前（社区义诊、健康教育）、院中（门诊、住院全程健康教育）、院后（陪伴式健康教育）教育，为打造七大“健康教育品牌”凝聚合力。

4.信息赋能，提升效率。上线全生命周期健康管理系统，专科专病精准分组，线上筛、治、管网络矩阵，为繁忙的医护提升健康教育效率，畅通医联体医院的信息高速路，带动整体水平提升。

（二）聚焦“一老一小”，打造七大健康教育品牌

1.专注甜蜜事业，守护糖友健康。成立于2010年的糖友俱乐部，以“关爱糖友，重塑健康”为品牌内涵，通过院前、院中、院后三条主线，形成全流程、陪伴式患者健康教育与服务，累计开展“周周讲”课堂624期、留有影音资料936份、成长足迹手册14本，23000余名糖友及家属受益。荣获山东省首届健康科普知识比赛一等奖、首届患者服务优秀案例银奖等多项荣誉。

2.精准防治，远离卒中。开展防、治、管、康链条式健康教育，专业医护与脑心管理师联合，制订个体化卒中防治健康处方，建立健康档案，指导专业医生开设抖音等自媒体，通过卒中大讲堂、公众号等新媒体普及健康知识；深入社区、街道开展脑卒中筛查和健康教育，先后荣获国家“脑卒中筛查与防治示范基地医院”等称号。

3.关爱血压，焕活心生。自2016年以来，从孕妇、青少年到中老年实行全生命周期高血压防控教育，通过各类新媒体、医生自媒体传播健康知识，制作“降压操”视频、“盐多必失”脱口秀；围绕食、动、药，结合心理、中医，开展特色健康教育急救培训等线上线下活动400余场次。

4.疏放医患心灵，身心双护健康。2021年组建院心理健康促进讲师团队，先后打造“ACT心理灵活性训练营”等精品课程，录制多个心理减压放松音频、视频，开展“身心健康工作坊”“我心医我病读书会”等活动，提高医护人员心理健康水平的同时，在冠心病、肿瘤等身心疾病患者健康教育中发挥积极作用。

5.“肾友”家园。自2012年以来，连续开展“世界肾脏病日”“大型‘肾友’会”宣教义诊，创新实践互动式宣教形式——“患教厨房”，手把手教会透析患者管理日常饮食，“析路相伴”系列短视频点击达2万余次。获山东省首届血液透析健康宣教比赛第一名。

6.精品孕妇学校，守护母婴健康。这是成立于1993年的省级示范孕妇学校，选拔妇儿、营养、康复、内分泌等专业人员组成实力雄厚的教学团队，开展必修课、精品课、自然分娩体验营等，年均开展线下课程500余期，线上课程100余期，24小时母乳喂养咨询专线，受众人群达3万余人次；母亲节、父亲节等定期举行大型公益活动，荣获健康报社2021—2022年度妇幼健康高质量发展优秀实践案例。

7.医路童行。这是成立并运行15年的“关注0～18岁生长发育”的健康促进品牌，由儿科、骨科康复、口腔科、眼科等医护联合，通过线上线下、入户随访等形式关注新生儿院外生长发育，累计获益3600余人次；走进学校、社区，对中小学生开展近视防治、脊柱侧弯、爱牙

护齿义诊及科普宣传活动，获益学生近9万人次，建立儿童生长发育档案3000余人次，矮小症、肥胖症等抖音科普视频点击量达10万余人次。“防龋团队进校园，爱牙护齿在行动”“守护国之脊梁、医防融合在路上”公益项目广获好评。

（三）强化宣传，以评促建，推动工作再上新台阶

1.科普专家进基层。开展“健康素养大提升——健康科普专家下基层”“职业健康百名专家科普讲座”等活动，先后组织专家近千人次前往社区、单位、学校等开展健康宣教义诊活动，年度惠及群众3万余人次。

2.强化宣传引导。精心策划、巧思编排，年均编辑发布相关短视频、微信微博200余条，总阅读量超过300万人次；年上线《健康之声》《卫生与健康》《健康东营》等节目40余期；科学幽默、认真科普，组织健康教育脱口秀比赛，评选群众喜闻乐见的健康教育节目。

3.评建结合。年度组织“健康促进星级评定”，对五星级单位进行表彰，开展健康促进优秀案例评选，进一步提升各专科健康教育水平。

二、工作成效

（一）群众满意

2022年患者满意度位居全市三级医院第一，东营市跃居全省第一。

（二）政府满意

2022年被评为东营市“创新实干、事争一流”先进集体；近年来先后获国家卫生健康委“进一步改善医疗服务行动计划”先进单位、国家卫生健康委改善服务群众满意的医疗机构、全国百家“三好一满意”示范医院、全国管理创新医院、山东省卫生健康委优质服务单位、富民兴鲁劳动奖状等荣誉。

◎健康促进医院建设优秀案例9

为健康守护，为爱出发，安心护理送到家

近年来，郯城县第一人民医院充分认识健康促进工作的重要性、迫切性，积极投身“健康中国行动”，深入贯彻落实《“健康中国2030”规划纲要》，组织形成不同梯队的健康促进队伍，依托互联网，通过新媒体、微云台等途径，开展多形式、深层次、广维度的院内、院外健康促进宣讲，并依托信息化技术，采用“线上申请、线下服务”的模式，“安心护理上门服务”，为出院患者或罹患疾病且行动不便的特殊人群提供护理服务和居家健康指导，为更多居家患者送

去医院同质化的护理服务和健康知识宣讲、教育。自2020年5月正式上线至今，已服务近千名群众，有需求的患者通过线上下单，管理后台进行审核，并根据项目选派相关专业护理人员上门护理、宣教，患者足不出户就能享受到与院内同质的护理服务和健康教育。目前平台共注册认证了340名在院人员，均为具有5年以上临床工作经验的在岗执业护师，可有效对接患者服务需求，精准匹配人员，确保了护理服务和健康宣教质量，受到患者及家属的一致好评。

一、主要做法

(一)打通健康服务“最后一公里”，延续关爱护理

2020年3月，经过院领导班子讨论决策，由护理部牵头负责，信息网络部、医务部等科室协作，上报县卫生健康局备案，并与第三方签署合作协议，启动“互联网＋护理服务”即“安心护理＋健康宣教上门服务”项目。制订工作实施方案、工作制度及流程，医院与第三方公司合作，配合建设“互联网＋护理服务”平台，并不断优化系统功能，提供人员资质审核、订单统计、服务项目、服务价格、服务标准、服务协议、服务评价等内容。选取具有5年以上临床工作经验的在岗执业护师，经过医院培训、考核合格后组建团队。在患者出院前，由病房责任护士对其进行“安心护理服务”平台操作流程、服务项目等介绍。运行3个月以后服务半径扩展到以医院为中心30公里以内，服务对象加入了非本院出院的患者。目前医院推出了二十项上门服务项目，所需耗材收费按照院内一次性耗材价格执行，患者通过医院微信公众号，在“安心护理服务”平台下单后直接支付，即完成电子支付。

(二)手把手宣教，心与心交流，健康宣教送到家

“安心护理”项目组工作人员，在居家实行护理服务的同时，护理专家结合居家失能老人的照护需求，通过实训式教学和辅导，对照护者进行照护技能培训和生活护理上的健康指导。提升居家失能老人生活质量，同时为照护者提供心理和技术支持。居家护理宣教有自身的特色，相比院内健康宣教的侧重点在知识的讲解相比，“安心护理”宣教重点放在实际操作上，并可现场演示和操作。加强对患者及家庭照护人员的心理辅导，采用倾听、共情、关注，以解除患者心理负担。心理护理及良好的医患沟通能使患者情绪平稳，愿意配合治疗，减轻照护者的心理压力，以促进患者疾病的稳定和康复。

二、工作成效

一是2020年5月至2023年2月，“安心护理服务”运行33个月，共服务患者700余人次，开通护理服务项目20项，解决了失能、行动不便、老年慢病等患者不方便就医的实际需求。有效对接患者服务需求，精准匹配服务人员，共注册认证通过340名在院护士，提升了护理服务的价值。实现院外延伸护理，提升患者的整体治疗效果，提高患者满意度。“安心护理”工作开展以来，先后在健康县域传媒等多家媒体宣传推广，临沂市多家医院来医院学习交

流。2021年5月20日，举办“互联网＋护理服务——安心护理上门服务”一周年活动，邀请县各医共体单位参加，建立协作机制，通过培训、指导、帮带、远程等方式，将各医共体单位的优秀护理人员邀约加入“安心护理”服务管理，免费共享平台资源，共同为偏远村庄患者服务，努力让“互联网＋护理”服务走进每一个家庭。2021年11月，安心护理，一“点”到家案例在“2021年临沂市‘互联网＋护理服务’项目优秀案例评选”活动中荣获一等奖。

二是“安心护理”，护士服务到家，大大降低了患者就医成本，减轻了家庭经济负担，解决了行动不便患者就医难问题，让患者足不出户便享受到高质量、专业化的护理服务，提高了患者生活质量。通过操作演示和实地健康宣教，不仅进一步拉近了医患之间的距离，还发现了许多在医院工作中发现不了的问题，使日常护理变得更有针对性。在上门护理服务过程中，专科护士对患者进行健康宣教，手把手教会患者及家属常用护理方法，有力防范各种并发症，降低了患者再住院率。一位长期留置鼻饲管的患者家属专程送来“精心护理尽职尽责，服务到家暖心放心”锦旗，传播了健康品牌，扩大了医院的社会影响力。

◎健康促进医院建设优秀案例10

优化门急诊服务流程，畅通救治通道

当前，门诊患者就诊时间集中、门诊排队环节过多，急诊急救体系在院前和院内信息共享不足、衔接不畅等问题突出。医院坚持“生命至上”理念，围绕“以人民健康为中心”主旨，对门急诊业务流程进行科学改造，融合各信息系统间的海量数据，解决好门急诊患者对就诊时效性、连贯性、便捷性的服务需求。大力推行“三缩短”工程，加强急诊平台建设，通过完善制度建设、流程再造等，门急诊服务能力大幅提升。滨州医学院附属医院积极优化改进门急诊服务流程，提升救治效率，相关案例获得一系列荣誉。例如，门诊“三缩短”工程在山东省“践行标准我先行”门诊管理优秀案例展示活动中被评为优秀案例。“优化急诊平台建设，提升医院综合服务能力”案例荣获第六届中国医院评审评价与高质量发展大会“医院管理持续改进优秀项目”“中国现代医院管理典型案例”。

一、主要做法

（一）创新实施“三缩短”工程，提高门诊就诊效率

1.优化服务，缩短从进院到诊室的时间

（1）实行实名制全预约就诊。提供多种预约方式，合理安排放号时间，落实分时段精准预约服务。

(2)推进便民服务。在门诊大厅增设自助机,患者可以自助办理就诊预约、办卡、身份证建档及缴费等业务;导医引导患者就诊;与交运集团合作,设立直达医院的医疗健康城际公交专线等。

2.完善流程,缩短从诊室到检查室时间

(1)实行弹性排班制度。门诊值班根据就诊患者的高低峰时段灵活调配工作人员。针对超声、放射、检验等医技科室,采取中午不停诊,轮换上岗,减少人员留滞,提高工作效率。

(2)布局流程再造。合理分布各专业诊室和医技检查室;在检查申请单中标注检查地址位置;微信公众号上线"院内导航""AI导诊",实现预约信息、候诊提醒、科室导引、检查/检验报告单的"全流程推送"。

3.缩短从检查完成到报告出具时间

(1)检验检查自动化。引进先进的检验流水线,实现了采血自助取号、简化患者采血流程、缩短检验报告出具周期等。

(2)影像检查信息化。门诊患者自助预约影像检查项目,超声报告立等可取;基于云影像系统,患者检查结束后医师在网络终端查看影像信息,自助打印检查报告后即可复诊。

(二)积极优化急诊平台建设,提升急危重症救治效率和成功率

以急诊科为核心,通过加强"一横一纵一能力"体系建设,急诊平台功能持续优化,救治效率和成功率大幅提高。

1.横向设计,强化硬件设施上的物理融合

(1)优化急诊平台空间布局,将内科、外科、妇产科、耳鼻喉科、眼科、口腔科等集中设置,方便患者就诊。

(2)强化设备保障,手术间24小时开放,拥有手术间57间,包括百级手术间8间、DSA杂交手术间2间、正负压切换手术间2间。

(3)通过市"120"信息系统、"紫云系统"(严重救治信息交互联动系统)等方式,实现院前院内信息互通衔接;救护车配备市"120"信息系统、"紫云系统"、车载心电监护仪、车载呼吸机、自动体外除颤仪等先进仪器设备。

2.纵向设计,确保急危重症救治规范化、同质化

(1)加强标识建设,方便急危重症患者就诊。在医院分诊、挂号、诊室等处均设置"患者优先"标识,减少非急诊患者对急救资源的占用。中心设急救"绿色通道",急危重症患者进入救治绿色通道有明显标识。

(2)在急诊分诊台设置1分钟入院手续办理处,方便启动绿色通道,0押金办理入院,实施紧急救治。

(3)改进优化救治流程,总结固化好的经验形成工作手册等,做到救治的同质化、规范化。

(4)与周边基层医院签署六大中心协同救治协议,建立协同救治网络,畅通转诊机制。

3.能力提升,加强急诊医师队伍建设,促进能力提升

(1)积极组建院前急救队伍,出台《完善院前医疗急救队伍建设方案》,加强院前急诊队

伍建设。

(2)通过反复实践演练、病例复盘分析、召开典型病例讨论会等不断强化急诊医师业务能力和素质拓展。

二、工作成效

(一)门诊服务质量、服务效率明显提升

1.实名制就诊率持续提升。2022年实名制就诊率达90%,有效避免患者多次办卡,减少了患者挂号操作、等候时间。

2.2022年预约就诊率达80%,大大降低就诊人群无效等待时间。

3.门诊患者预约后平均等待时间从29分钟缩短至19.86分钟。

4.门诊患者登记当日CT检查预约平均等待时间从63.29分钟缩短至20.42分钟。

5.门诊患者登记当日MRI检查预约平均等待时间从202.51分钟缩短至60.38分钟。

6.预约当日超声检查者的平均等待时间从152.97分钟缩短至90.48分钟。

7.门诊患者检验科等待采血时间进一步缩短。在采血高峰期等候时间平均由30分钟逐步缩短至5分钟。

8.预约当日患者等待检验报告时间进一步缩短。血常规、尿常规报告发布时间维持在40分钟,凝血报告维持在50分钟,生化报告维持在90分钟。

(二)大急诊急救平台已具雏形,流程更加合理

1.以急诊预检分诊为起点,1分钟即可办理入院;10米内进入抢救间,15米内进入创伤手术室,30米内可到达EICU(急诊重症监护室),50米范围内可完成急诊超声、检验;100米范围内可完成急诊影像;150米范围可以到达DSA室、综合手术室、杂交手术室、综合ICU(重症监护室),流程进一步优化。以心脏刀刺伤为例,入院前手续办理完毕,到院后绕行急诊至综合手术室,从到院到开皮仅23分钟,抢救成功。

2.救治速度更加迅速。急性心梗患者从到医院大门到开通病变血管最快14分钟。

3.各项技术指标明显向好,服务能力提升

(1)卒中中心:2022年全年共溶栓340例,DNT(从入院到开始静脉溶栓治疗时间)中位数29分钟,DNT最短时间12分钟;取栓76例,DPT(患者从入院到血管穿刺成功的时间)中位数70分钟,DPT最短时间36分钟;CEA(颈动脉内膜切除术)40例;CAS(颈动脉支架植入术)96例;高级卒中中心数据上报最好成绩是全国综合排名28名。

(2)胸痛中心:急诊PCI(经皮冠状动脉介入治疗)347例,其中双绕73例,D-to-B(患者从进入医院大门到再灌注的时间)最短时间14分钟,院内胸痛时间52分钟,较以往缩短50分钟。

(3)创伤中心:多学科协作机制更加完善,2022年报送创伤患者4964例,其中严重创伤患者588例,质量和数量均居于全省前3位。

◎健康促进医院建设优秀案例11

标准化健康教育，助力人民健康

山东省泰安荣军医院积极响应健康山东建设，将健康促进纳入医院重点任务，也是护理品牌建设内容之一。自2016年以来，依据责任制整体护理程序，医院建立评估—干预—评价—追踪的单病种标准化健康教育模式，采用一对一讲解、课堂授课、技能演示、视频播放等利于患者接受的方式，分不同病种进行针对性的健康教育，依据慢病风险因素和患者健康需求，结合健康中国行动指标，辅以健康素养、膳食、运动、健康环境、安全、老年等综合健康教育，将单病种教育最先用于来自全省的轮流疗养患者住院全过程，取得了很好效果。为保证健康教育内容的统一、科学和丰富教育方法，医院成立健康操作团等团队，开发统一的健康教育课件、科普文章与视频、宣教单等，统一口径传播。标准化健康教育同时达到了护患共同受益的目的。

一、主要做法

（一）单病种标准化健康教育的建立与巩固

建立评估－干预－评价－追踪的单病种标准化健康教育程序。在2016年五批次全省轮流疗养患者中首次实施住院全过程的慢病健康教育路径（见表1。根据患者住院时程等可修订，长年住院者可按每月或每季制定病种教育路径）。倡导“收获健康，幸福全家”的口号，优先实施了高血压、冠心病、糖尿病三病种的健康教育程序。目前，初步形成五病种的标准化健康教育程序，每年惠及400名左右患者。

表1　慢病健康教育路径（2016年制定，持续修订）

时间	健康教育过程	目的和目标
入院3天内	1.按照入院健康评估表进行入院评估，含学习需求评估。 2.完成护理诊断、护理计划及风险评估。	完成基础评估
入院1周（疗养30天）	教育评估：单病种教育知识需求评估。完成慢性病种知识知晓率调查，填写慢病（单病种）健康教育执行单，确立教育诊断。	根据调查，确立教育诊断

续表

时间	健康教育过程	目的和目标
入院2～4周	按病种的健康教育计划实施健康教育。 1.由责任护士实施。管床护士重点了解分管患者健康教育知晓掌握情况,并重点施教。 2.教育方式:列入护士岗位责任制,实施一对一口头施教;病房摆放处方、手册、宣教单;多媒体授课;操作技能示教;视频教育等。健康操作团等团队备课、授课。 3.干预及评价记录于"单病种健康教育执行单"。 4.护士长对健康教育程序进行监管。	针对性施教,完成评价
出院与追踪	1.出院按照问卷再次进行调查评价。 2.对评价不知晓项目追踪。 3.电话随访。	进一步提升达标率,追踪依从性

(二)综合健康教育开发与巩固

2015年开发康复教育(运动教育),推行"运动疗法、体育锻炼、保健操、文化娱乐"四位一体的文体康复。2016年组建温馨操作团,开发心理健康教育;开发保健、急救技能教育等。2017年组建膳食营养操作团,开发营养教育;组建保健操队,推广保健操。2020年依据《健康中国行动(2019—2030年)》健康促进指标,编制《健康教育与健康促进项目指标》10项及其配套健康教育资料;依据《山东省健康促进医院建设标准(试行)》,进一步完善综合健康教育工作。

(三)完善健康促进措施

1.组建健康操作团等团队,依据指南、共识和国家发布的相关资料,开发健康教育课件、手册等,做到健康教育内容统一、口径统一。开展健康大讲堂,团队与病区责任护士共同做好健康教育,2016年至今开展健康教育大讲堂101场,患者参加约2300人次。

2.完善健康教育设施设备。健康教育室配置多媒体、耳麦、电脑,建立统一的课件、手册、宣教单、视频等。

二、工作成效

按照健康促进医院建设标准,紧跟健康中国、健康山东建设步伐,实施精准健康教育,特别是在生活方式等未病教育方面形成追踪评价机制,让健康教育惠及更多群众。发挥护士核心力量作用,持续培养健康教育人才,更多地走向社区、职场等为人民大众提供健康服务。

1.通过对患者出院慢病核心知识知晓率调查和满意度调查,知晓率＞60%,改善幅度＞80%,患者满意率≥98%,幸福感提升。慢病核心知识知晓率达到了《中国防治慢性病中长期规划(2017—2025年)》要求的到2020年和2025年居民重点慢性病核心知识知晓率分别达到60%和70%的要求。

2.膳食等专项教育的追踪知晓率达标。形成了老年健康核心信息、控烟、口腔健康、5种慢病、合理膳食、心理、科学运动等的健康教育课件和高血压等慢病教育手册，综合健康教育手册及科普视频等。

3.通过标准化健康教育的实施，护士健康教育能力及科研能力不断提升，近年在省级以上刊物发表相关论文3篇。多人多次在健康科普教育相关案例比赛中获奖。

4.医院获2019－2020年度“关爱老人进社区”工作先进单位，2022年被评为泰安市老年友善医疗机构和健康促进医院。

◎健康促进医院建设优秀案例12

完善健康促进激励机制，助力健康山东建设

医院是卫生保健工作过程中的一个特殊而重要的场所，也是维护公众健康的前哨阵地。随着健康观念的转变，医院逐步发展为推动健康教育与健康促进的中心，健康教育已在医院工作中发挥越来越重要的作用。山东省妇幼保健院将健康促进理念、策略融入医院建设管理和服务的全过程中，通过制定实施有利于健康的政策、创造有益于医患身心健康的环境、不断完善健康促进激励机制，调动医务人员参与健康教育与健康促进工作积极性，实现既推动健康促进工作的良性发展，又促进医院各项业务开展的双赢局面。

医院在健康促进医院建设过程中存在健康教育科“唱独角戏”的问题，导致健康促进工作浮于表面、宣传效果不佳。医院党委发现这个问题后，多次组织召开专题研讨会，将健康促进和健康教育工作纳入医院发展总体规划，制定和规范激励机制，建立健康教育科、宣传科、工会、团委、对外合作和社会工作部、党办、院办的“7＋X”健康促进工作机制（X为各支部、各临床保健科室），推动全员参与健康促进、健康传播工作，为妇女儿童提供更加优质、高效、温馨温暖、全方位、全生命周期的健康服务。

一、主要做法

一是出台激励政策。医院陆续制定印发了《关于医务人员外出科普讲座、义诊、对口帮扶、医联体指导等活动发放补贴的通知》《社区和社区卫生服务中心（站）工作绩效考核管理办法》《山东省妇幼保健院短视频宣传工作管理办法》《山东省妇幼保健院关于加强科室微信公众号管理的通知》《山东省妇幼保健院关于加强医院对外信息发布和宣传品工作的通知》等规章制度。

二是加大经费投入。每年投入数百万元经费进行健康促进、健康传播工作，为参与健康科普讲座和义诊活动的医护人员发放奖励；为微信公众号管理员发放奖励；进行健康促进活

动评先选优，发放奖励；媒体合作投入逐年增加。三年来累计投入1000余万元。

三是实施激励措施。以比赛促发展，每年举办一届健康科普、健康宣教大赛活动，将结果作为职称晋升、评先评优、选拔人才的重要依据之一。

二、工作成效

一是自媒体健康传播矩阵初步形成。全院共开通了40余个科室微信公众号，覆盖医院全科室、全专业，形成健康传播和健康促进工作微信公众号矩阵。全院微信公众号三年来累计发布健康科普文章2969条，总阅读量近500万次。发挥专家学者在健康促进与健康教育方面的倡导力和影响力，为科室主任和知名专家开通百余个短视频账号，三年来累计发布科普短视频8000余条，总播放量过8亿次。

二是现场健康传播活动成效显著。健康科普讲师团持续开展进社区、进学校、进企业、进农村、进家庭等五进活动，3年来累计进行线下健康科普讲座（义诊、咨询）1500余场，受众达20万余人次。

三是传统健康传播网络持续给力。与山东电视台、济南电视台、山东教育电视台、大众报业集团、济南报业集团、新华网等官方媒体深入合作，三年来累计在媒体发布科普文章、视频2000余篇（条），累计观看人次3亿。与山东教育电视台联合创办的《养教有方——优妈育儿堂》栏目得到国家卫生健康委、山东省卫生健康委、山东省教育厅和山东省妇联等部门的高度认可。

四是智慧健康服务形成常态。积极推进智慧医疗，打造智慧产科建设，实现智能全流程管理，开创产科服务新模式。扫码自动采集孕妇体重、血压等数据，远程胎心监护数据自动上传，高危孕产妇纳入全程自动监管……这些便捷的应用场景在山东省妇幼保健院产科早已成为常态。

五是典型案例获得认可。2021年度中国妇幼保健协会联合中国人民大学新闻学院举办的“健康教育人才培优计划”获全国总冠军；“微光讲师团”被山东省省直机关评为第三届“最佳志愿服务项目”先进典型。

◎健康促进医院建设优秀案例13

以文化人，以德塑魂，打造齐鲁中医药文化健康促进新模式

中医药是中华文明的重要载体，习近平总书记在多个场合都对中医药给予了高度评价。大力推进以中医药特色为核心的医院文化建设，有利于促进中医药文化传承发展，发挥中医药

特色优势，满足广大人民群众对中医药服务的需求，提高中医医院核心竞争力。山东中医药大学附属医院将中医药文化融入医院传承和发展的内在推动力，制定出台了《进一步加强医院文化建设的意见》《临床科室文化建设指导方案》，在弘扬、继承优秀传统文化的基础上，积极吸收借鉴国内外现代管理和医院文化的优秀成果，以“患者满意”为追求，以“文化塑院”为目标，以“学习创新”为动力，努力建设具有鲜明时代特征、丰富管理内涵和中医特色的医院文化。

一、主要做法

（一）突出融合发展，筑牢中医药服务阵地

充分发挥中医药在治未病、疾病治疗、康复保健中的重要作用，为人民群众提供全方位全周期中医药健康服务。一是突出重经典、强临床、促应用。坚持“读经典”与“做临床”并重，强化运用中医经典理论指导临床活动，积极营造“信经典、用经典、爱经典”的学术氛围。二是推进外治技术提质增效。充分发挥中医外治技术“简、便、验、廉”的特色优势，发掘遴选一批中医适宜技术，加快建设适宜技术推广平台。三是推广临床康复一体化创新发展。围绕常见病、重点病，探索形成一批疗效确切、安全可靠、易于推广的技术操作规范、疗效评估标准和技术服务流程。四是促进治未病健康工程升级。融合互联网医院、慢病管理、健康查体等形式延伸医疗服务链，开展治未病技术疗效的循证研究。围绕“方便看中医，放心用中药”行动，连续7年承办山东省中医药服务百姓健康行动暨中医养生保健膏方推广活动，彰显山东特色和文化优势。

（二）突出协同联动，夯实中医药人才培养基础

高度重视中医药传承发展与人才培养，积极开展“大医传薪”工程，组织百名主任医师进大学，开展百名青年临床教师教学能力提升计划。目前，建有22个全国名老中医药专家传承工作室，4个山东省名老中医药专家传承工作室，1个全国学术流派传承工作室，1个龙砂学派工作站；有112位知名老专家被认定为全国和省级老中医药专家学术经验继承导师，237人成为学术继承人。

（三）突出体系建设，铸造中医药发展强劲引擎

医院成功入选国家中医药传承创新工程，制定并实施了“经典传承、创新发展”发展战略，加大对中医药传承与创新的支持力度。先后成立山东省中医药临床研究院、山东省“治未病”研究院、山东省中医经典传承研究中心、山东省中医药转化医学中心、山东省中医药适宜技术推广培训中心，形成了传承与创新的中医药发展新格局。

二、工作成效

（一）文化标识深入人心

医院建院60多年，形成了“乐群敬业　厚德怀仁”的院训，“继圣贤传承　佑民生福安”的医

院宗旨。医院编写的文化标识系统荣获“第四届全国医院卫生文化建设优秀成果奖”，院徽荣获全国“中医药标志性文化作品二等奖”，院歌《山东省中医院之歌》成为全院职工手机铃声。

（二）文化平台富有特色

院史馆、中药材展示柜、中医药发展历史文化壁画等医院重点文化建设项目坚持对外开放。院报《中医大附院报》、医院网站和微信服务号、订阅号都具有浓郁的中医药特色，院报每月一期，微信每日推送。目前，两个微信号的总阅读量已突破100万。互联网中医健康大讲堂累计观看达5.2万人次；成立中医药科普视频团队，累计推送1302期，10个短视频账号粉丝过万；开通官方抖音号、快手号，点击量近1亿次，粉丝量近10万。

（三）文化氛围浓郁鲜明

在院内用中医四诊的“望闻问切”作为道旗的主要内容，选用中国传统的水墨画具、名贵中药等作为背景。设置仿古特色的宣传栏、公告栏、爱心巴士站牌、院区导示图、文化墙等，其中古色古香的“爱心巴士”及站牌，被国家中医药管理局前任部长王国强在全国“三好一满意”经验交流大会作为典型范例进行表扬；《大众日报》头条刊登《省中医院内跑起“招手停”》。

（四）文化建设成果丰硕

扁鹊脉学诊法、孙重三小儿推拿流派被纳入山东省第五批省级非物质文化遗产。设立国医大师尚德俊纪念馆，获批山东省非物质文化遗产研究基地。承办中国医院文化大会中医药文化与守正创新等论坛，圆满完成博鳌亚洲论坛中医体验区的服务展示工作。

◎健康促进医院建设优秀案例14

优化急诊平台建设，提升健康服务能力

为进一步提高医疗服务质量，改善人民群众看病就医感受，国家卫生健康委、国家中医药局制定了《进一步改善医疗服务行动计划(2018－2020年)》。要求以危急重症为重点，创新急诊急救服务。在地级市和县的区域内，符合条件的医疗机构建立胸痛中心、卒中中心、创伤中心、危重孕产妇救治中心、危重儿童和新生儿救治中心(简称“五大中心”)。山东省卫生健康委印发了《关于开展“六大中心”建设完善重点疾病防治康复体系的实施意见(2018－2020年)》，将提升急诊急救能力、提高急危重症早期干预水平等作为提高重点疾病救治水平和系统管理能力，改善居民健康状况，提高生命质量的重要举措。急救中心是重症患者最集中、病种最多、抢救和管理任务最重的科室，是所有急诊患者入院治疗的必经之路，面对急诊就诊人数多、等待时间长、各环节衔接不畅、医患矛盾突出等现状，如何优化急诊诊疗流程，确保患者得到及时诊治，是每个医务管理者应该思考的现实问题。滨州医学院附属医院以急诊科为核心，整合院内多学科力量，梳理“六大中心”救治流程，优化院前急救与院内急诊科、院内急诊科与其他科室之间的协同服务流程，通过医疗救治绿色通道和一体化综合救治服务，使患者得到快速、有效的处置，有效提高了急危重症患者救治成功率，提升了医疗服务水平。

一、主要做法

结合医院“急诊平台功能单一，服务流程不合理，急诊就诊等待时间长，手术室、介入导管室距离较远”等问题，综合运用PDCA管理方法积极探索实践，不断优化布局和工作流程，取得良好效果。

（一）科学规划，构建大急诊急救平台

依托现有区域，将急诊内科、急诊外科病房调整，一楼急诊诊疗区扩大，急诊内科诊室、创伤诊室、卒中诊室、妇产科诊室、五官科诊室、洗胃间、抢救室、留观室、卒中单元、创伤单元等毗邻设置；在清创缝合室基础上，新建创伤手术室，设置床旁X线机1台；新建第一介入导管室，位于急诊负一层，急性卒中、胸痛等患者第一时间行介入诊疗；优化院前急救队伍，更新服务流程；积极与滨州市“120”指挥中心沟通协调，信息共享；多举措构建大急诊急救平台。

（二）互联互通，建立信息网急救网络创伤

医院安装“紫云系统”（严重救治信息交互联动系统）、滨州市“120”急救系统；每辆急救车信息与本部畅通，并配置华为可视装备，将患者情况及时传输回本部；建立三级指挥体系，医院建立应急指挥中心，在急诊建立应急指挥室，在救护车、抢救间建立应急抢救单元，实现网络互联互通，数据共享，信息化服务能力得到提高。

（三）优化流程，急救全面提质提速

将入院手续从窗口调出，整合到急诊分诊台，在患者入院分诊时，即刻办理住院手续，紧急情况在1分钟内完成，并开通绿色通道；急诊检验、急诊超声、急诊影像均在小于100米范围内完成，切实提高了患者救治效率，DNT、DPT时间明显缩短；构建重大创伤一键启动模式，中心人员快速集结到急诊，创造了主动脉夹层患者从入院到进入手术室仅用时12分钟的“滨医速度”；流程明显优化。

该院通过优化急诊平台建设，使一大批急危重症患者得到有效救治，许多家庭得到挽救。以下是一例心脏刀刺伤患者在该院得到快速、有效救治的案例：

2020年7月28日下午，赵××被人一刀插进胸口，生命危在旦夕，被紧急送往当地医院。如果此时强行将刀拔出，年仅24岁的赵××很可能会因大出血而当场死亡。当地医院给予简单消毒、固定、包扎后行胸部CT检查，CT显示：刀已刺入心脏，出现大量心包积液。患者随时可能因心包填塞、失血性休克导致死亡。当地医院无救治条件，通过区域六大中心共建机制启动转运程序：

一是“患者未到，信息先行”。16:04，患者伤情信息传输至该院，医务处召集心脏大血管外科、急诊科、麻醉科、影像科、输血科、检验科等相关科室专家到急诊科，在创伤中心平台启

动MDT讨论，启动预案。

二是“有序指挥，部门联动”。滨州市“120”指挥中心协调当地医院将赵××紧急转运，交通部门联动，畅通绿色生命救治通道。17:25，赵××被送至该院急诊科。医护人员立即给予监测生命体征、纠正失血性休克，完善相关检验。17:30，急症送至手术室，迅速建立静脉通路、体外循环预充、麻醉……

三是“学科协作，保障安全”。17:46，手术开始。术中探查见心包腔内有大量鲜红色血液约500毫升，胸部尖刀已经刺入左心室前壁，随心脏跳动，有鲜红色血液喷出，情况十分危险。建立体外循环后拔去尖刀，见左肺上叶舌段有一贯穿伤，长约3.0厘米。心脏破口紧贴冠状动脉前降支近中段及对角支开口处，长约2.0厘米，破口已完全进入心腔。其中，冠状动脉前降支远端血供中断。专家团队立即为其行左心室破裂修补＋左肺裂伤修补＋冠状动脉搭桥术。医护人员忙而不乱，手术有条不紊地进行。终于，在医护人员的共同努力下，赵××的出血被彻底止住，各方面情况逐步稳定，手术成功。22:45，赵××安返病房。从入院到开皮仅需21分钟，成功挽救患者生命。

二、工作成效

1.群众就医更加便捷。布局优化、流程改善，分诊台50米范围内可完成急诊超声、检验，100米范围内可完成急诊影像，200米范围可以到DSA室、综合手术室、杂交手术室。

2.急诊急救更加有效。信息化助力，绿色通道畅通，以胸痛患者为例，D2W最短为14分钟，抢救成功。急危重症患者抢救成功率、患者满意度提高。

3.综合救治能力提升。医院是山东省省级综合类别区域医疗中心，六大中心建设积极推进中：“2020年度国家四星高级卒中中心”、省级胸痛中心、省级危重孕产妇救治中心、省级癌症规范化诊疗病房、省级创伤中心等。创伤中心运行质量和效率，稳居全省前列。

4.管理能力得到提升。通过管理工具积极推进工作，管理能力得到有效提升，如《优化急诊平台建设，提升医院综合服务能力》获国家“医院管理持续改进优秀项目”，《构建急诊创伤无缝隙急救模式，缩短急诊创伤患者EDLOS》获山东省“医疗质量管理最佳实践案例”。

◎健康促进医院建设优秀案例15

创新模式，全力推进健康促进医院建设

按照2022年6月27日山东省卫生健康委下发的《关于印发山东省健康促进医院建设标准（试行）的通知》（鲁卫宣传字〔2022〕5号），市卫生健康委下发《关于开展2022年济南市健康场所建设工作的通知》（济卫宣函〔2022〕8号），历下区卫生健康委下发《关于开展2022年济南市历下区健康场所建设工作的通知》等相关上级文件的要求，根据医院部署，健康医院建设任务由门诊部牵头，各部门配合，全力推进。

一、主要做法

（一）医院高度重视健康促进医院建设

济南市中心医院党委书记苏国海多次听取健康教育汇报和座谈，强调健康促进医院建设由门诊部归口管理，全院多部门、多科室要积极支持、全力推进。健康促进医院建设已纳入医院发展规划，医院高质量发展建设方案与规划陆续实施。形成健康促进与教育委员会、门诊部健康教育科、临床科室三级管理；分管院长肖凌凤在9月份中层大会上，强调各部门各科室要高度重视，推进各项措施的落实。门诊部部长杜政多次牵头召开健康促进医院建设工作座谈会，每个临床和医技科室有人专/兼职负责本科室的健康教育工作。健康教育科具体协调、推进和实施健康促进医院各项建设工作。

（二）形成创新性“54321”的健康教育新模式

全院在“学党史，见行动”“喜迎二十大，科普向未来”等重要主题活动中，积极落实“54321”[即健康教育“5进”（进机关、进学校、进企业、进社区、进村镇的）；科普阵地“4建”（院内院外、线上与线下、健康教育场所、宣传栏等）；“3级预防”（一级“三减三健”，二级恶性肿瘤早筛，三级心脑血管疾病、糖尿病的早诊、早治）；“2提升”健康教育能力专项培训；“1落实”以上措施]，加强了居民与患者健康促进的落实。全院组建健康科普专家团队共计42人，开展专家讲座；50余篇健康教育与科普稿件被国家、省级、市级媒体采用；制作出扫码即可观看《人人学救护、救护为人人》等精品健康科普产品。

（三）建成健康教育资源一站式管理平台

2021—2022年内主要健康教育工作，在本院互联网医院——“智慧好医院”健康圈内“健康教育大课堂”形成汇总，公众号文章50余篇、直播与视频30个，每次均以海报和视频的形式，对全社会开展健康教育，总阅读量和点击量达20余万，方便患者和居民随时了解和学习健康教育和疾病防控知识。

（四）推动全方位健康文化与健康服务提升

门诊部和各部门、各科室在疫情防控形势下，积极开展线上、线下健康教育的形式与内容。线上内容结合主题日/纪念日如爱肝日、世界高血压日、爱眼日，以及六一儿童节、三八妇女节等节日进行慢病防控宣传；线下内容包括院级层面、科室层面开展的健康教育与义诊；借助健康教育宣传栏、展板、健康教育处方、视频、科室讲座、微信群互动、定时授课、青少年减重训练班等形式开展健康教育工作；35个病种的健康教育处方（2020年版）已植入HIS系统（地方病的健康教育处方未纳入），并达到医嘱使用；对住院患者开展健康教育需求评估，运用信息化的移动护理PDA智能终端，以及通过扫描二维码电子阅读，达到覆盖500余个病种的健康教育处方，随时随地在护理操作中，开展住院当日、出院前后、手术前后的个性化健康教育，使健康教育门诊、住院期间全覆盖。健康环境、健康食堂建设也充分体现人性化、隐私保护、健康生活方式与文明服务。

二、工作成效

2020年，医院被山东省卫生健康委确定为“综合类别省级区域医疗中心”，标志着该院跻身省内综合三级甲等医院第一梯队。肿瘤科等14个专业被确定为“2020年度省级临床重点专科”。山东第一医科大学济南临床研究中心、生殖医学中心以及由张运院士领衔的心血管疾病研究中心成功落户济南市中心医院。高分通过国家三级公立医院绩效考核，位列全国2413家三级公立医院第139名，国家监测指标等级晋升至A级。全年医院宣传发稿1932篇，其中，国家级54篇、省级969篇、市级909篇。1人获2021年度山东省健康科普专家库先进个人，并在省卫生健康委组织全省健康教育视频会议上做典型经验交流。1人获2021年度济南市健康教育突出个人。

形成多项可推广、可复制的典型案例。在健康教育大课堂平台资源一站式管理、国家级卒中中心脑卒中预防、科普与救治体系、健康教育处方（2020版）植入医院信息系统、科学减肥趣味减重（开展2期青少年减重营）以及人人学救护、救护为人人方面，进行5个优秀案例汇总，并在“健康中国，医者先行”“关爱生命，救在身边”等国家、省级、市级健康教育案例征集中积极上报，形成了有创新、有特色、有成效的健康教育品牌。

◎健康促进医院建设优秀案例16

成立博士健康科普团，把优质医疗资源送到群众身边，让看病不再难

随着居民生活方式和疾病谱不断发生变化，我国政府越来越高度重视人民群众的身心健康。为深入贯彻落实“健康中国”发展战略，满足市民个性化、全生命周期的健康服务需求，青岛市市立医院组建了市立医学博士健康科普团，通过开播“博士健康课”，开展百名医学博士进社区、进企业，设立地铁健康主题车厢等活动，为百姓提供科学、专业、可及的健康指导，提升居民健康素养水平。

一、主要做法

（一）医学博士科普团发挥医疗高端专业人才所长，放大健康科普声音

市立医学博士健康科普团由82个专业300余名医学博士组成，他们充分发挥专业特长，

利用“两微两号一网一刊”新媒体平台，根据公众需求和健康热点话题等策划健康科普选题，积极打造《博士健康课》《宋宋“漫”健康》《市立V视》《“顾”家营养餐》《急诊的故事》《读心手记》《贝贝说体检》等原创科普栏目，全面开展各类疾病防控知识的健康教育，倡导健康生活方式。自2021年2月至今，仅《博士健康课》原创短视频就录制播发了72期，群众只要打开手机，关注医院公众号或视频号，便可免费跟着博士们学习健康知识。

（二）百名医学博士进社区、进企业，健康大餐送到家

为破解优质医疗资源配置不均衡，百姓“看病难、看病贵”问题，2021年4月，青岛市市立医院创新开展了“百名医学博士进社区”公益活动，为社区居民义诊、答疑、科普、免费体检、预约就医等，真正把健康送到百姓家门口。每次活动现场还通过医院官方视频号同步直播，青岛电视台跟进报道。自2021年4月开展以来，已累计选派20余个专业88名医学博士深入全市37个社区开展活动。2022年，为了进一步扩大科普公益活动的受益面，市立医学博士健康科普团又增加百名博士进企业、进学校、进机关事业单位等活动，针对不同群体的特点，发放调查问卷，根据个性化需求，更有针对性地组织专家开展义诊和科普宣教，让健康知识走进每一个人。

（三）“地铁开到哪，健康送到哪”

2022年，市立医学博士健康科普团推出“地铁开到哪，健康送到哪”民生健康行活动，打造健康主题车厢，紧扣百姓健康需求，精心制作车厢健康提醒小贴士，定期更新；并将青岛市卫健系统首个漫画科普栏目——《宋宋“漫”健康》搬上车厢，通过漫画故事连载形式，将医学知识生动呈现，为读者提供一套“看得懂、学得会、用得上”的健康科普“营养餐”。

二、工作成效

（一）受众面越来越大，市民主动改变不健康生活方式

截至目前，青岛市市立医院医学博士已走进37个社区、企业等进行科普、义诊，并通过微信公众号、视频号实时推送，新媒体平台全程直播，新闻媒体持续跟进报道等方式，不断放大宣传效果，《博士健康课》《博士进社区》阅读量逾6万人次；网络直播观看浏览人数累计2.8万人次；现场讲座、义诊惠及群众近4000人。市民健康意识不断提升，健康生活方式逐步形成；许多居民在义诊过程中由于早发现、早治疗，避免了潜伏疾病的进一步发展；坚持用药、定期检查、清淡饮食成为慢性病居民牢记于心并严格遵循的“健康法则”。

（二）获评优秀案例，树立行业标杆

市立医学博士科普团工作经验荣获中国医药卫生文化协会“2021年党建引领医院高质量发展优秀案例奖”、2021年青岛市“工会优秀网络宣传创意项目”。医院官方微信公众号全年365天不停更，每年发布1400余篇推文，95%为团队原创，目前累积用户70万人，荣获全国第四届“微信平台类年度健康传播最佳案例奖”；医院新媒体平台矩阵成为同城行业内的

标杆，荣获青岛市2021年度最具传播力机构新媒体奖。

（三）联手大数据联盟，为慢病科研提供数据支持

市立医学博士健康科普团依托山东省呼吸和神经疾病的医疗大数据联盟，在科普工作的同时，完成针对基层社区的呼吸、神经、肿瘤等慢病患者群研究，落实科普效果评价、改善患者生活质量。

◎健康促进医院建设优秀案例17

依托新媒体技术，探索创新健康教育新模式

烟台毓璜顶医院是一所综合性医疗保健中心、三级甲等综合医院、山东省区域医疗中心，承担着烟威地区民众的健康医疗保健任务。医院积极响应健康促进行动规划项目建设，调整医疗卫生服务方向，建立以预防为主、以健康为中心的现代医疗模式，于2016年获评省级健康促进医院。近年来，全球新冠肺炎疫情大流行，医院在常态化疫情防控下，探索创新健康教育新模式，依托新媒体技术，开设健康教育云课堂、护理专科微课堂等，强化从疾病预防、治疗、康复全流程的健康教育，促进优质健康服务。

一、主要做法

（一）智慧控烟系统

由烟台毓璜顶医院与山东华宇航天空间技术有限公司联合研发的智慧控烟系统，是专门为控烟监管人员打造的工作平台，监管人员可基于此平台进行视频实时监控、吸烟证据展示、吸烟自动告警、人工警告驱离、吸烟处置调度等操作，并提供监控点位管理、用户权限管理、数据统计分析、业务报表生成等配套功能。自2020年8月份投入试运行使用至今，运行效果和控烟效果评价较好。

（二）健康教育云服务

在医院网站开辟《健康讲堂》《网上问诊》栏目，累计回复咨询突破7.4万条次，被全国创先争优办公室向全国推荐，被山东省委宣传部评为卫生计生新闻宣传优秀栏目奖，被中国城市新闻网站联盟评为“品牌栏目精品奖”。与烟台人民广播电台联合举办了《空中课堂》栏目，与大众网联合举办《健康专家访谈》，使城乡居民通过网络平台，了解更多实用有效的健康科普知识。医院微信订阅号订阅人数达60余万人，发文量近万篇，阅读量数千万人次，连续多年被“医学界”传媒评为“全国综合性医院微信公众号前十强”。同时，医院开设了《视说健康》《毓医云课堂》《半小时诊疗室》等品牌栏目，与胶东在线、大小新闻、烟台广播电视台等

媒体合作，通过自媒体、微视频等多种形式，开展了疫情防控、专病门诊、特色技术等系列宣教课堂，与有来医生、健康一线健康宣传平台合作，为全院300余位医护人员拍摄了近万条科普视频。专家个人单篇最高的点击量达1000余万次，全年总点击量数亿次。此外，协助全院30个科室和60余名医务人员开通了微信订阅号，实现了医院—科室—个人“三级梯队”微信资源共享。在健康报社举办的“第四季寻找卫生健康行业宣传创新案例活动”中，医院健康教育活动荣获“健康传播最佳案例”。《女性生育健康及生育力保存》视频被中央电视台展播，《基因检测护健康》被评为第三届全国卫生计生系统优秀影视作品，并取得国家公映许可证。

（三）“爱的桥梁”微课堂

风湿免疫科建立了“爱的桥梁”等七个微信群，涵盖了大部分常见的风湿免疫疾病，每个群有风湿免疫专科护士一名，辅助管理员两名，持续在线开展健康科普教育和互动答疑解惑，强化了患者的自我健康管理意识。目前微信群累计总人数达1200余人，共为患者解决实际问题548例，收到表扬信17封，锦旗2面。

（四）“糖小护的降糖生活”微课堂

内分泌科特色床边宣教，利用互联网技术，抖音播放糖友饮食与运动科普视频，设立专病随访路径，建立初发糖友微信群、胰岛素注射群，每年随访人员达200余人。抖音开设健康传播平台“糖小护的降糖生活”，定期发布健康宣教视频，视频播放量达20多万，粉丝千余人，搭建不同群体的健康教育平台，将健康知识通过不同载体全面传播，提高了糖尿病患者的自我管理水平，降低了并发症的发生。

（五）“造口公社”讲堂

直肠癌作为常见的消化道肿瘤，发病率和病死率逐年增长，其中50%～60%患者需接受永久性结肠造口术，造口护理不当容易出现各种并发症，从而影响患者的生活质量。2018年起，胃肠外科编写了造口更换宣传册，每周举办“造口公社”讲堂，以讲课、观摩、观看视频等形式进行健康宣教。将造口更换流程录制成视频，在每个病房的电视上进行播放，设立造口专家门诊，患者定期复查。持续维护“造口公社”微信群，共计受众人群5000余人，累计发布健康教育知识1万余次，在线提供答疑咨询1万多次。多种形式的健康教育效果显著，患者满意度由87%上升至99%，健康教育知识知晓率由78%上升至94%，造口相关并发症的发生率由24%降低至8%。

二、工作成效

新媒体健康传播的开发和运作，将健康教育贯穿在院前、门诊、住院、出院等诊疗全过程，通过健康教育知识传播和健康行为干预，提升了民众的健康意识和自我健康管理能力，真正体现了“以健康为中心”的现代医疗优质服务。2020年，医院的健康促进工作优秀案例被中国健康教育中心收编进《全国健康促进医院优秀案例汇编》一书，并在全国健康促进医院工作大会上做经验交流。

◎健康促进医院建设优秀案例18

一次性全程诊疗服务，小改变带来大方便

济宁市第一人民医院聚焦群众反映强烈的非当日查看检查检验结果再次挂号问题，结合医院“医患体验提升年”活动，门诊开展“我为患者办实事”系列实践活动，紧盯群众反应强烈的操心事、烦心事、揪心事，从患者就医需求入手，进一步改善医疗服务，提高群众看病就医的获得感、幸福感，自2021年4月19日起，医院全面推行门诊“一次性全程诊疗便民服务”。

一、主要做法

（一）优化门诊就诊流程

制订门诊“一次性全程诊疗服务，一次挂号管三天”流程。患者来院从挂号、就诊、检查到取药等整个门诊就诊环节，原则上只挂一次号，若因辅助检查不能完成当天诊治者，可由接诊医师预约再诊；患者携检查检验结果再诊时，原则上3日内（含就医当日）同一院区、同一科室不再二次挂号。患者非当日查看检查结果，由各分诊服务台工作人员进行审核把关，协助护士站诊间挂0元惠民号，同时协助完成挂0元惠民号患者的就诊排号、候诊，做好患者与门诊医生协调工作。门诊收费处负责协助来收费处挂号的患者挂非当日0元惠民号。

（二）完善数据支撑环境

信息部门在医院信息系统程序中增加“非当日惠民号”，对各分诊单元开放相关功能权限，能够实现分诊护士诊间协助挂0元惠民号源。在门诊部、收费处管理权限中增加查询功能，能够查询3日内无挂号科室就诊记录和诊间加挂“非当日惠民号”的列表明细，便于管理。

（三）强化以患者为中心

加强对导医、分诊、志愿者培训，医院门诊“一站式便民服务中心”增设“非当日就医咨询审核处”，提高惠民政策知晓率，帮助群众便捷挂号。加强对医生考核管理，将服务门诊惠民号同样纳入门诊医生个人工作量，与门诊绩效挂钩，门诊医生对非当日查看检查检验结果的患者不能推诿拒诊。加强接诊医生、分诊护士、窗口人员等各环节工作人员配合，切实将好事办好，实事办实。

二、工作成效

一是患者角度评价：①对于做完CT、核磁共振等检查辅助检查的患者，不需要在医院着急等结果了，3日内随时可以再次就医，既没有那么多的流程折腾，又能够大大缩短患者等候时间。②3日内再次查看检查检验结果，患者不需要再次支付挂号费用，医院买单，减轻了患者的疾病经济负担(免挂号费≠不挂号)。③患者查看结果再次就医时，不需要去窗口、自助设备等挂号，减少患者来回跑路；同时护士合理调配号源，能够做好患者的有序就医，让患者不再为多次挂号而烦恼。

二是医生角度评价：①接诊医生不需要多次给同一名患者解释检验、检查结果，可以等结果出来后一块做相关后续处置，提高医生的诊疗效率。②医生号源是固定的，护士诊间挂的惠民号依然占用正常号源，原则上并未增加医生额外号源；特殊情况需要开启医生诊间加号时，护士也会与医生有效沟通。③这一部分惠民工作量依然计算入医生个人的工作量，医生的任务就是好好看病，不管是正常号还是惠民号都会计入医生的绩效考核。

三是医院角度评价：①根据原卫生部医政医管司发布《医院工作制度与人员岗位职责(卫生部2011版)》，其中《挂号工作制度》明确规定，挂号诊疗当日一次有效，继续就诊应当重新挂号。目前医院采用的0元惠民号，免挂号费≠不挂号。从医院角度来说这个制度实施以来，只是在原有号源的基础上改变了一下挂号制度，让不需要再次挂号的患者通过0元惠民号享受到了一些福利而已。②目前，每天平均使用“惠民号”的患者200～300人，分配到科室、专家来说是非常小的体量，每日占到医院号源的比例为2.2%～2.6%，并未给医院造成压力。

四是社会角度评价：这个被称作“一次性全程诊疗续诊挂号”的举措，是医院听取了患者心声后倾情推出的暖心之举，在全市乃至全省都是比较超前的。这项政策的推出，不仅让群众“跑腿少了”，还送来了真正的实惠。这一举措之所以受患者欢迎，恰恰是迎合了他们的需求，在一定程度上解决了之前所存在的问题、改善了医疗服务水平。

◎健康促进医院建设优秀案例19

打造互联网医院，护佑人民健康生活

为推进实施健康中国战略，提升医疗卫生现代化管理水平，近年来政府出台了《国务院办公厅关于促进“互联网＋医疗健康”发展的意见》《互联网诊疗管理办法(试行)》《互联网医院管理办法(试行)》等相关政策，从服务内涵、准入、执业规则、监督管理等方面，明确医师、护士执业，电子处方开具、流转等管理要求，推动、规范互联网医院的发展。

日照市人民医院积极推动医院健康发展，将发展触手延伸向互联网医院建设。通过建设互联网医院，扩大了医院医疗的服务半径，缓解甚至避免空间限制对于医疗资源与医疗需求匹配的影响，实现对医疗服务活动的再组织，提升医疗资源的可及性和配置效率，将优质的医疗服务送达千家万户。

一、主要做法

日照市人民医院“互联网医院”于2019年通过山东省互联网医疗服务监管平台审核，向患者提供基于互联网的在线咨询、在线复诊、在线续方、药品配送等全面的医疗健康互联网服务，积极打造线上线下服务一体化、诊前诊中诊后服务一体化的互联网医院。2021年10月，进一步优化“在线复诊”流程，细化在线咨询模块等，患者足不出户，即可与医生零距离沟通完成在线复诊，同时实现在线咨询服务对非医疗类问题答疑解惑。

（一）线上复诊、在线审方、药品快递到家

患者关注“山东省日照市人民医院”公众号—“互联网医院”—“在线复诊”，进行病情描述、上传病历资料后发起复诊，接诊医生通过系统调取患者历史处方，线上问诊的方式对患者情况进行确认，线上开具处方，审方后药房自动下单，药品从医院发出，手机端可查看顺丰物流配送进度，市内次日即可到达患者手中。

（二）检验检查项目线上预约、线下检测

在线复诊过程中，如果医生认为患者的病情需要通过检验检查进一步确诊，可在线为其进行预约。预约成功后，患者即可根据预约时间来院做检查、检验。

（三）慢病患者复诊与医保报销线上一步完成

定点日照市人民医院的慢病患者在线复诊支付时选择“医保慢病支付”，可实现线上直接报销，仅需支付自负部分费用，保证了慢病患者及时开药用药，更省去了患者反复来院就诊及医保报销的时间。线上诊疗服务的项目缴费还可使用院内账户支付、医保账户支付，如需报销，则需要持身份证和发票到医院门诊慢特病报销处现场报销（发票可线上申请开具自己打印，也可到院内打印）。目前，已开设了消化内科、心内科、普外科、骨科、皮肤科等26个科室的线上诊疗。

（四）在线咨询服务对非医疗类问题答疑解惑

日照市人民医院互联网医院在线咨询服务已开通便民咨询、信息系统咨询、医保政策咨询、健康体检咨询、药师咨询、造口咨询6个咨询模块。在线咨询支持图片、文字、快捷回复等沟通方式，可一定程度上解决市民因就诊流程、报销流程不熟悉等而导致的“多跑路、跑错路”现象，及时为广大市民朋友答疑解惑。截至2022年2月10日，已完成便民咨询2434人

次、健康体检咨询370人次、造口咨询94人次、药师咨询253人次、信息系统咨询287人次、医保政策咨询281人次。

二、工作成效

遵循为患者打造一个线上线下服务一体化、诊前诊中诊后服务一体化互联网医院的初衷，日照市人民医院互联网医院还推出了线上自助开具电子发票，在线查看下载检验、检查及体检的PDF(可携带文件格式)电子报告，线上申请核酸检测、电子陪护证等便民惠民服务项目，目的就是让互联网内容更丰富，更广泛地服务患者。

(一)PDF电子报告

2021年8月上线PDF电子报告，患者做完检验检查无须在院等待拿取报告，只需关注微信公众号，绑定所用的就诊卡/电子健康卡等，即可在线查询、下载打印PDF版电子报告(包含核酸检测在内的检验报告、检查报告及体检报告)，当然也可在线调阅电子胶片。

(二)线上自助开单，数字化技术赋能核酸检测全流程

2021年9月上线在线核酸检测预约功能，所有“愿检即检”人员如需检测均可在线预约，且完成核酸检测后即可离院，可以通过医院微信公众号进行线上下载打印核酸检测电子报告及开具电子发票，数字化技术赋能核酸检测全流程。

◎健康促进医院建设优秀案例20

打造四大品牌，筑牢疾病“防火墙”

聊城市人民医院创建“口腔健康、乳腺保健、控烟宣传、安全与急救”四大品牌，结合院内健康大课堂、院外社会健康工程、义诊活动等形式，深入社区、学校、企事业单位开展宣教活动。四大品牌主题教育已涵盖《健康中国行动(2019—2030年)》中“重点人群”“重要疾病”以及“重大行动”的多项内容，较早地推动了“全方位全生命周期”健康管理的进程。

一、主要做法

(一)“口腔健康”品牌

一是搭建形式多样的口腔健康教育基地。通过展板、模型、显示屏等形式向患者及家属展示正常口腔解剖结构，牙体牙髓疾病、错合畸形等疾病的病因、发生发展过程、预防及治疗

方法。针对学生、职工等团体开展了大量的口腔公益科普服务。

二是精准化开展口腔健康指导。指导孕产妇掌握口腔保健的方法，建议其定期接受口腔检查，保证口腔问题早发现、早治疗。

儿童口腔卫生。定期走进幼儿园、小学及社区，开展儿童口腔保健、口腔清洁、预防龋齿、矫正畸形等知识培训，引导儿童重视口腔卫生。

老年人口腔卫生。因老年人生理增龄的变化，更易发生各种口腔疾病。品牌志愿服务队结合世界卫生日、党建活动，深入社区、入户上门为老年人讲解预防龋齿和牙周病，降低牙齿敏感，减轻重度磨耗、牙齿缺损缺失等的方法。

（二）“乳腺保健”品牌

一是成立一站式乳腺健康管理中心。集乳腺疾病预防、筛查、诊治及康复于一体，在国内首批引进了专用的乳腺磁共振，多专业联合对患者开展“筛查—评估—诊疗—干预—随访—管理”全周期闭环管理。同时，由个案管理师针对健康查体存在乳腺问题的女职工开展个性化健康干预。

二是开展基层乳腺疾病健康宣教。深入社区举办乳腺健康讲座，对有需求的社区居民建立乳腺健康档案，重点推广普及乳腺自我检查方法，提供多元化健康指导，定期信息回馈，促进医患沟通。

三是成立“美丽天使”俱乐部。内容包括开展医患联谊活动、建立“乳腺癌全程呵护”微信群、每年“国际妇女节”开展“两癌”免费筛查、健康科普讲座等活动。

（三）“控烟宣传”品牌

一是2013年，医院被山东省卫生厅评为“省级无烟医疗卫生单位”，设立国家级戒烟示范门诊，为吸烟者提供专业的戒烟指导。

二是开通戒烟热线“5099120”，24小时提供戒烟服务。

三是医院创新性地将控烟工作与志愿者服务相结合，深入社区举行多形式控烟宣传活动。

四是定期开展控烟技巧培训，提升职工控烟技能；开展职工吸烟情况调查，“无烟科室”“无烟家庭”评比活动，多层次、全方位倡导形成全院无烟、全员戒烟良好氛围，巩固无烟医院成果。

（四）“安全与急救”品牌

一是联合胸痛中心、院前急救部，深入企事业单位、各大高校、商场超市等，每年开展“心肺复苏”“海姆立克”“中毒”等急救培训数百场，受益人群万余人。

二是录制“安全与急救”原创科普视频、抖音短视频，扩大急救知识宣传范围。

二、工作成效

(一)神奇"码文化"

医院不断创新宣教模式,运用新媒体手段,将老百姓"听得懂、学得会、用得上"的、贴近百姓生活、实用性强的科普知识,全部浓缩入一个小小的二维码中,有针对性、个性化地"想看啥,就'扫'啥",随时随地获取健康科普知识。

(二)品牌+热线

院开通全市首家24小时公益性健康服务热线——"5099120",为市民提供全天候"一站式"健康教育指导。

(三)品牌+智慧

品牌运营配合智慧服务平台,实现智慧健教信息化。在门诊建立个人专属"科普与教育中心",在病区构建专属健康教育知识库,实现病区内健康教育资源、数据的协同联动。患者的浏览数据可通过后台反馈给医护人员,医院也可通过智慧平台开展医护人员健康促进与教育工作的管理和考核。

(四)品牌+融合

与援外援青、对口支援工作相结合,倡导"带教一项技术、打造一支团队、培育一个学科、留下一种理念",将健康教育品牌建设延伸到国外和国内偏远地区。科室实行"医—护—药—营养—心理一体化"查房,使患者得到更专业、更有效的照护。慢病科室配备心理咨询师、芳疗师、中医理疗师,引入美育疗法、音乐疗法,对病情起到了积极的辅助治疗作用。

(五)品牌+人才

组织举办心理咨询师、健康管理师、营养师、个案管理师培训班,重点关注职工身心健康,每年对全体职工进行健康查体,建立职工健身俱乐部,组成职工心理干预小组,定期组织职工开展娱乐活动,对职工健康进行多层次全方位系统化管理,提升职工心理健康水平。

(六)品牌+基地

打造"健康管理研究院"品牌。下设亚健康调理中心、运动治疗、营养干预门诊,以品牌建设为抓手,发挥健康管理师、心理咨询师和公共营养师等人才优势,形成了覆盖全生命周期的健康管理格局。

创建"口腔健康教育基地""慢性病科普长廊""卒中教育基地"等品牌,为有需求的就诊患者及家属提供获取健康知识的途径。

(七)品牌+延伸

医院积极推动分级诊疗,扩大服务半径,成立了居家医疗护理服务中心和家庭医生服务团队，由全科医护人员上门为有特殊护理需求的患者提供网约护士、上门医疗、康复、中医等服务，并开通了绿色转诊通道。医院开展了孕育生命、早期干预、感统训练等服务，为贫困晚期癌症患者提供宁养服务。设立了随访中心，通过组织品牌宣教、病友会、俱乐部、微课堂、微信群实时答疑等形式，由专业医务人员对出院患者进行生活方式、康复训练等指导干预，提高患者遵医行为及自我保健能力。

第三章

无烟单位建设优秀案例

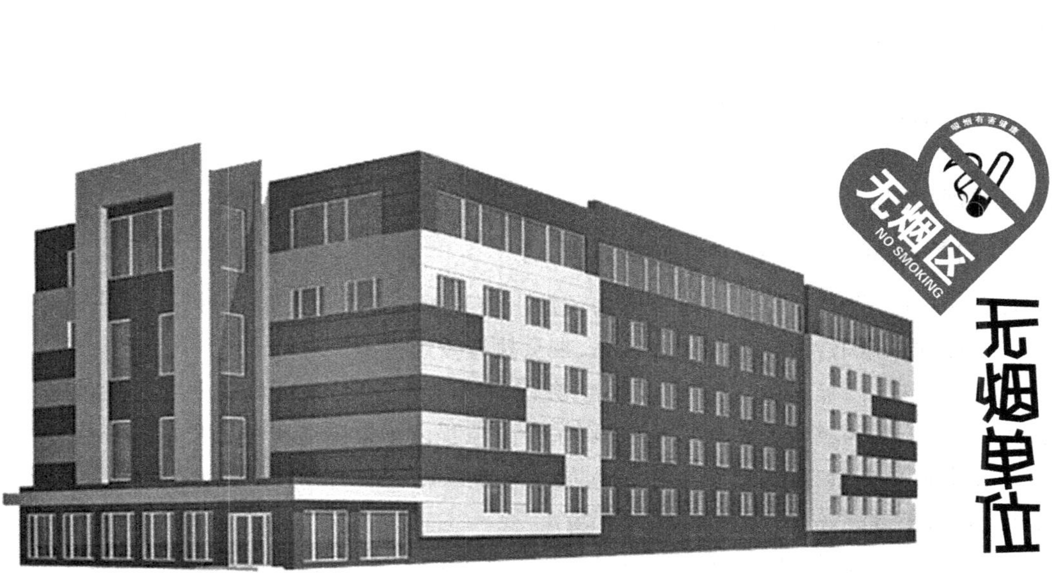

◎无烟单位建设优秀案例之1(无烟党政机关)

出实招求实效,强措施重落实

近年来,青岛市财政局认真贯彻落实《国务院关于实施健康中国行动的意见》《推进健康青岛行动实施方案》《关于在全市党政机关开展无烟示范机关创建活动的通知》等要求,充分发挥全国精神文明单位表率作用,全方位推进无烟机关创建,取得明显成效,树立了文明良好的机关形象。

一、主要做法

(一)周密筹备,构建完善的创建体系

1.强化组织,领导到位。创建活动启动后,立即成立局控烟工作领导小组,由党组书记、局长担任组长,亲自统筹协调。领导小组下设办公室,负责创建工作具体推进,牵头日常组织协调。将机关内部每个处室设为"控烟单元",处长为"单元"管理人,负责监督创建措施在"单元"内部落实到位。

2.完善方案,压实责任。将控烟工作纳入年度工作计划,高标准制订无烟机关创建行动方案,印发《关于开展无烟示范机关创建活动的通知》,列出控烟规定动作,制订责任分解台账,措施责任全部落实到具体部门和人员。召开创建行动方案和工作计划宣讲会,确保目标任务层层压实,各项措施能够落实到位。

3.乘势而起,戒烟先行。发挥党委和工会作用,对干部职工中吸烟者进行一对一谈话,每位主动戒烟者配备两名监督员,确定戒烟目标,参与戒烟大赛,与戒烟门诊医师对接,提供专业戒烟管理,保证戒烟成功率。戒烟成功者做起宣传员和指导员,与同事间坦诚相待,形成良好戒烟氛围。

(二)严格对标,开展丰富的创建活动

1.广泛动员,提高参与度。向全体人员发出创建无烟示范机关倡议书,全体干部积极参与并签订控烟承诺书,领导干部做好表率,带头执行控烟措施。

2.亮出实招,高标准落实。在办公室、会议室、楼梯间等公共区域实现"禁止吸烟"标志全覆盖,完善公共区域监控和烟雾报警设施,全方位提醒内外部人员办公楼内禁止吸烟。办公室和办事窗口严禁摆放烟具,对吸烟人员及时予以制止和劝导,确保办公楼内无人吸烟、无烟头、无烟味,打造清洁、健康的机关环境。

3.形式多样,氛围浓厚。在机关财政文化展厅开设无烟机关和控烟宣传专题板块,将控

烟文化融入机关文化，结合机关日常教育和机关开放日等活动，积极向内外部参观人员讲解烟草危害和无烟环境重要性。在办公楼大厅设置宣传展板，电子屏滚动播放禁烟宣传海报、动画等，确保控烟意识入脑入心。积极参与青岛市无烟机关线上＋线下控烟活动，如“爱青岛　共无烟”控烟擂台赛、“健康青岛　控烟随手拍”、文明劝阻、志愿服务、戒烟大赛等活动。

4.开展“请进来，走出去”系列活动。每年邀请卫健部门专家举行不少于三次专题讲座咨询会，以扎实的理论知识和鲜明的实例，强化教育宣传效果；制作多种形式的控烟传单、宣传册等，主动向外来办事人员分发，共同维护良好的工作环境；结合“青财团”基层服务活动，组织志愿者积极宣传烟草危害知识，使无烟机关的形象更加鲜明突出。

（三）强化奖惩，确保持续的创建效果

组建控烟监督员和巡查员队伍，制作控烟考评记录，定期组织督导巡查，特别加强对办公场所、公共区域禁烟情况的监管和巡查。制定考核和奖惩办法，如巡查发现有在禁烟场所吸烟的，第一次通报吸烟人员所在处室，第二次在全局范围内实名通报批评。

二、工作成效

通过一系列举措，青岛市财政局已在2020年率先成为首批青岛市无烟示范机关，全局280名职工无烟环境支持率达100%，控烟知识知晓率达95%。局内几位年轻的“老烟民”戒烟成功后不无感慨地表示，每天在单位都能随处看到贴心的禁烟提醒，自己忍不住想吸烟时，也有同事主动制止，尤其是参加了专题讲座，又受到身边同事成功戒烟实例的激励，更加坚定了决心。全局上下共同努力，实现男性职工吸烟率下降70%，戒烟成功率提升28%。

◎无烟单位建设优秀案例之2（无烟党政机关）

多措并举，统筹推进，着力打造聊城市无烟机关建设品牌

烟草严重影响公众健康，公共场所和工作场所禁止吸烟已成为必然要求。一直以来，聊城市财政局将控烟工作作为机关文明创建工作的重要内容，采取多种措施强化控烟工作，逐步把聊城市财政局打造成全市党政机关无烟单位建设的品牌单位。2020年1月，被山东省爱卫办授予省级无烟机关荣誉称号。

一、主要做法

（一）全面部署，健全控烟领导组织

聊城市财政局高度重视国家级无烟机关创建工作，局领导班子专门研究，将国家级无烟

机关创建列入重要议事日程，成立了控烟领导小组，由局党组书记、局长任海波任组长，其他班子成员任副组长，各科室(单位)负责人为成员；下设控烟办公室(在局机关党委)。财政局各科室还设立了控烟监督员与巡视员，随时监督单位内部控烟工作开展情况。

(二)完善制度，构建控烟长效机制

为给单位内部控烟工作提供制度保障，下发了《聊城市财政局关于创建国家级无烟机关的通知》，制定了《聊城市财政局关于创建国家级无烟机关实施方案》及《聊城市财政局控制吸烟规定》，根据控烟工作的进展，及时调整完善相关制度；同时，通过检查、监督、宣传等手段，对控烟工作层层落实，为创建国家级无烟机关打下坚实的基础。

(三)强化措施，积极营造无烟环境

1.召开动员会议，全员参与。为加强控烟工作的宣传动员，召开了无烟单位创建工作专题会议，局党组书记、局长任海波作动员讲话。会上强调了开展国家级无烟机关创建活动的目的和意义，要求局全体干部职工积极配合落实各项控烟措施，率先创成“国家级无烟机关”，发挥聊城市财政局在全社会控烟、禁烟的示范作用。

2.领导率先垂范，自我约束。局班子成员率先垂范，拒绝吸烟，干部职工不在非吸烟区吸烟，同时做到不敬烟，不接受来访者的敬烟，敢于制止和劝阻吸烟者，所有办公室不摆放烟具及烟灰缸，坚持从我做起，参与控烟，人人有责。

3.开展基础调查，有的放矢。邀请聊城市疾控中心协助开展了工作人员控烟基线调查，调查共发放问卷156份，收回156份。数据分析显示，干部职工中男性吸烟率为16.16%，女性吸烟率为0；职工控烟知识知晓率为96.25%，职工支持本单位所有范围内禁烟的占100%。调查表明，聊城市财政局创建国家级无烟机关有着较好的群众基础，干部职工对吸烟危害健康知识有一定的认识，也为下一步有针对性地开展工作指明了方向。

4.加大宣传力度，健康教育。聊城市财政局在办公大楼入口处、电梯间、会议室等主要场所设置了禁烟标识。利用官方网站、微信公众号、LED(发光二极管)显示屏、宣传展板等载体进行控烟知识宣传，为各科室发放控烟知识手册，及时有效进行控烟有关政策和制度、烟草危害知识等内容的宣传教育。

5.强化考评监督，落实到位。各科室设立了控烟监督员，负责将违反单位吸烟规定的成员及时通报给控烟领导小组，并按相关规定进行处理。同时，控烟办公室不定期组织人员检查，对发现的问题记录在案，对控烟不力的科室取消其评先创优资格。

二、工作成效

1.吸烟报警器全覆盖，24小时监测吸烟情况。聊城市财政局现有20个机关科室和4个下属事业单位，在职职工156名。同时，由于工作原因，每天前来办理业务的其他机关、企事业单位的人员、群众较多，这也控烟带来了很多难度。为了更加全面、精准地做好机构内部的控烟工作，聊城市财政局开拓思路，采购了大量可以实现24小时无死角监测的吸烟报警

器，在办公楼一楼大厅、餐厅、楼梯、走廊尽头、卫生间等场所全部安装。该吸烟报警器通过内置语音设备，定制针对性的报警与提示语音，在探测到烟雾时，随即向吸烟者播放提示音。同时，该报警器可以与机构内部控烟监督员手机相连，在捕捉到烟草烟雾后，第一时间自动报告给控烟监督员，从而实现24小时对机构内部吸烟情况的全掌控。

2.设立人性化吸烟区，便捷与健康教育并重。在院内设置了科学、合理的室外吸烟区，出于人性化的考虑，设置了凉亭、座椅等休憩设置。同时，在室外吸烟区设置了控烟主题的宣传展板，向吸烟者普及烟草危害知识，引导他们积极、主动戒烟。

◎无烟单位建设优秀案例之3(无烟党政机关)

打造无烟大厅，优化服务环境

近年来，临沂市行政审批局高度重视控烟工作，认真贯彻落实相关工作要求，以保障办事群众和工作人员健康为目标，以创建无烟环境，推进公共场所、工作场所禁烟为重点，多措并举，大力推进无烟机关建设，为企业群众和干部职工营造健康、满意的办事环境。2020年被授予“临沂市无烟单位”。

一、主要做法

(一)加强组织领导，健全控烟机制

一是加强组织领导。成立以党组书记为组长，分管领导为副组长，各科室(单位)负责人为成员的控烟领导小组，加强对控烟工作的领导决策，推动全局吸烟率的降低。把无烟党政机关创建工作作为文明创建的重要抓手，作为爱国卫生工作的重要内容，切实维护群众和职工的健康。二是完善工作机制。小组下设控烟办公室，办公室设在机关党委，负责无烟机关创建具体工作，制定规章制度，宣传动员、统筹协调、督查指导，明确创建步骤和工作责任，进一步健全工作机制。三是健全落实制度。小组制定印发《临沂市行政审批服务局控烟工作实施方案》，出台《控烟规章制度》、《控烟劝阻工作制度》、《控烟考评奖惩制度》、现场巡查等多项制度，确保控烟工作落到实处，抓出成效。

(二)加大宣传力度，引导全员参与

一是深入开展动员。结合文明创建工作，进一步加强无烟单位宣传教育，累计向办事群众和工作人员发放禁烟倡议书、科学戒烟方法等宣传资料5000余份，提高办事群众和工作人员的自律控烟意识。二是营造宣传氛围。在大厅各入口处张贴“禁止吸烟”标识、摆放禁止吸烟提示牌63个，洗手间、电梯、楼梯间等公共区域张贴控烟标识315张，1～5楼专用宣传

电子屏6块；利用微信公众号、局网站等形式广泛宣传，通过线上线下相结合的方式，营造良好的戒烟控烟氛围。三是加强教育引导。结合世界无烟日、卫生健康主题日等时间节点，在大厅范围内相继开展了健康知识讲座、戒烟方法咨询、禁烟倡议等活动，650余名工作人员受到了教育，持续推动无烟党政机关创建常态化开展。

（三）强化组织实施，巩固创建成果

市政务服务中心是直接面对广大群众，提供公共服务的办事场所，日均约3500名办事群众出入大厅，窗口工作人员700余人，人流量、车流量大，控烟工作难度大。一是调查摸底。了解掌握全局干部职工吸烟情况，目前，全局干部职工有226人，其中吸烟人员共7人，职工吸烟率为3%，针对排查结果建立清单台账，逐一对吸烟职工提供戒烟帮助。二是营造无烟环境。在厅内外完全禁烟，每日安排保洁员对厅外绿化带、停车场等容易丢烟蒂的区域进行清理；在大厅1～5楼自助服务区、休闲等候区、会议室等公共区域和各办公室醒目位置补贴禁烟标识90余张；严禁厅内便利店、食堂出售烟草制品。三是加强监督巡查。建立控烟监督巡查机制，设置控烟监督员22人和巡查员50人，利用晨会定期对控烟监督员和巡查员进行相关培训，抓常抓长，落实落细；除了对各窗口、洗手间、楼梯间吸烟现象的现场巡查监督，监控室还设有专人进行电子监查，定位准确，发现吸烟人员及时反馈，巡查监督员立即劝导制止，并做好控烟巡查工作记录。

二、工作成效

一是通过在厅外增设烟缸垃圾桶、巡查员规范引导、保洁员定期清理等措施，乱扔烟头不良现象逐渐改善；厅内通过现场流动巡查和电子监查督促整改问题70个，累计劝阻吸烟1200余人次，洗手间、楼梯间、休闲等候区等吸烟问题已基本杜绝。

二是通过多渠道多元化宣传教育活动，干部职工深刻认识到吸烟以及二手烟的危害，控烟意识不断增强，除了以身作则还积极行动劝导亲人朋友戒烟。目前，职工吸烟人数由最开始7名降至4名，吸烟人员也在逐渐减少每日吸烟次数。

三是通过开展无烟机关建设，优化了办事环境，倡树了文明新风，提高了办事群众自觉性，进一步提升了服务效能，优化了企业群众办事体验。

三、工作体会

一要发挥干部职工人人参与的作用。结合主题党日、社区“双报到”等活动，教育引导全体职工自觉参与控烟活动，传播无烟理念，相互监督，有力提高了职工的控烟责任感，共同维护无烟机关建设成效。

二要发挥领导干部带头作用。领导干部以身示范，带头参加宣传教育、带头倡导“无烟科室”“无烟家庭”“无烟过节”等理念、带头减少烟草消费、带头维护无烟环境，改变“以烟为礼”的社会习俗，起到了良好的示范带动作用。

三要发挥窗口党员先锋模范作用。充分发挥窗口党员先锋模范带头作用，明确党员负有劝阻吸烟的责任和义务，对工作人员吸烟行为严格禁止，对办事群众吸烟行为文明劝阻，共同营造一个健康、清新、舒适的无烟机关环境。

◎无烟单位建设优秀案例之4(无烟党政机关)

建立机制，创新手段，全面开创无烟集中办公区新局面

济宁市机关事务中心把无烟机关建设作为文化机关、模范机关建设的重要内容协同推进、整体推进，并采取标识化、网格化、信息化等多种措施，实现禁区无烟、控烟有度，维护了机关干部职工身心健康，充分发挥了党政机关在全社会控烟工作的示范引领作用。

一、主要做法

(一)建立无烟机关创建机制

市机关事务中心负责除公检法司外16个集中办公区、近万名干部的后勤保障工作。成立市直机关控烟工作领导小组，一体化推进所有集中办公区控烟工作。办公室设在市机关事务中心，主要负责同志兼任办公室主任。制定市直集中办公区无烟机关建设规范及实施方案，并将控烟行为纳入文明机关公约、文明机关礼仪的重要内容。

(二)开展无烟机关宣传“三部曲”

将“无烟理念”植入日常、融入经常，营造浓厚禁烟氛围。一是提升“想戒烟”自觉性。在集中办公区大楼入口处、电梯口、走廊、厕所及会议室、办公室内张贴统一、规范的禁烟标识5000余张；设立投诉服务电话；在公共显示屏滚动播放禁烟宣传片和宣传语；在机关食堂入口处张贴50余张禁烟宣传海报；在公务用车上明显位置张贴禁烟提示；同时，在门户网站、微信公众号进行禁烟宣传。二是增强“要戒烟”迫切性。为摆脱烟民心理依赖，强化心理干预，开展“健康走进机关”系列讲座活动，由济宁市第一人民医院专家讲解吸烟危害和戒烟方法，并开展预防性咨询、诊断活动，近千名干部职工参与了相关活动。三是提高“早戒烟”鼓励性。收集整理吸烟造成的死亡，以及对未成年人和儿童造成伤害的各项数据及真实案例，编写《珍惜生命　关爱他人》控烟倡议书，向各集中办公区单位、人员2000余人发放，并组织开展承诺签名活动。同时，组织人员在市为民服务中心向市民发放，形成机关带头、社会参与的良好氛围。

(三)实施无烟机关控、疏“两分法”

一是加强管控。对无烟机关建设实行网格化管理,每个楼层管家、领班是本区域内无烟机关的首席负责人,把楼层保洁员、保安员及志愿者编入禁烟劝导员,负责每天巡查工作。同时,对无烟机关建设运用信息化手段,在实行“24小时×365天”电话受理投诉的同时,在济宁机关事务中心微信小程序“机事通”上,开辟《我要吐槽》栏目,对不文明行为进行公开监督。二是加强疏导。为巩固创建成效,组织开展系统健康文明、丰富多彩的活动,吸引烟民的注意力。市机关事务中心内部成立了新媒体创作队、机关事务篮球队、健身队、摄影队等8个兴趣小组,定期开展交流活动。会同有关单位组织开展了全市庆祝建党100周年书画展、庆祝中国共青团成立100周年青少年书画作品展和团史展等活动,丰富了机关文化生活。

二、工作成效

一是控烟意识显著增强。通过无烟机关建设,广大干部职工普遍认识到烟草的危害,各市直单位控烟力度显著提升,室内禁烟已基本形成。各集中办公区干部职工办公人员均自觉做到了对控烟知识主动宣传、自觉遵守,对控烟举措全力支持,吸烟职工戒烟意愿也明显增强,广大干部职工健康理念、控烟意识越来越强,院内随处吸烟、乱扔烟头等问题已基本杜绝。目前,已有30%的“烟民”开展戒烟,促进了控烟工作顺利开展,确保各项控烟工作有力推进,控烟措施落实到位。二是控烟机制更加完善。通过相关制度建设,结合工作实际,学习外地先进经验,陆续出台相关控烟制度,切实将控烟工作落到实处。

◎无烟单位建设优秀案例之5(无烟党政机关)

多措并举聚力控烟,争创优秀无烟党政机关

人民健康是民族昌盛和国家富强的重要标志,预防是最经济最有效的健康策略。国务院出台关于实施健康中国行动的意见,提出了健康中国建设的目标和任务。引导公众自觉控烟,预防控制重大疾病,提升全民健康素养水平,是落实健康中国行动号召的重大举措。淄博市人民法院按照中央和省市控烟文件精神要求,周密部署、科学计划,高质量做好无烟党政机关创建工作。

一、主要做法

(一)加强组织领导,健全控烟机构

“无烟党政机关”建设是健康淄博建设的重要组成部分,是精神文明工作考核的重要内

容，淄博市人民法院成立由分管院长任组长，办公室、政治部、研究室、审委办、法警队、监察室、装备局等部门负责人为成员的市人民法院控烟工作领导小组，领导小组日常办公室设在装备局。根据市里创建要求，周密制定了我院“无烟党政机关”创建方案；各部门指定一名控烟监督检查员，督促抓好本部门及公共场所的控烟工作；院领导率先垂范，以身作则，各部门逐级压实责任，充分发挥各级领导干部的控烟引领表率作用。

(二)布设禁烟标识，实施全面控烟

投入了专项资金制作宣传展板、桌牌、贴牌等禁烟标识，布设在楼内多处醒目位置，范围全面覆盖办公场所和室内外公共场所(包括会议室、审判法庭、走廊、电梯厅、卫生间)等，要求在会议室、办公室严禁放置烟灰缸等烟具，达到楼宇内无吸烟室和烟具的目标。全院人员不得在办公室、会议室、楼道、法庭等楼内外公共环境吸烟，消除二手烟对公众造成的健康危害。

(三)浓厚控烟氛围，加强控烟宣传

充分利用淄博法院一体化信息平台网站、“淄法宣”微信公众号、电子显示屏、沙龙、展板、标牌、讲座等多种方式，开展控烟知识和戒烟方法宣传培训。广泛宣传抽烟的极大危害和“无烟党政机关”创建活动的重大意义，并充分利用戒烟成功的干警结合自身戒烟经历和体会亲身讲述戒烟的受益经历，帮助引导烟民戒烟，通过以上多种举措，广大干警充分认识到戒烟带来的好处，主动控烟、严格禁烟，切实营造卫生、健康、清洁的办公和诉讼环境。

(四)加强控烟监督，形成控烟合力

通过学习创建“无烟党政机关”对于实施健康中国行动的重大意义，大家充分认识到控烟对提升政府公职人员社会形象的重大意义，充分认识到控烟是对健康生命的重要保障，充分认识到控烟对消防安全的前端预防效果。同时，院控烟工作领导小组成员、部门监督检查员、物业消防人员加强禁烟巡视监督检查，发现室内有吸烟者及时进行劝阻，对于劝阻无效和屡教不改者，计入年度绩效考核扣分项目，从制度上形成落实控烟的合力。

二、工作成效

(一)控烟标识配套

通过控烟宣传教育培训，全院已有6人成功戒烟，办公区和审判诉讼服务区均实现了无烟。

(二)宣传氛围浓厚

除利用电子屏幕、展板、沙龙等硬件媒介外，同时在市人民法院微信群发布《烟草中的有害物质》《中国吸烟危害健康报告2020》等控烟宣传资料，并推广上线“中国戒烟平台”微信小程序，使大家充分认识到控烟的重要性和对保持健康体魄的必要性，并主动帮助他人戒烟，全院形成了浓厚的控烟氛围。

(三)健康素养提升

通过开展环湖跑、羽毛球、乒乓球等配套健身活动,大家充分体验到控烟带来的健康指标明显提升和体能素养提高等益处。

三、经验体会

(一)关键是领导重视

院领导带头亲自抓控烟工作的宣传、监督和检查,各庭室部门领导带头落实,并利用各种机会强调控烟的重要意义和对身体健康的极大好处。

(二)主要是健全制度

机制的形成,要有健全的制度,先后出台了控烟实施计划方案、考核办法及奖惩制度、劝阻吸烟制度,同时完善了控烟巡查、奖惩登记、帮助戒烟登记。

(三)重点是抓好落实

落实领导挂帅,禁烟宣传标识到位,控烟培训落实,完善室外吸烟区,严格控烟奖惩制度,切实计入年度绩效考核等。

◎无烟单位建设优秀案例之6(无烟党政机关)

熄灭指尖烟草,点亮健康环境

为进一步贯彻落实中共中央办公厅、国务院办公厅《关于领导干部带头在公共场所禁烟有关事项的通知》和国家卫生健康委、中央文明办、全国爱卫办《关于加强无烟党政机关建设的通知》(国卫规划函〔2020〕175号)精神,充分发挥党政机关在控烟工作中的示范带头作用,建设无烟工作环境,青州市审计局精心谋划、认真组织,全面推进无烟党政机关建设工作。

一、主要做法

(一)强化组织领导,夯实主体责任

局党组高度重视局机关控烟工作,成立以副局长为组长,领导干部为成员的无烟机关领导小组,明确局机关各科室及事业单位戒烟、控烟责任人,建立巡查监督队伍,常态化开展控烟监督巡查,对发现问题及时监督整改,确保举一反三、不出问题。

(二)双向管控约束,主动示范带动

出台机关控烟考核办法及奖惩制度,通过奖惩双向管控,督促机关干部从自身做起,自觉做到禁烟区域不吸烟、不敬烟,室内不得摆放任何烟缸和烟具,劝阻来访者主动禁烟,确保办公区域无烟味、无烟头。延伸控烟范围,干部职工带头做好亲人朋友的禁烟工作,特别是青少年、未成年人的引导,把无烟机关创建成果向社会推广。

(三)常态宣传教育,营造健康氛围

在机关入口处、一楼大厅、会议室、楼梯、洗手间等重点公共区域张贴醒目的禁烟标识、宣传画,滚动播放宣传片。参与社区志愿服务,在包靠居民小区、社区等发放禁烟宣传资料。定期开展“吸烟有害健康”的科普课堂、控烟知识竞赛、巡查员监督员培训,助推干部职工在思想上从“要我戒”向“我要戒”转变。

(四)落实日常监督,确保控烟长效

控烟领导小组办公室不定期组织巡查或抽查,每季度通报检查结果,发现1次通报批评所在科室,一年内累计发现3次及以上,取消干部职工本人和所在科室当年评优资格。巡查员、监督员常态化开展控烟监督巡查,对发现的问题及时督促整改。

(五)突出过程记录,形成控烟日志

全面排查掌握干部职工吸烟情况,并建立台账。经排查,青州市审计局(含审计服务中心)共有职工41人,其中3名一般工作人员有吸烟史,占全局员工人数的7%。同时,针对排查结果建立清单台账,有的放矢地逐一对吸烟干部职工提供戒烟帮助。整合控烟过程建立控烟考评奖惩记录表和工作人员劝阻吸烟工作记录表,形成控烟全过程工作日志。

(六)突出培训竞赛,强化科学引导

常态化开展巡查员、监督员“双员”培训,控烟领导小组成员授课,世界无烟日专题学习、全员健康科普和吸烟职工针对性培训方式相结合,形成科学有效引导。定期开展控烟知识竞赛,精心设计考题,突出健康科普特色,对竞赛结果及时公示,并进行优秀表彰,倡树控烟标兵。

(七)突出常态管控,建立长效机制

针对控烟工作容易出现“抓一抓有好转、松一松就反弹”的现象,建立常态化监督管理机制,签订《青州市审计局控烟个人承诺书》,在做好自我管理的同时,积极发挥全员监督作用,形成人人控烟、争创无烟机关的良好局面。

二、工作成效

(一)单位环境健康向上

青州市审计局以无烟党政机关建设为抓手,积极打造井然有序、干净整洁、文明舒心的办公环境,全局公共场所和各科室烟缸、烟蒂、烟味全部完成清理,形成既环境舒心又风清气

正的工作氛围,相关控烟做法在卫生促进机关创建活动中获得肯定。

(二)干部职工面貌一新

干部职工改变抽烟陋习,崇尚健康向上的生活方式,鼓励职工业余时间积极参与文体活动。发挥局机关图书室、健身室作用,组织职工参加羽毛球、瑜伽、健步走等活动,定期组织开展健康科普活动,全局职工健康管理意识大大提高,逐渐养成文明健康生活方式。通过系列控烟措施落实,局内吸烟职工自觉树立戒烟意识,3名有吸烟史职工自觉做到不在控烟区吸烟,减少日常吸烟次数,建立成功戒烟信心。

◎无烟单位建设优秀案例之7(无烟党政机关)

建设无烟党政机关,共享无烟健康环境

近年来,济南市人大常委会机关控烟工作在市卫生健康委的指导帮助下,以维护广大干部职工身体健康为目标,以创建全国文明城市为契机,全面推进无烟机关建设,积极促进文明健康生活方式养成,努力营造清新健康的工作环境,取得明显成效。

一、主要做法

(一)领导重视,组织有力

为全面推进无烟机关建设,机关成立了由办公厅领导挂帅的建设领导小组,由机关党委、行政财务处组成控烟领导小组办公室,负责控烟工作的对接、联系和协调管理。领导小组定期召开会议,传达学习有关通知要求,总结阶段性控烟工作,部署具体任务,提出工作要求。控烟领导小组办公室根据工作实际,适时调整工作进度,不断完善工作内容,严格把控建设标准,认真组织考核验收,保证了建设任务高质量完成。

(二)制度健全,措施得当

为实现任务有遵循、落实有依据、工作有抓手、建设有成效,在查阅大量文件规定、向业务单位请教学习、与友邻单位沟通交流的情况下,深入机关各部门调研,摸清底数,精准分析抽烟人员的数量、年龄结构等基本情况,有针对性地修订完善了相关制度规定。主要有《市人大无烟党政机关建设实施方案》《市人大无烟党政机关建设管理制度》《市人大无烟机关建设领导小组及办公室工作制度》《市人大无烟机关管理规定》《控烟监督巡查工作制度》等等。对工作目标、基本要求、组织领导、管理规定、环境建设、宣传教育、监督巡查、考评奖惩等方面作出详细明确的规范和规定,把所有人员、所有区域纳入制度监督的范围之内,有力地保障了控烟工作的顺利开展。

(三)广泛宣传,营造氛围

为引导干部职工认清吸烟的危害性及控烟工作的重要性,充分调动参与控烟工作的积极性,能够主动配合无烟机关建设工作,机关多措并举,开展形式多样的宣传动员活动。一是通过召开会议、机关微信工作群、群发邮件、内网公告等方式,传达有关通知,公布本机关工作方案及控烟管理制度规定等,并发出“从我做起、共建共享”的倡议,做到了家喻户晓、人人皆知。二是在办公区入口、走廊、食堂等公共区域,制作放置宣传栏、展板、海报,对无烟党政机关建设政策要求、烟草危害科普知识、戒烟服务信息、无烟环境建设进展等进行广泛宣传。三是在单位入口处摆放禁烟提示牌,在所有办公室、会议室、会客室、卫生间、茶水间、走廊、食堂等区域广泛张贴和摆放禁烟标识,醒目清晰,警示作用明显。通过宣传引导,使干部职工自觉在公共场所和工作场所控烟禁烟,是降低二手烟危害的有效手段,是保护身心健康的重要措施,是党政机关文明办公的基本要求,更是树立和维护党政机关良好形象的必然选择,进而形成了人人支持、人人参与、人人享有的良好氛围和齐抓共管的工作合力。

(四)严格督查,耐心劝阻

为做到控烟工作落地落实,机关成立了控烟工作监督巡查小组,由各部门指派的控烟监督巡查员组成。机关专门组织了业务培训,因地制宜地划分控烟巡查区域,定人定任务定责任,并将定期监督检查纳入常规工作中。控烟监督巡查员坚持每日巡检,及时制止违规吸烟行为,积极宣传控烟政策及吸烟有害健康的医学常识,保持机关公共区域内没有烟蒂、烟盒等物品,做好巡查记录,定期汇报检查结果。控烟监督巡查员能够按时到位、以身作则、举止文明,对违规吸烟者进行劝阻时,能够有礼有节、耐心细致、语气温和,认真履行职责的同时避免了误会和纠纷的发生,展现了文明良好的形象。

(五)提供帮助,热情服务

为了解掌握干部职工吸烟和二手烟暴露的现状,以便有针对性地开展控烟宣传、戒烟帮助、监督巡查等工作,机关积极组织全体工作人员开展吸烟与二手烟暴露调查问卷,根据真实情况,有的放矢地开展控烟工作。为帮助有戒烟意愿的人员能够成功戒烟,控烟办公室查阅大量医学资料,编辑形成了《戒烟知识与技巧》,详细介绍了吸烟的危害、戒烟的益处、如何了解自己的吸烟依赖度、快速戒烟的方式方法,以及专业戒烟机构引荐等,为戒烟者提供了借鉴,受到了干部职工的赞扬。

(六)巩固成果,常态保持

为保持无烟环境建设效果,形成常态化管理,济南市人大常委会将无烟机关建设工作列入年度工作计划,狠抓控烟工作的长效管理,确保控烟措施始终落实到位。定期组织对机关内无烟环境检查督导,评估是否符合建设标准,及时发现纠正存在的问题;自觉接受卫生健康部门定期评估检查和社会监督,努力使控烟工作走上制度化、规范化轨道;有效降低吸烟对公众健康造成的危害,努力为干部职工创造清新、健康、舒适的工作环境。

（七）形成合力、齐抓共管

控烟工作是一项系统工程，不是哪一个部门、哪一级组织能够独立完成的任务，需要多部门上下协调形成合力抓落实。既需要职能部门强力推进，还需要其他相关部门的密切配合；既需要组织的力量，还需要个人的支持。

（八）突出重点、抓住关键

抓重点就是对会议室、食堂、洗手间等公共区域的禁烟工作一丝不苟抓落实；抓关键就是对党员领导干部常提醒常劝诫，影响和带动干部职工控烟戒烟。

（九）疏堵结合、多措并举

从多年控烟工作实际来看，全面禁烟的目标不能一蹴而就，因此在控烟工作中应做到疏堵结合，加强引导。要善于对典型的经验、有效的措施进行总结，要对发现的问题及时改善，落实监督者的主体责任，明确专门的机构和人员，对公共场所禁烟的行为进行监督，对违反规定的行为进行严格的处罚，这样才能逐步实现无烟机关的目标。

（十）抓好日常、坚持经常

抓经常就是保持控烟工作常态化，抓日常就是形成全日制的控烟工作机制。每天对进入办公区的人员实施全程控烟提醒，对会议室、食堂、洗手间等禁烟区每天都有值守人员进行劝阻，对有吸烟需求的人员做到有标识引导。

（十一）注重养成、培养习惯

吸烟不是一朝一夕养成的陋习，戒烟也不可能立竿见影。抓习惯就是通过会议、手机微信等方式向吸烟人员介绍良好工作习惯、生活习惯的案例信息；抓养成就是对吸烟人员的戒烟节奏进行跟踪鼓励，只有培养良好习惯，一点一滴抓养成，才能达到控烟良好效果。

（十二）持之以恒、巩固发展

控烟工作是一项长期任务，必须持之以恒抓落实。既要高度重视，还要有针对性的制度保障；既要转变思想观念，还要抓好点滴养成；既要营造控烟氛围，还要抓好正确引导。

二、工作成效

一是机关公共场所已实现全面无烟要求，随处吸烟、乱扔烟头等问题已经杜绝，办公环境越来越好。二是机关区域内各类控烟宣传设施越来越丰富，宣传教育渠道越来越多元，基础设施设置越来越规范。三是广大干部职工健康理念、控烟意识越来越强，吸烟人数明显下降。成绩的取得，得益于市卫生健康委的有力指导，得益于市人大常委会机关领导的高度重视，得益于机关各部门的支持配合，得益于全体干部职工的自觉遵守。

◎无烟单位建设优秀案例之8(无烟党政机关)

“三抓三推”推动无烟机关建设

近年来,日照市纪委监委机关高度重视机关控烟工作,严格落实机关控烟工作要求,无烟机关建设取得明显成效。

一、主要做法

(一)抓实组织领导,推动体系建设

市纪委监委机关坚持把无烟机关创建工作摆在突出位置,紧盯创建目标,完善工作机制,创新方式方法,确保创建工作有组织、有目标、有计划、有措施。一是抓实组织领导。成立无烟机关创建工作领导小组,领导小组下设办公室,牵头负责创建工作组织协调和监督检查,相关部室广泛参与,分工负责具体任务落实,机关党委靠上抓好组织实施。二是细化措施方法。制定《日照市纪委监委机关创建无烟机关实施方案》《市纪委监委机关创建无烟机关工作领导小组及办公室工作制度》等文件,细化指导思想、工作措施、组织实施等工作任务,明确职责分工、细化措施方法,推动创建工作制度化、规范化、长效化。三是加强督导检查。坚持“上下联动、层层传达、责任到人”工作原则,采取定期检查和随机抽查相结合的方式,对照标准要求对委机关创建无烟机关情况进行监督检查,及时发现问题和不足,确保创建无烟机关深入开展。

(二)抓紧核心关键,推行无烟办公

坚持抓在经常、融入日常,做到突出重点、狠抓细节、多措并举,确保无烟机关建设取得实效。一是禁止办公区域吸烟。充分利用楼梯、电梯口宣传屏幕播放禁烟宣传片,办公室、会议室、楼道、食堂、洗手间、走廊、电梯等场所张贴“禁止吸烟”标识,机关内全面设立禁烟区域,鼓励机关干部争当控烟表率,自觉做到不在禁烟区域吸烟。二是重点督导吸烟人员。督导吸烟人员遵守公共场所禁烟规定,带头不在办公场所吸烟、敬烟,在公务活动中不吸烟、不敬烟,并努力尝试戒烟,主动接受党员群众监督。三是加强宣传教育。通过张贴悬挂海报、禁烟标识、宣传展板等,进一步提高全体机关干部的健康素养。

(三)抓牢规范养成,推广无烟生活

坚持人人有责、共建共享,号召党员干部改变生活方式和思想观念,切实把无烟生活、健康生活的理念落实到日常生活当中。一是开展“1+35”专项行动。在无烟机关创建工作领

导小组的领导下，设置控烟监督员35人，真正做到机关各单位全覆盖，形成了控烟工作“人人参与、人人有责”的局面。二是开展控烟自查行动。每月开展全员控烟自查工作，及时查找问题，随时掌握机关干部的吸烟情况、戒烟意向和戒烟情况。三是促进良好习惯养成。公共区域张贴禁烟标识、禁烟控烟宣传海报，积极营造崇尚生态文明、践行绿色发展浓厚氛围。结合世界无烟日等纪念日，组织开展禁止吸烟的宣传实践活动，把控烟宣传教育融入文明生活理念活动中。

二、工作成效

通过系列措施的实施，日照市纪委监委创建无烟机关各项工作取得显著成效。通过开展创建“无烟机关”活动，大力推进宣传教育和禁烟措施，委机关数名吸烟同志已科学戒烟，收效显著，委机关已实现全面禁烟。通过宣传教育，全体党员干部充分认识到烟草的危害，增强了责任担当，提高了拒绝烟草的自制力。

◎无烟单位建设优秀案例之9(无烟党政机关)

建设无烟机关，营造高效工作环境

为贯彻落实《国务院关于实施健康中国行动的意见》《关于加强无烟党政机关建设的通知》等文件精神，博兴县总工会在创建模范无烟机关工作中，将创建无烟机关工作纳入单位整体工作中，积极发挥职能作用，多形式举办大型活动，营造“人人为健康，健康为人人”的浓厚氛围。

一、主要做法

(一)加强组织管理，营造健康环境

成立无烟机关建设领导小组，明确职责分工，公开承诺，开展无烟机关建设，倡导全体职工积极参与，促进职工自觉采取无烟生活方式，养成良好的行为习惯；禁止办公室和公共区域吸烟，打造无烟办公区，定期开展环境卫生大扫除，建立科室环境大检查、大评比制度，促进全体职工自觉维护机关卫生，共同营造整洁舒适、环境优美的工作环境。

(二)落实主体责任，完善制度建设

建立完善无烟党政机关建设工作机制，明确部门职责分工，压实主体责任。对在禁烟区吸烟人员进行劝导、警告、通报等，定期开展办公区域控烟工作交叉检查，不定期开展控烟督导巡查，有效促进了无烟环境建设。

（三）加强巡查力度，创新无烟举措

一是成立巡查小组。突出重点，形成巡查小组，依托物业管理，加大巡查劝阻力度和控烟监督力度，及时通报无烟机关创建活动情况，并对表现积极的巡查人员给予奖励，对戒烟或遵守制度表现优秀的职工给予通报表扬或适当物质奖励，帮助吸烟者形成自我约束、自我控制的良好习惯。二是建立动态台账。建立吸烟人员和戒烟人员台账，动态掌握每名吸烟人员吸烟史、吸烟量、是否有戒烟意愿等情况。三是开展专业支持。定期为干部职工提供健康体检和健康咨询服务，保障职工身体健康，提高吸烟职工戒烟控烟意识。

（四）加强宣传动员，全面示范引领

召开创建"省级健康促进县"工作推进会，对创建无烟健康环境工作进行再部署，再动员。不断加大宣传力度，在县总工会职工服务大厅及工人文化宫场所内放置戒烟相关书籍千余本；在出入口、电梯楼梯、洗手间、会议室等张贴禁烟标识20余处；利用多媒体等宣传禁烟控烟标语；制作禁烟控烟宣传栏；通过微信公众号平台不定期发布禁烟等相关的健康知识；规范室外吸烟区设置；不断优化办公区域无烟环境。同时，倡导基层各镇（街道）工会、企业工会、行业工会等积极组织全体职工参与到禁烟控烟行动中来。

（五）丰富活动载体，提高职工健康意识

一是丰富文体活动。每年组织机关干部、劳模（工匠）健康体检，组织一线职工疗休养；每季在县植物园组织一次全程5公里的"健康伴我行"游园健步走活动；每周五下午5点组织干部职工集体跳工间操；每个工作日的下午下班后，利用一小时时间，全体职工在职工活动中心开展各种运动项目。自2010年以来，连续8年成功举办了全县职工运动会，累计有近万人参加，丰富了职工的运动生活，为吸烟职工找到了更多兴趣，形成良好的健康运动习惯，为戒烟起到了很好的帮助作用。二是举办主题活动。举办不同主题的干部职工健康知识竞赛、健康大讲堂、安全知识培训、戒烟知识大赛等活动，进一步推动全民健康生活方式行动的深入开展，不断提高全民科学健身和戒烟控烟意识，倡导科学有氧运动，推广健康生活理念，自觉践行健康生活方式，营造人人参与、崇尚健康的良好氛围。

二、工作成效

一是吸烟人数比例明显下降。单位共有在职职工29人，初步统计，开展控烟禁烟工作前，吸烟人数5人，占全体人员的17.24%；开展控烟禁烟工作后，成功戒烟人员为3人，戒烟成功率达60%；目前机关吸烟人数2人，占全体人员的6.89%，比例明显下降。二是职工戒烟控烟意识提升。自开展无烟机关创建活动以来，通过经常性的宣传教育、丰富多样的文娱活动、实实在在的戒烟措施，"吸烟者"和"被吸烟者"的公共意识和健康意识都有了较大提升，自我保护和拒绝烟草的意识也大大提高。三是职工共同营造健康环境。部分吸烟者从抗拒控烟到配合控烟，再到自觉戒烟，广大干部职工也从与我无关到自我保护，再到积极劝阻，形成了控烟工作人人参与、人人有责的良好氛围。

◎无烟单位建设优秀案例之10(无烟党政机关)

共建共享,积极推进无烟机关建设

为积极响应国家号召,推进控烟行动,荣成市市场监督管理局在市爱卫办的指导下,以维护广大干部职工身体健康为目标,结合国家卫生城市复审契机,积极推进无烟机关建设,全力营造健康良好的工作环境,取得了良好成效。

一、主要做法

(一)一套机制强化组织领导

市场监管局将无烟机关建设列入党组台账,摆在工作的突出位置,在巩固荣成市无烟机关创建成果的基础上,完善工作措施方法,扩大宣传实效,确保无烟示范机关推进有力、落实有效。一是强化组织领导。及时调整无烟建设工作领导小组成员名单,调动相关科室广泛参与到创建工作中来,提升相关责任部门和人员的责任意识,将无烟单位创建与模范机关创建工作结合起来,与推进爱国卫生、文明城市创建和健康中国行动结合起来,纳入全年工作要点,明确工作任务、细化工作举措,切实抓好组织实施,落实各项工作任务。二是健全工作机制。对《创建无烟机关控烟实施方案》《创建无烟机关办法及奖惩制度》《创建无烟机关奖惩标准》《控烟劝阻工作制度》等一系列制度规定进行补充完善,保障创建工作有章可循、有制可依。三是推动全员参与。各科室、监管所要层层落实,动员全体干部职工共同参与,严格执行各项控烟规定和相关规章制度,为深入开展创建威海市无烟示范机关创造有利条件。

(二)两项培训养成无烟健康习惯

通过强化禁烟知识培训,帮助干部职工养成良好的健康生活习惯。一是加强对控烟监督员和控烟巡查员的培训,每季度结合控烟活动管理和控烟健康教育管理等组织开展专题培训,提升监督人员的控烟责任和义务,为开展控烟监督员和巡查打下良好工作基础。二是加强对干部职工控烟知识培训。通过集体学习等各种方式,在全体干部职工中开展控烟、戒烟、禁烟教育,培养良好的健康生活习惯,使控烟、戒烟落实为自觉行动。

(三)三种监督提升自觉控烟意识

强化监督检查,及时发现控烟工作中存在的问题和不足,通过全方位督导检查,提升干部职工自觉控烟意识。一是领导带头控烟,强化自我监督。领导带头落实各项控烟制度,不吸烟、不敬烟,全体干部职工进入室内后一律禁止吸烟,自觉不在工作场所和公共场合吸烟。二是主动劝阻吸烟,强化双向监督。室内工作区域严禁吸烟,对来访人员吸烟的,语气和蔼、言行有礼地对其进行耐心、细心的劝阻工作，指引其前往指定吸烟区吸烟。三是落实控烟制度，强化控烟巡查监督。控烟监督员和巡查员对全局控烟情况采取不定期监督巡查，结合禁烟奖惩标准和考评奖惩制度进行考核赋分，通过督导考核提升控烟工作实效。

（四）四类宣传推广无烟生活理念

一是营造无烟宣传氛围。在机关办公室、会议室、楼道、走廊、卫生间等处的醒目位置张贴禁烟标志，制作控烟宣传海报等宣传烟草的危害，同时办公室、会议室等各种场所不放置烟具，规范设置室外吸烟区，确保营造一个无烟的良好工作环境。二是引导干部职工主动宣传。印发《控烟倡议书》，引导干部职工主动参与到控烟宣传工作中来，向身边人普及烟草危害知识，形成健康的生活圈。三是结合关键节点开展控烟宣传。在无烟日、重要节假日期等通过转发公益广告、推送微信专题文章、分发带有禁烟标识的小礼品，多种渠道开展控烟宣传，全面普及控烟理念。四是结合双城建设工作开展控烟实践宣传。结合国家卫生城市、文明城市复审契机，在规范市场整治、引导文明行为的过程中，组织开展捡拾烟头活动，在餐馆等场所张贴禁止吸烟标志，发动广大群众配合做好在公众场合的禁烟宣传工作，通过创城创建实践行动巩固控烟意识。

二、工作成效

通过一系列的努力，荣成市市场监督管理局控烟各项工作取得显著成效。全局控烟氛围浓厚，各项控烟措施落实到位，实现办公场所内全面禁烟。

一是吸烟人数比例明显下降。通过干部职工的努力，已经做到公共区域无人吸烟，办公室内严格禁烟，公务接待完全无烟，随处吸烟、乱扔烟头等问题已经杜绝，办公环境越来越好。部分吸烟者从抗拒控烟到配合控烟，再到自觉戒烟，广大干部职工也从与我无关到自我保护，再到积极劝阻，形成了控烟工作人人参与、人人有责的良好氛围。

二是吸烟危害意识明显。通过此次创建活动，干部职工充分认识到控烟工作的重要意义，不仅在工作中主动拒绝烟草，更是在生活中帮助家人和身边朋友远离烟草危害。

◎无烟单位建设优秀案例之11（无烟党政机关）

控烟活动人人参与，健康环境大家共享

临沂市教育局秉承“人人参与控烟活动，共创健康无烟环境”的思路，高度重视无烟机关创建工作，切实加强组织领导，不断完善控烟工作制度，大力开展吸烟有害健康的宣传教育，多措并举营造人人参与控烟的良好氛围，努力打造和谐、优美、绿色的工作环境。2020年，临沂市教育局被授予“临沂市无烟单位”。

一、主要做法

(一)组织管理落实到位

提高政治站位,强化思想认识,将无烟机关创建工作与创建全国文明城市、全国卫生城市相结合。成立了由局长担任组长,班子成员担任副组长,各科室(单位)负责人为成员的控烟工作领导小组,领导小组下设无烟机关创建办公室,形成主要领导亲自抓,分管领导具体抓控烟工作的良好局面。制定印发了《临沂市教育局创建无烟机关实施方案》,明确指导思想、细化职责分工、强化措施方法,推动创建工作制度化、规范化、长效化,保证控烟目标的高质量高效率达成。

(二)宣传教育深入广泛

通过广泛动员、深入发动,对全体干部职工进行潜移默化的常态化宣传教育,让全体干部职工更加深刻清醒地认识到吸烟的危害,做到自觉控烟禁烟。一是通过宣传栏、网站、道德讲堂、志愿服务活动等形式积极向干部职工开展禁烟宣传教育,并在楼道、过道、办公室、会议室、食堂等地方设立醒目的禁烟标识100余块,不设置烟具(缸、盒)和带有烟草广告的物品。二是各党支部开展"远离烟草、珍惜生命"主题党日活动,宣传吸烟的危害性,要求干部职工在本单位及公共场所不得受烟、不得敬烟、不得吸烟,同时鼓励有多年吸烟史的同事积极戒烟,领导率先戒烟,做好模范带头作用。三是发放《中国公民健康素养66条》《无烟政府机关创建指南》《戒烟的好处》等宣传册子300余本,做到人人知晓。四是各科室(单位)认真组织部署,深入动员发动,通过学习培训,加强对有关文件和烟草危害知识的学习,提高对创建工作的思想认识。五是崇尚健康向上的生活方式,鼓励干部职工业余时间积极参与文体活动,定期组织干部职工开展羽毛球、拔河、健步走比赛等活动。全局干部职工健康意识大大提高,真正养成文明健康生活方式。

(三)硬件保障设施齐全

切实做好无烟单位环境布置,全方位提供服务咨询保障。一是办公大楼内所有场所均为禁烟区域,在会议室、厕所、走廊、电梯、楼梯、食堂等重点区域张贴、悬挂禁烟标识。二是在传达室门口、办公大楼入口等处设立禁烟提示牌。三是利用一楼大厅电子屏幕、宣传栏、教育信息网等向职工宣传创建无烟机关创建无烟校园工作、无烟机关管理规定和控烟知识等。四是在一楼大厅保卫处摆放控烟宣传资料和戒烟指导手册,供大家免费取阅。五是积极参加市疾病预防控制中心组织的学习培训,请专家到机关为干部职工提供戒烟指导和戒烟咨询服务,并根据需要提供戒烟药物,帮助吸烟职工积极戒烟。

(四)监督检查扎实有效

建立单位控烟管理制度,各科室(单位)负责人作为第一责任人,负责本科室(单位)和来访者的控烟巡查,并做好巡查记录,每月向领导小组办公室汇报。领导小组办公室负责对无烟机关管理规定落实监督与检查,每月进行抽查,不定期组织开展联合检查,并通报结果。各科室

(单位)强化劝导和教育,签订禁烟承诺书,接受监督,落实奖惩,对控烟表现好的给予奖励,对违反制度规定的干部职工实施处罚。每天对进入办公区域的人员实施全程控烟提醒,对会议室、食堂、洗手间等重点公共区域的禁烟工作,加大检查力度,每天都有值守人员进行劝阻,确保天天查,时时抓,确保不留空隙和死角。通过会议、网站、手机微信等方式提示吸烟的危害性,做到相互提醒,相互监督,共同培养良好工作习惯、生活习惯,达到控烟禁烟良好效果。

二、工作成效

(一)控烟氛围日益浓厚

公共区域和办公区域规范设置吸烟点位,设立禁烟标识,时时处处提醒。吸烟者从抗拒控烟到配合控烟,再到自觉戒烟,广大干部职工也从与我无关到自我保护,再到积极劝阻,形成了控烟工作人人参与、人人有责的良好氛围。

(二)控烟意识显著增强

通过创建无烟机关,进行经常性的宣传教育、丰富多样的文娱活动、扎实有效的戒烟措施,广大干部职工健康意识不断提升,自我保护和拒绝烟草的意识大大提高,拒绝吸烟和吸二手烟理念已深深植根于每位干部职工心中,全局机关干部职工吸烟人员已全部戒烟。

(三)工作环境更加温馨

通过创建无烟机关,干部职工吸烟者越来越少,工作环境越来越温馨,同事关系更加和谐,不仅提高了工作效率,还引导广大干部职工增强了健康生活观念,提升了身心健康水平。

◎无烟单位建设优秀案例之12(无烟党政机关)

严格执行规章制度,形成浓厚控烟氛围

乐陵市税务局紧紧围绕市委、市政府的工作部署,将建设无烟党政机关作为一项重要工作来抓。将控烟工作融入日常工作中,强化制度建设,创建控烟氛围,为员工营造无烟工作环境,为吸烟员工戒烟提供必要的帮助,倡导文明、健康、科学的生活方式。

一、主要做法

(一)加强组织管理,制定规章制度

1.成立建设无烟党政机关领导小组。乐陵市税务局成立了建设无烟党政机关领导小组,研究制订工作方案、工作计划,设控烟工作负责人,明确人员职责,健全规章制度等一系列保障措施,将控烟工作纳入本单位的工作计划,并有资金保障;领导成员带头做到不吸烟,

为确保无烟机关建设的扎实、持续、有序的工作开展提供了组织保障。

2.制定相关规章制度。印发了《乐陵市税务局关于成立控烟领导小组的通知》《乐陵市税务局控烟工作实施方案》《乐陵市税务局控烟劝阻工作制度》《乐陵市税务局控烟考评奖惩制度》《乐陵市税务局控烟考评奖惩标准》等相关制度,为无烟党政机关建设提供了制度保障。

3.专人参加无烟机关建设业务培训。为提高建设无烟机关业务技能,派专人参加了创建无烟单位业务培训,通过培训,进一步认识到无烟机关建设工作的重要性、必要性,为无烟机关建设提供了技术支撑。

(二)创建无烟环境,加强无烟宣传

1.无烟环境布置。在机关门厅、楼梯、办公室、会议室、洗手间等区域设置了明显的禁烟标志,张贴无烟机关禁烟海报;会议室、办公室等办公场所桌上无烟灰缸、地上无烟蒂;设置室外吸烟区,吸烟区远离密集人群和必经通道,有明显的引导标识;单位内无烟草广告。

2.控烟宣传教育。定期在干部职工中开展控烟宣传教育,举办控烟知识讲座,定期组织税务干部到共建社区开展控烟宣传,提高全体干部职工及社区居民对吸烟危害的认识,努力营造良好的无烟环境。

(三)严格考评监督,落实巡查劝阻

1.严格控烟考评。依据制定的控烟考评奖惩制度和控烟考评奖惩标准,每月对各股室控烟情况进行考评,对每一项进行打分,并填写控烟考评奖惩记录。考评分数与年终考核挂钩。

2.落实监督巡查和劝阻。在单位内设有控烟监督员和巡查员,责任落实到人,对控烟监督员和巡查员进行控烟工作的相关培训,制订值班表定期在单位内进行控烟工作监督和巡查,并记录相关工作情况。

全体职工都有劝阻吸烟的责任,对本单位职工和外来人员在单位内吸烟的情况进行及时劝阻,并引导吸烟者去往吸烟区吸烟。

3.提供戒烟帮助。掌握单位内所有职工的吸烟情况,为吸烟员工讲解吸烟的危害、戒烟的好处、无烟党政机关建设的重要性,单位内部属于无烟环境区域,吸烟可以去往专门的吸烟区,为想要戒烟的职工提供戒烟帮助。

二、工作成效

乐陵市税务局积极开展无烟党政机关建设,领导干部带头禁烟,制定的各种规章和管理制度严格执行,组织开展禁烟宣传教育活动,形成浓厚的禁烟氛围。无烟党政机关建设取得了良好的效果。

(一)工作环境更健康

单位内部、公共场所禁止吸烟,不仅保护环境卫生、减少二手烟和三手烟的危害、消除吸烟带来的反感,还能树立无烟办公环境的良好形象,打造更优的服务型政府。

(二)职工身体更健康

通过建设无烟机关的相关宣传、讲座,职工更加清楚地认识到吸烟的危害,为了自身和家人、同事的身体健康,积极戒烟,减少烟草带来的危害,提升自身身体素质。

(三)起带头榜样作用

无烟党政机关建设所带来的健康控烟知识,不仅覆盖到单位职工和家人,还将控烟理念传达到共建共筑小区、来办事人员、各税务局分局中,取得了良好的控烟宣传效果,也反馈回乐陵市税务局,有助于无烟党政机关建设工作的持续深入开展。

◎无烟单位建设优秀案例之13(无烟医院)

烟雾不绕,笑容绽放

建设无烟医院对于树立和维护医疗机构良好健康形象,引领公众养成健康文明的生活方式,维护人民群众生命健康具有重要意义。自2012年荣获“省级无烟医疗卫生单位”后,青岛市口腔医院积极贯彻落实控烟要求,立足口腔专业特点,秉承“烟雾不绕,笑容绽放”的无烟理念,不断夯实控烟工作,逐渐形成具有专业特色的工作机制,在院内营造控烟、戒烟的良好氛围,“无烟医院”建设成效显著。现将主要工作情况汇报如下:

一、主要做法

(一)加强组织领导,完善队伍建设

医院成立以主要领导为组长,各科室负责人为成员的爱国卫生运动委员会,委员会同时是医院控烟工作的领导机构。因为口腔专业特点,医院向来重视控烟工作,自2012年荣获“省级无烟医疗卫生单位”后,更是把控烟工作提升到爱国卫生工作的重中之重,相继出台《医院控烟管理制度》《医院控烟考评标准》等配套制度。

医院成立多支控烟队伍,各支队伍挂牌上岗,分工明确,责任心强,切实发挥了一线劝烟、控烟工作。一是由门诊综合管理部领导的志愿者导医队伍,有20人,负责科室及候诊范围内的劝烟和宣教工作;二是由后勤部门管理的保洁、保安队伍,有28人,保洁负责管辖区域内的卫生间,安保人员负责前后停车场,另有一名院区保洁负责机动巡查。三是后勤部门设置有控烟工作专职管理人员2名,与物业经理一起,每天保证至少一次全院范围内巡查,负责医院控烟工作的落实与监督,努力做到控烟工作不留死角。

(二)开展多样宣教,营造无烟氛围

1.多形式加强院内宣传。通过门诊大厅LED显示屏滚动播放宣传标语、门诊楼内张贴

主题宣传海报、“悦读角”投放戒烟宣传手册、候诊区电视机播放控烟视频等形式，广泛宣传普及烟草危害。重点宣传吸烟对青少年健康的严重影响，加强就医患者对控烟理念的理解和认同，自觉树立控烟意识，养成文明健康绿色环保的生活方式。

2.结合健康宣教活动开展戒烟宣教。医院院内建设青岛市口腔健康教育基地，吸引广大儿童青少年前来参观，同时医院也广泛走入小学、初中等校园，在宣传口腔健康知识的同时，大力宣传烟草、二手烟对青少年健康的严重不良影响。动员学校和家长共同参与，积极为广大青少年营造一个无烟、清洁、健康的成长环境。

3.发挥口腔专业特点，积极开展戒烟咨询。健康从牙齿开始，而吸烟对口腔健康有着重要影响。吸烟是引发牙周病的重要危险因素，吸烟使牙面易于沉淀牙石，导致菌斑迅速形成，从而引发牙龈炎和牙周炎。吸烟还是口腔癌的主要风险因素。除此之外，吸烟会使口腔卫生条件变差，影响牙齿美观，导致口臭。所以每一名口腔医护人员都是控烟宣传员，在给予患者口腔诊疗的同时做着控烟宣教工作，对患者及家属进行引导，对于医院控烟工作有强有力的促进作用。同时医院设有戒烟咨询处，对于因关心口腔健康，想戒烟的患者及家属，戒烟咨询处将给予专业建议和正向的引导。

（三）扎实开展主题活动，加强专题培训

一是发挥党建引领作用，全院各党支部每年的党建活动中，至少有一次控烟专项行动，通过学习控烟知识、参与烟头清理，提高广大党员的控烟责任感，进而发挥党员模范带头作用，在全院形成控烟的良好环境。二是切实利用主题活动的工作契机，每年“世界无烟日”活动期间，紧扣主题，制订活动方案，提前筹划活动内容，明确责任分工，力求开展一次活动，取得一定实效。医院全年对各控烟监督员进行多次专题培训和考核，提高其控烟工作能力，明确控烟职责和巡查方式，认识并了解吸烟的危害、戒烟的益处和劝导戒烟的技巧，能向就诊患者做好宣传，开展控烟干预，发现院内吸烟人员并及时劝阻。

（四）定期巡查清理，维护无烟环境

一是组建由导诊志愿者、保洁、保安组成的控烟队伍，形成每日巡查工作机制，“闻烟即寻、见烟即劝、落烟即清”；二是由医院控烟管理员和物业经理每天每周巡查，对不符合医院管理制度和规定的行为进行督导考核；三是院领导不定期带队进行专项巡查，建立问题台账，整改责任细化到人，明确整改时限，逐条销账。

二、工作成效

1.通过在停车场、卫生间、候诊区等区域张贴禁烟标识，控烟监督员落实日常巡查，控烟管理员专项督导考核，组织烟蒂专项清理等措施，院内吸烟现象已基本杜绝，院区烟蒂数量显著减少。

2.通过形式多样的控烟宣传，干部职工对吸烟、二手烟危害的认识更加深刻，控烟意识不断增强，形成了人人参与的良好氛围。

3.通过开展无烟医院建设，巩固了文明典范城市和爱国卫生月活动成果，优化了医院就医环境，提高了群众就医体验和满意度。

◎无烟单位建设优秀案例之14(无烟医院)

控烟为健康护航,争创无烟卫生健康机构

禁烟控烟是一项惠及全社会的公益活动,是培养健康生活方式的一项长期任务。淄博市妇幼保健院作为妇幼保健院,办院宗旨即是“一切为了妇女儿童健康”,因此建设无烟医院,使妇女儿童免受二手烟的伤害是我们的重要工作之一。医院通过加强控烟科普宣传,助力健康素养水平提升,在综合门诊设立控烟门诊,利用多种途径加强控烟宣传,高质量做好无烟卫生健康机构创建工作。

一、主要做法

(一)加强组织领导,建立健全控烟相关工作制度

控烟工作领导小组由书记、院长任组长,领导小组下设办公室。医院统一宣传动员、全面协调、督查指导,明确创建无烟医疗单位步骤和工作责任,进一步健全工作机制。医院先后制定了《淄博市妇幼保健院禁烟制度》《淄博市妇幼保健院无烟单位管理规定》《淄博市妇幼保健院控烟工作考核制度》《淄博市妇幼保健院科室控烟工作考核标准》《淄博市妇幼保健院控烟监督员和巡查员设置情况及相应职责》《淄博市妇幼保健院控烟培训制度》《淄博市妇幼保健院控烟劝阻工作制度》等,建立健全医院控烟工作制度建设。

(二)完善控烟队伍建设,加强控烟知识、方法和技巧的培训

医院设有控烟监督员和巡查员,明确了巡查、监督职责,控烟人员佩戴禁烟标识,在医院内进行巡查、督导,并对吸烟行为进行劝阻,均已收到了良好效果。同时,对相关科室医务人员、巡查员、监督员等多次开展劝阻技巧、吸烟危害和戒烟益处等相关培训。

(三)加强控烟门诊建设,充分发挥医务人员的示范作用

在内科设置戒烟门诊,让医护人员充分了解吸烟的危害和戒烟的益处相关知识,并掌握戒烟方法和技巧。值班医生会对吸烟者进行评估,包括吸烟情况、成瘾情况和戒烟意愿等,针对个体情况制订个性化戒烟治疗方案,包括进行行为干预、提供戒烟咨询等。

(四)多途径宣传禁烟,布设禁烟标识

积极采取多种形式的控烟、禁烟宣传,利用健康教育处方、医院宣传栏、LED显示屏等宣传载体,通过医院官方视频号发布题为《吸烟对孕妇和胎儿的危害》视频等,加大宣传力度,形成人人关注、人人参与的浓厚氛围,进一步促进控烟工作深入开展。同时,在医院各个入口处、门诊大厅、候诊区、病区、楼梯、会议室、电梯、厕所等公共区域张贴禁止吸烟标识。

二、工作成效

（一）医院环境改善

通过控烟禁烟工作的开展，医院内散落的烟头和烟灰大幅减少，就诊环境得以优化，院区环境整洁有序，良好的医院环境有利于来院就诊患者的顺利康复。

（二）职工健康素养提高

医护人员通过控烟活动开展更好地掌握了戒烟方法和技巧，行政、工勤人员对于烟草的危害认识更加到位。控烟、禁烟在医院全体干部职工中形成共识，促进了全体职工践行文明健康绿色环保生活方式，提高了职工的健康素养。

（三）利于就诊患者健康

医院开展多项控烟宣传活动，高质量推进无烟医院环境建设，加强了来院就诊患者对控烟理念的理解和认同，对二手烟对于孕妇和儿童的危害有更深的了解，促使其自觉树立控烟意识，养成良好健康的生活方式。截至2024年6月，来院就诊并且接受回访的戒烟患者达80余人次，医院多次组织针对控烟的义诊活动。

◎无烟单位建设优秀案例之15（无烟医院）

人人参与控烟，共创无烟环境

潍坊市妇幼保健院高度重视控烟工作，多年来始终坚持常抓不懈，以保障就诊患者和医务人员健康为目标，不断巩固无烟医院创建成果，形成人人参与控烟活动的有效机制，以不断加大控烟宣传力度和深化控烟服务为切入点，开展各项控烟行动，在提升医务人员戒烟干预技能和服务水平的同时，提高患者、家属及社会公众的控烟意识，努力为患者和职工营造一个健康、舒适的无烟环境，以实际行动助力健康潍坊建设。

一、主要做法

（一）加强领导，落实责任

医院成立了由院长任组长，分管院长任副组长，各科室负责人及科室控烟监督管理员为成员的控烟领导小组，领导小组下设办公室，实行院科两级负责制，确保医院各项控烟工作有序开展；制定了《潍坊市妇幼保健院无烟医院管理办法》及控烟工作制度，如《控烟劝阻工作制度》《控烟考评奖惩制度》等，进一步明确目标、细化职责、强化措施，形成院领导带头，全院职工人人参与、人人争当控烟主人的良好氛围；每月定期组织控烟监督、巡查小组督导巡查，做好控烟巡查记录，发现问题及时反馈处理，进行奖惩，推动医院控烟工作形成长效机制，切实把控烟工作落到实处。

（二）扩大宣传，深植教育

一是全院禁烟，在院内外公共场所和各科室张贴无烟医院、禁烟标识和宣传海报，做到控烟标识全覆盖，同时利用候诊区、电梯厅的LED显示屏或有线电视循环播放控烟科普知识，在门诊候诊区、病房健康教育资料架等处摆放控烟宣传资料，供患者、家属及来访人员随时取阅；二是通过医院官网、官方微博、健康教育宣传栏等形式发布控烟科普图文及视频，对就诊群众和周边社区、学校、企业等进行控烟、戒烟相关知识宣教，引导大家主动了解烟草包括二手烟对健康的危害、对环境的影响，增强人们的控烟意识；三是定期组织全院职工，通过医院办公网、线上直播、线下讲座等形式，开展控烟培训活动，培训后针对相关内容进行考核，加强职工自觉抵制烟草的意识，提高职工控烟宣传教育能力，保持良好健康的生活习惯，每年职工培训参与率均达到85％以上，合格率在95％以上。

（三）深化服务，专项履责

一是持续开展戒烟门诊服务，在医院内科设立戒烟门诊，开通免费咨询电话，常年为院内外吸烟人群提供戒烟咨询和戒烟指导服务，对就诊人群开展一对一健康指导，引导公众科学戒烟、远离烟草，养成健康生活方式。二是医院实施控烟目标责任制，科主任为科室责任人，全面负责科室控烟管理工作，科室控烟监督管理员协助科主任开展日常控烟督导、戒烟劝导工作，确保各科所属区域室内外完全禁烟，无吸烟现象，无烟灰缸、烟蒂、烟味。三是全体职工以身作则不吸烟，并承担和履行院内劝阻吸烟的责任和义务，发现吸烟者及时提醒，鼓励和帮助其戒烟，共同承担医院控烟工作，人人参与控烟活动。四是由健康教育科负责每年对全院职工进行戒烟培训，以提高职工戒烟、劝阻的技能，增强大家的主动性；同时负责开发制作控烟健康教育材料、科普视频，做好控烟戒烟知识的线上线下普及教育；并借助世界无烟日、高血压日等各种宣传日组织专家进社区、学校、农村、企业、家庭等开展控烟宣传活动，通过义诊咨询、科普讲座、摆放展板、发放宣传资料等多种形式大力普及烟草的危害及戒烟的技巧。

（四）变被动为主动共创共享无烟环境

医院门诊是每天就诊人流量、车流量最大的区域，环境复杂，控烟工作难度较大，为了更好地巩固控烟工作成果，医院采取措施主动开展控烟服务。首诊负责主动询问，医务人员对就诊患者主动询问吸烟史，告知吸烟危害，对有戒烟意向人员介绍戒烟门诊并提供戒烟咨询电话；努力营造无烟环境，室外每日戒烟督导员对公共区域定时巡视，室内门诊各楼层安排戒烟督导员每日重点对候诊区、卫生间、楼梯间按时巡视，病区控烟监督管理员负责所在科室的控烟巡查及劝阻吸烟工作；加强全院控烟监督巡查，将控烟工作纳入医院绩效考核，建立督导巡查机制，控烟督导巡查人员每月定期对全院控烟工作进行检查督导，查看科室的控烟劝阻工作、巡查工作、环境维护及健康教育情况，引导大家自觉遵守控烟制度，抵制吸烟，增强自我保健意识和能力。

二、工作成效

一是医院控烟氛围日益浓厚。公共区域均设立禁烟标识,处处提醒警示,使吸烟者从抗拒控烟转变为自觉配合控烟,院内干部职工逐渐形成自我保护意识,做到积极劝阻吸烟者,主动参与控烟工作及活动。二是就诊群众控烟意识明显增强。通过形式多样、不同渠道的宣传教育活动,来院就诊群众已逐渐认识到吸烟以及二手烟的危害,进入公共场所时能够主动禁烟,并积极劝导亲朋好友戒烟。三是就诊环境更加舒适,通过控烟监督管理员、巡查员规范引导、积极劝阻,在医院公共区域吸烟看不到吸烟现象,候诊区、卫生间、楼梯间等区域吸烟问题已基本杜绝,院内外就诊环境更加温馨。

◎无烟单位建设优秀案例之16(无烟医院)

医者先行,全民促进,共享无烟生活

卫生健康工作正在从“以疾病为中心”向“以人的健康为中心”转变,在健康中国行动的15项行动中,控烟行动作为干预健康影响因素之一的专项行动,受到社会广泛关注。我国吸烟者超3亿人,每年因吸烟导致的居民死亡人数超过100万。老百姓对吸烟危害健康的知识及科学戒烟的方法知晓度还较低,有些人甚至抱有错误的观念。烟草的危害除了其本身的毒害之外,更在于大众对其危害认识不足以及戒除吸烟行为的困难上。“医者先行”对烟草控制、对推动全国的控烟工作,应当更加具有权威性、普遍性、示范性和科学性。“戒烟:医者先行”理念包括三个方面含义:一是鼓励并帮助吸烟的医生戒烟,进而带动患者戒烟;二是开展门诊及住院患者戒烟工作,将烟草依赖诊治纳入医院常规医疗工作;三是防止未吸烟者吸烟。提升民众对吸烟危害性的认识,是戒烟行动的首要任务,结合目前我国的烟草控制形势,由医务人员带头开展戒烟行动,或可取得事半功倍的效果。

一、主要做法

乐陵市人民医院自2014年起开始创建无烟医院、健康促进医院,一直加大控烟宣传和健康教育工作力度,积极开展“戒烟:医者先行”活动,充分发挥医务工作者带头戒烟表率作用。

(一)提高认识,加强领导

乐陵市人民医院成立职责明确的控烟领导小组,院长任组长,各科室负责人为小组成员,设置控烟监督小组、巡查小组,将控烟工作纳入医院的工作计划,并有资金保障控烟工作正常开展。出台各项控烟制度,推动无烟医院建设。

(二)加大宣传,营造氛围

为准确了解和掌握全院职工的吸烟情况,乐陵市人民医院对全院人员进行吸烟情况摸排,鼓励并帮助吸烟的医生戒烟。同时,通过宣传标语、发放宣传页、控烟培训的方式,重点宣传吸烟的危害、戒烟的益处以及劝阻吸烟技巧、戒烟方法等内容,对全院控烟标识进行更新、替换,设置吸烟区引导标识,在全院范围内形成浓厚的控烟氛围。

(三)控烟培训,覆盖各层

乐陵市人民医院预防保健科、戒烟门诊为全体职工、监督员、巡查员、医务人员等相关人员进行控烟知识培训,讲解烟草危害相关知识、戒烟的方法和技巧、戒烟的益处及劝阻技巧,呼吁吸烟的医务人员尽早戒烟,倡导不吸烟的人员拒吸第一支烟,劝阻身边的家人、朋友、同事、患者戒烟,尽己所能对患者及家属进行吸烟危害健康宣教,努力建设"无烟医院"。

(四)科学劝烟,人人有责

为真正营造绿色诊疗环境,乐陵市人民医院在医院公共区域、各楼层等区域安排监督员、巡查员,劝阻吸烟者或是引导吸烟者进入吸烟区。监督员、巡查员在全院上下巡查,并将发现的烟头及时清理,以达到立查、立行、立改的目的。戒烟门诊通过规范化的戒烟指导,为公众提供有效的戒烟服务。

(五)考评制度,激励戒烟

在制定医院控烟制度时,领导小组决定将履行控烟职责的情况作为全院职工评优评先的参考指标之一。要求评先进科室时科室所有医务人员都不吸烟,且科室控烟工作开展良好,巡查和考评无扣分现象;评先进个人时个人必须是不吸烟人员。这些标准的制定,有力促进医务人员戒烟和各科室控烟工作的开展。

二、工作成效

(一)制度激励,吸烟率大幅下降

控烟培训让医院所有职工充分认识到了吸烟的危害,增强了戒烟意识。控烟相关制度的制定,激励医务人员开始制订戒烟计划;科室规章制度的实行和同事的监督,促使医院职工戒烟成功率大幅增加。医院吸烟的员工明显减少,暂时没有戒烟的员工都有戒烟的意愿,员工的身体健康水平有所提高。

(二)医者先行,榜样力量大增

医院各科室积极开展控烟工作,通过开展控烟知识讲座、个体化健康教育,加强监督、巡查,使辖区的患者及家属都增强了控烟意识。医院的医务人员将吸烟者都付诸戒烟行动,让患者及家属对吸烟的危害有了进一步的认识,潜移默化地增强了吸烟者的戒烟意识。

（三）无烟环境，受益人群广泛

在医院门诊大厅电子屏、候诊区健康联播平台播放戒烟视频，在医院门诊大厅摆放控烟展板，导医台摆放控烟折页、宣传册，提升群众对吸烟危害性的认识，为患者及家属营造了无烟环境，增强了吸烟者戒烟的意识，同时为不吸烟人群避免了二手烟的危害，防止未吸烟者吸烟。

◎无烟单位建设优秀案例之17（无烟学校）

推进全环境立德树人，“四联动”打造无烟校园

《“健康中国2030”规划纲要》强调，全面推进控烟履约，深入开展控烟宣传教育，加大控烟力度。潍坊市坊子区实验学校积极响应时代号召，构建家、校、社、网“四联动”运行机制，实施全环境育人策略，进一步加强无烟校园建设。

一、主要做法

家、校、社、网“四联动”，推动健康无烟观念入脑入心，推进全员参与的无烟文明校园建设。

（一）家校齐动员，开展无烟行动

学校联合校级家委会成员，成立“家庭禁烟领导小组”，制订实施方案，并将考核评价纳入班级管理特色项目加分项中。各班级倡导学生参与“禁烟行动”，在有烟家庭中，由学生和家长共同建立“戒烟监控台账”，协助家中烟民戒烟、控烟。各班级定期收集成功案例，学校存档，学期末统一表彰，并颁发“禁烟志愿者”聘书，让学生参与禁烟、控烟行动中。此外充分利用家长资源，聘请家长教师团成员，利用“父母大讲堂”传授家庭教育方式和学习方法之余，将禁烟、控烟的意义传达给学生、家长和教师，进一步强化禁烟、控烟意识。

（二）守牢教育阵地，丰富无烟课程

设置校园环境课程，在校门口设立“无烟筒”，提醒入校教师和家长将烟头熄灭，严禁将烟草带入校园；校园内拐角处、洗手池旁、楼道里、厕所门口张贴无烟标识，提示校内人员禁止抽烟，随处提醒，随时告示；组织主题班会和队会，以实例讲解、视频观摩等形式，宣传烟草危害和二手烟危害，督促学生远离烟草环境，争做“禁烟宣传员”；进行专家专题讲座，联合周边医院和保健站，邀请医护人员进行专业知识讲解，从健康角度阐述无烟环境的优势和好处，从根源上促进禁烟、控烟行动，加强无烟环境创建。

（三）强化宣传引导，凝聚思想共识

做好全校范围内控烟宣传和教育工作，引导师生员工树立文明健康生活理念。通过“世界无烟日”、新生入学、新教工入职等重要时间节点，利用第二课堂、讲座、党团活动等形式，广泛开展含有烟草危害知识普及的健康教育活动。充分利用网络、宣传栏、展板、广播等形式进行控烟宣传，让广大师生员工自觉远离烟草，鼓励引导有吸烟习惯的师生戒烟，共同营造良好的无烟氛围。

（四）加强“网络”巡查，提升工作成效

学校加强指导管理和监视评估，开展控烟监督巡查工作。工作小组建立评估考核机制，定期对无烟校园建设情况进行巡查，借助微信等网络媒体对巡查结果予以通报，不断加强对吸烟现象的管控，逐步控制并减少校园内的吸烟行为，持续强化无烟学校建设成果。

二、工作成效

一是校园内的教学区、办公区、图书馆等室内场所全面禁止吸烟，基本能做到无人吸烟、无烟味、无烟头。

二是通过有针对性开展问卷调查，教师员工及家长控烟知识知晓率有很大普及，师生员工健康观念增强，健康行为改善。

三是强化了责任意识，教职员工互相监督、互相提醒，共同创造健康的学习、生活和工作环境。

◎无烟单位建设优秀案例之18（无烟学校）

系统谋划、综合施策，全面开创无烟校园新局面

济宁市第四中学把无烟校园建设作为文明校园、书香校园、绿色校园以及安全校园建设的重要内容系统谋划、整体推进，并采取标识化、网格化、信息化、制度化等多种措施，实现了校园内全面禁烟，维护了学校教职工身心健康，充分展现基层学校在全社会禁烟工作的固本强基的作用。

一、主要做法

（一）加强学校顶层设计，提升无烟校园创建力度

济宁市第四中学成立学校禁烟工作领导小组，系统推进所有教学区、办公区禁烟工作。

学校主要负责同志担任领导小组组长，明确各部门负责人禁烟责任，强力推动学校禁烟工作。学校先后制定并实施了《济宁市第四中学禁烟实施办法》《济宁市第四中学无烟校园行动计划(2018—2023)》《济宁市第四中学禁烟先进集体与先进个人评选办法》等制度，并将禁烟行为纳入学校评优树先指标体系。

(二)营造“严禁烟草”氛围，提升教职工禁烟意识

学校在创建“无烟校园”“文明校园”“健康校园”的过程中，将“无烟理念”植入日常、融入经常，营造浓厚禁烟氛围。一是提升戒烟自觉性。在办公区、教学区入口处、走廊、厕所及会议室、办公室内张贴统一、规范的禁烟标识100余张；在公共显示屏滚动播放禁烟宣传片和宣传语；在学校宣传栏安装10余张禁烟宣传展板。二是增强戒烟迫切性。为摆脱烟民心理依赖，强化心理干预，开展“健康与我相随”系列讲座活动，由社区医院专家讲解吸烟危害和戒烟方法，并开展预防性咨询、诊断活动。三是提高戒烟鼓动性。收集整理吸烟造成的死亡及对未成年人儿童伤害的各项数据及真实案例，编写“远离烟草，美好生活”禁烟倡议书，向各科室、年级部近2000人发放，并组织开展承诺签名活动。

(三)践行“健康第一”理念，倡导健康生活方式

一是加强学校健康环境建设。改扩建保健室、心理咨询室等场所，更新学校绿植，定期对工作环境进行消杀，为师生提供良好的健康工作、学习环境。二是强化引导，禁烟戒烟。学校领导带头戒烟，引导广大教职工争做戒烟的主人，借助戒烟APP相互监督，提高戒烟责任感和戒烟能力。三是开展健康活动，吸引烟民的注意力。进行眼保健操活动，开展足球、篮球、跳绳等阳光体育活动，保证教职工每天参加体育活动一小时，通过体育活动吸引烟民注意力。四是培育健康心理。学校与曲阜师范大学心理学院建立长期合作关系，专家引领，着力解决烟民心理问题。五是关注学生群体，严禁学生吸烟。除日常教育外，学校每天安排综合值班人员检查校园周边是否有吸烟现象，并及时劝阻路人吸烟。学生成长中心组织学生会加大对厕所、楼梯拐角处的巡逻检查力度。同时，禁止校外吸烟人员进入校园，避免对学生产生不利影响。

二、主要成效

一是禁烟意识显著增强。通过无烟校园建设，全体教职工普遍认识到烟草的危害，办公区、教学区禁烟成效已形成。同时，教职工能够自觉做到了对禁烟知识主动宣传、自觉遵守、对吸烟现象予以劝阻、对禁烟举措全力支持，吸烟职工戒烟意愿也明显增强，广大干部职工健康理念、禁烟意识越来越强。

二是禁烟效果愈加明显。学校无烟校园建设，学校广大教职工禁烟行为更加自觉，自我管控能力不断增强，禁烟举措得到广泛认可，校园内随处吸烟、乱扔烟头等问题已杜绝，禁烟机制已经形成。

三是禁烟影响逐渐增大。学校在无烟校园创建过程中，形成了无烟学校创建的新格局，人人远离烟草，追求美好生活方式的愿景逐渐显现。同时，在一系列无烟校园创建举措实施中，有力促进了学校办学实力、育人成果和办学效益的整体提升。

◎无烟单位建设优秀案例之19(无烟学校)

无烟呵护成长,“童”享健康生活

孩子是祖国的未来,是每个家庭的希望。近年来,莒南县人民政府十字路街道办事处第一幼儿园高度重视控烟工作,以保障幼儿身心健康、创设无烟环境为目的,严格落实《教育部办公厅　卫生部办公厅关于进一步加强学校控烟工作的意见》;通过加强组织、大力宣传、活动落实、扩大战果等多项举措,大力推进无烟校园建设,保障师生身体健康;通过“小手拉大手,家园一起走”活动,将控烟活动延伸到每一户家庭,促进校园文明与家庭文明双提高。该园2019年被授予“莒南县无烟单位”,2020年被授予“临沂市无烟单位”。

一、主要做法

(一)建章立制,塑造“文化校园”

一是成立领导机构。幼儿园成立创建“无烟校园”活动领导组织和工作机构,成立控烟工作领导小组,园长任组长,副校长任副组长,由全体教干、年级组长、班主任等人员任组员。领导小组下设工作小组,由办公室负责协调园办、总务、保教保育等各处室的工作,各处室明确各自的工作职责,不定期检查贯彻落实情况,及时做好疏导工作,保证创建活动有序、保质开展。二是建立规章制度。制订本园“无烟校园”创建工作计划,编制《街道一幼控烟工作实施办法》《街道一幼控烟宣传条例》以及《街道一幼控烟奖惩措施》等规章制度。三是严抓实施落实。检查小组随时巡查,发现问题当即处理、立时通报,确保控烟工作落到实处,抓出成效。

(二)加强宣传,创设“健康校园”

幼儿园通过门口宣传栏、家园联系栏、宣传手抄报、张贴宣传标语和宣传海报、开展健康教育课、主题班会课等形式宣传吸烟对健康的危害、对环境的影响及可能产生的安全隐患,引导广大师幼学习控烟知识,养成健康的生活习惯,增强自我保健的知识和能力,自觉抵制烟害,形成良好的控烟氛围。幼儿园在各科室、走廊等公共场所张贴醒目的禁烟标语、禁烟标志40余处,形成禁烟控烟的大环境。通过园所公众号、幼儿手绘报、亲子共阅读等多渠道的宣传教育,使控烟知识深入人心。

(三)明确职责,营造“文明校园”

幼儿园积极倡导创建无烟校园,全体师生共同参与控烟活动,人人争当控烟主人。幼儿园、各处室、各班级层层监督落实,幼儿园层面开展定期检查与随机抽查相结合;各办公室开展评选“无烟科室”;班级增设“控烟工作小小监督员”,及时反馈幼儿园控烟工作实时状况。

通过严格的监督落实，幼儿园内没有教职工抽烟情况存在，控烟工作成效显著。

（四）以点带面，创建“和谐校园”

幼儿园要求每一位教职工争做控烟工作的流动旗帜，积极向家庭成员、同学好友，以及利用各种集会活动向周围人宣传烟草对健康的危害、对周围环境的影响以及戒烟知识等，让控烟观念扩大影响、深入人心。幼儿园每月评选控烟工作先进处室、先进个人，逐步构建师幼、学校、家庭、社会四级控烟网络，形成控烟合力。

（五）小手拉大手，家园一起走，巩固控烟成果

孩子是最好的宣传员。在幼儿园里大多老师都是女教师，没有抽烟的现象，外来人员进入校园也被要求禁止吸烟，但在家里，很多爸爸或爷爷却有吸烟的习惯。为了孩子们健康成长，幼儿园主动和家长联系，利用家长会、家长学校、班级群等，积极宣传吸烟有害健康的科学知识和国家对控烟工作的有关法规，倡导孩子们做“禁烟小卫士”“小小宣传员”，规劝家长戒烟、禁烟。

二、工作成效

控烟工作是一个系统工程，是一项长期艰巨的任务，经过努力，全园师幼、员工、家长都进一步明确了控烟的意义，无烟促进健康意识已然深入人心。园所成功创设为无烟单位并被授予“临沂市无烟单位”，全园68名家长戒烟成功，经过园所、家园、社会的共同努力，给孩子们创造了良好的无烟环境，呵护幼儿童年健康生活。该园100％的教师和99％的幼儿知晓“吸烟有害幼儿健康”“吸烟可导致心脑血管疾病”等科学知识，养成自觉控烟的良好习惯。

◎无烟单位建设优秀案例之20（无烟学校）

做好控烟小文章，成就健康大人生

无烟学校建设工作开展以来，威海市文登区文峰小学思想上高度重视，行动上紧跟紧随，全力巩固强项、补齐短板，对于落实健康中国行动，带动全社会做好控烟工作发挥示范引领作用。为确保无烟学校建设走深走实，学校党支部从“强制度、严监管、提品味”入手，创造性地开展工作，争当控烟先锋。2023年学校荣获“全国健康学校”荣誉称号。

文峰小学党支部现有党员、群众教师共102人，男教师21人，占比20.59％；45周岁以下（含45周岁）54人，占52.94％；50周岁以上（含50周岁）23人，占22.55％。经前期调查显示，50周岁以上教职工有吸烟史9人，均为男性，其中6人已戒烟多年，仍有3人在吸烟；50周岁及以下教职工有2人仍在吸烟；合计有吸烟不良嗜好者5人，其中2人为党员教师。学校现

有学生1302人，家长有吸烟历史508人，其中吸烟者为祖父辈者305人，父辈者186人，同辈者17人。控烟宣传阵地存在一定真空地带。

一、主要做法

学校是引导学生“扣好人生的第一粒纽扣”的地方，更应成为精神文明创建的“示范窗口”，无烟单位创建的“表率窗口”。文峰小学党支部始终站在讲政治、讲文明、讲形象的高度，严格控烟禁烟管理，推进无烟单位建设，营造健康文明办事环境。组织、发动少先队员积极参与活动，打造“家校社”三级联动控烟网络化体系，助推无烟党政机关建设从学校走进家庭、社会。

（一）加强组织领导

组织有力，工作明晰。调整充实了控烟工作领导小组，由学校党支部书记刘晓瑜同志任组长，王新峰同志任副组长，学校党支部其他成员参与控烟工作领导小组。工作小组充分发挥领导干部在控烟工作中的示范引领作用，持续推进无烟党政机关建设，不断巩固提升建设成果。

（二）加强思想认识

组织学校全体教职工认真学习区爱卫办《关于进一步加强无烟党政机关建设工作的通知》《山东省无烟党政机关标准》《山东省无烟党政机关建设指南》等相关精神，严格落实国家公职人员在公共场所禁止吸烟的要求，进一步深化思想认识，将无烟党政机关创建工作融合到文明城市的创建活动中去，形成长效工作机制与常态化管理。

（三）加强环境打造

在办公室、会议室、楼梯、走廊、厕所、外墙体等办公场所醒目位置张贴“禁止吸烟”标志，不在公共办公区、会议室放置烟灰缸等烟具。全体教职工积极参与控烟活动，相互监督提醒，形成无烟机关创建合力，共同营造健康文明的工作环境。

（四）加强宣传引导

利用日常学习、横幅标语、宣传海报、微信工作群等多种渠道，广泛开展吸烟有害健康的宣传教育，使创建无烟单位、无烟办公室成为全体教职工及辐射到的社区人员、家长群体的自觉行动，形成控烟工作人人参与的良好局面。采取“请进来、走出去”的方式，邀请专家到校、引导少先队员进入社区积极开展控烟知识宣讲，用真实事例宣传吸烟的危害，鼓励并帮助吸烟者戒烟，引导全体教职工、家属及家长群体共创无烟健康生活。

（五）创造控烟作品

学校党支部引导少先队员创作禁烟主题手绘作品、绘画作品、手抄报、手工作品，共创作手绘禁烟T恤103件、绘画作品140余份、手抄报200余份、手工作品100余件。

（六）开设禁烟课堂

党员教师们通过播放视频、图片、故事等多种形式，开设禁烟课堂。用科学直观的数据，对烟草中所含的有害物质、吸烟对人体的危害、二手烟和三手烟暴露的危害、电子烟的危害、戒烟的好处等作了详细的讲解，生动形象地向同学们宣传烟草危害和控烟的重要意义。

（七）争做“禁烟卫士”

引导少先队员参与禁烟控烟的活动中，创作无烟宣传语，走入社区宣传吸烟的危害，劝诫身边的亲朋好友戒烟，争做“禁烟卫士”。

（八）创编文艺表演

学校党支部鼓励、引导少先队员创编禁烟主题快板、舞蹈、朗诵等文艺作品，以艺术的形式宣传禁烟。

二、工作成效

通过努力，文峰小学控烟机制更加完善，形成配套制度5项，考评过程更加科学合理。志愿参与控烟宣传人数逐年增多，公共场所吸烟的行为已得到有效根治，拒绝吸烟和吸二手烟已深深根植于教职工心中，控烟成为一种工作、生活的自觉行为。

（一）做好“机制文章”，强了制度

学校党支部成立的控烟工作组下辖3个党小组，研究制定了无烟党政机关创建政策、创建形势、推进措施等。领导小组担负起牵头抓总的责任，聚焦中心工作，始终保持压茬推进的工作劲头。先后出台了《文峰小学无烟党政机关管理制度》《文峰小学无烟党政机关创建标准》等工作准则，建立健全无烟学校建设工作机制，明确指导思想、工作目标、实施步骤、工作内容和工作要求，确保活动开展有条不紊、扎实推进。按照“限定场所、分类管理、单位负责、公众参与”的基本原则，将无烟学校建设纳入党小组年度综合考核，压实无烟学校创建主体责任。加强与文登区卫生健康委、文登区文明办等单位合作，充分发挥各自特长，在专业人员的专项指引下，探索出具有校域特色的“共建、共治、共享”无烟党政机关创建之路。

（二）做好“强基”文章，严了监管

建立《控烟考评巡查记录》《控烟考评奖惩记录》等工作台账，定期或不定期开展自查自评，确保及时发现问题，及时跟进解决。充分发挥考核“指挥棒”作用，定期组织“回头看”，坚决纠正和制止违规吸烟行为。制定控烟工作考评奖惩标准，签订控烟禁烟承诺书，狠抓制度规定执行。健全控烟禁烟巡查工作机制，全面开展摸底调查，有针对性地开展戒烟宣传教育、监督，按月进行通报。

（三）做好“宣传”文章，提了品味

学校党支部运用“互联网＋”强化宣传效果，充分利用文峰小学微信群、QQ群、微信公众号等开展控烟宣传和知识讲座；利用举办世界无烟日、开展“拒绝二手烟”主题宣传活动，邀请专家讲座，组织培训，从而让“不吸烟、不敬烟”成为学校文明办公和健康生活的一种自觉行为。学校党支部参考先进单位的工作经验，融合了本支部工作特色，创新了无烟学校

“五讲五美”工作经验，即健康饮食讲清淡塑造曲线美、健康活动讲场所塑造公德美、健康文化讲氛围塑造素养美、兴趣爱好讲品味塑造生活美，广泛宣传引领健康新生活，提升了无烟学校创建的品质品味。经过广泛宣传，学校教师5人、家长群体307人，保持了一年以上的戒烟纪录，占前期调查摸底吸烟总人数的60.82%，余下201人也有不同程度地减少吸烟频率、吸烟强度的向好行为。

◎无烟单位建设优秀案例之21（无烟学校）

积极建设“无烟学校”，努力营造健康环境

为提高学生、教师、家长对吸烟危害的认识，营造健康、清洁、无烟的良好校园环境，为广大师生建立健康无烟的社会环境，菏泽市牡丹区皇镇中心小学积极响应上级文件精神，积极创建“无烟学校”。通过一系列的控烟措施，紧紧围绕“培养一代不吸烟新人”和“创建健康环境促进学校发展”做了大量而富有成效的控烟工作，逐步实现了提高师生的烟害意识，杜绝教职工吸烟行为的良好局面，取得了明显效果。现将相关情况总结如下：

一、主要做法

（一）领导重视，组织得力

学校成立以王训华校长为组长，王相义同志为副组长，各科室、各班级参与的“无烟学校”创建工作领导小组，并成立相应的控制吸烟领导小组，由王校长负责分工，各办公室、各班级紧密配合积极开展控烟工作，形成了校长牵头抓、专门部门具体抓、各部门配合抓的网络管理体系。

（二）健全制度，规范行为

学校不断完善禁烟制度，召开职工代表会议商讨并制订年度控烟计划和措施，定期召开领导小组会议，安排布置控制吸烟活动的检查工作，控烟巡视员、监督员负责不定期的巡视、检查，及时对工作中出现的问题进行通报批评，限期整改。从制度层面抓落实，规范全校师生的行为，杜绝吸烟现象的发生。

（三）干部带头，以身作则

身教重于言教，尤其在学校控烟工作的问题上，干部的带头作用至关重要。我校禁止大小会议吸烟，从我做起，从领导岗位做起，从年级组长做起，自觉控烟、禁烟，对外来来访人员谢绝敬烟，做到办公室不抽烟，领导干部不配烟，更无招待烟，并在会议上经常反复强调。由于领导干部以身作则，影响带动了其他人员自觉控烟；由于教师为人师表，不吸烟，所以学生

也无吸烟的现象。全校上下齐心，形成了无烟的大好环境。

（四）活动推进，注重实效

全校师生积极参与控烟活动，人人争做控烟的主人，控烟活动丰富多彩。一是组织全体师生签订控烟责任书；二是组织一、二年级学生进行小手拉大手劝家人禁烟；三是组织三至六年级学生进行禁烟手抄报比赛；四是各班开展“控烟主题”班会活动；五是开展控烟主题签名活动；六是开展社区控烟服务活动；七是举办控烟健康教育知识讲座；八是开展“给家长一封劝烟信”活动；等等。形式多样，注重实效，参与面广，效果明显。

（五）校园全境，全面禁烟

实行校园内全面禁烟模式。学校的办公室、教室、走廊、多媒体室、会议室、功能楼、操场等所有场所，禁止吸烟，并设醒目标志，不设烟具。家长等校外人员进入我校，门卫当即按控烟制度进行监控，对吸烟者进行第一时间的劝阻，并加强对校外人员进行“校园内不准吸烟”的教育。

（六）教育到位，效果明显

1.充分利用健康教育课、“红领巾广播”专栏、电子显示屏、宣传栏、国旗下讲话、学生手抄报等多种形式，同时各科教师把“吸烟危害健康”的知识有机地融入教学内容，对学生开展禁烟的宣传教育，提高学生的控烟意识，不吸二手烟，增强学生自我保护意识和能力。

2.控烟宣传遍及家庭和社会。学校主动和皇镇卫生院配合，利用家长会、学校微信公众号、班级微信群、家长学校积极宣传吸烟有害健康的科学知识和国家对控烟工作的有关法规，倡导学生规劝家长戒烟、控烟，同时宣传学校控烟措施、吸烟危害知识等内容，通过紧密的家校沟通，提高家长的控烟意识。

3.学校利用教师会议等活动，开展教职工的控烟、戒烟、禁烟教育，进一步提高教职工的控烟能力。活动开展后，得到学校广大教师的积极支持。同时，学校开展多种形式的课余活动，丰富教师业余生活，使有吸烟史的教师在一个无烟的大环境下慢慢戒除手中的烟草。

二、工作成效

经过全体师生的共同努力，我校创建无烟学校工作取得了可喜成绩。广大师生广泛意识到吸烟对人体健康的巨大危害，有吸烟史的教师已戒除烟草。校内无一人吸烟，控烟意识进一步加强，控烟自觉性不断提高，学校为师生开创了一个空气清新、无烟草危害的生活和学习环境，为促进师生员工的身心健康做出了一定努力。我们将继续做好控烟工作，进一步创建好“无烟学校”。

第四章

其他方面健康教育优秀案例

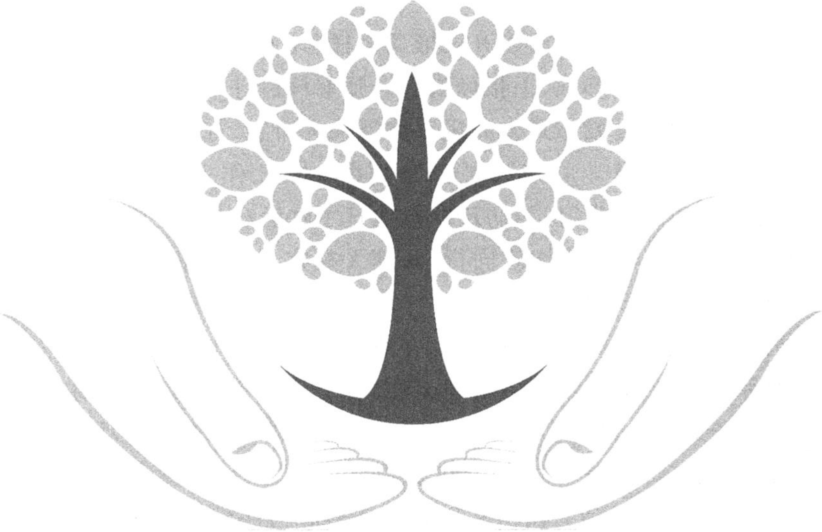

“4+1+N”宣传，聚青年微光，助世界无核

山东大学(威海)肺部无核宣传队成立于2019年5月，致力于结核病防治知识的预防宣传，为山东大学(威海)“崴言”志愿服务工作室(校区唯一志愿服务工作室)核心成员单位。

团队创新建立“4＋1＋N”新时代结核病宣传模式，即团队接受威海市疾病控制中心、威海市结核病防治所、威海市胸科医院、山东省公共卫生临床中心4家专业机构指导，以肺部无核宣传队1支团队为核心，运用线上线下“N”种新宣传方式普及预防肺结核知识。团队将线上和线下宣传相结合，多方联动，扩大宣传辐射范围，增强宣传效果。

团队下设秘书处、组策部以及宣传部三个部门，各部门分工明确，配合默契，具体活动与团队简介可关注微信公众号“肺部无核宣传队”。

一、主要做法

(一)线上线下联动，校内校外并进，扩大宣传范围

团队始终秉持“愿以荧光之火，照亮整片夜空”的宗旨，创新宣传方式针对后疫情时代下结核病防控现状，在校园内外有效宣传结核病防治知识，将疾病预防知识的宣传与学校德育、智育、体育、美育、劳育相融合，使疾病预防知识走进学生心里，为结核病的防治工作和健康中国的建设熔铸青年力量。

在校内，肺部无核宣传队团队组织开展形式多样、线上线下相结合的活动。团队成员活动前群策群力，创新活动举办形式，上报经指导老师审核后进入活动筹备阶段。团队组策部主管活动策划案撰写，秘书处发布通知并进行物资采买布置，宣传部负责整体活动宣传文案撰写、海报与视频的制作工作。在团队成员的共同努力下，作为模式核心的团队举办了“防治结核众心齐，守卫健康我当先”世界防治结核病日主题活动、“相思非难寄，花笺展心言”以及“兰时已至万物复苏，防核抗疫你我同行”肺部无核宣传队建队三周年纪念日特别活动、“秋意浓时需注意，防核防疫要牢记”主题系列活动、“知识武装头脑，科学防核防疫”线上知识竞赛活动、“携手防核防疫，共享健康生活”主题讲座、2022“路在核方”山东大学(威海)海洋学院新生班级系列辩论赛、“怀疑结核早检查，可防可治不可怕”线上讲座活动、“妙笔骞行，共防时疫”作品征集活动、“健康领航，学海竞渡”健康知识竞赛等活动。

在校外，肺部无核宣传队深入群众生活，扎根基层开展活动。团队深入乡村、社区、支教地、家乡地等开展防核宣传活动。团队利用暑期在威海市西河北社区、皂埠社区、西文化社

区、毕家疃社区、滨州街社区、竹岛社区、圈于家村、赵庄村、逍遥村等地进行实地宣传，了解居民对肺结核认知度的同时进行科普宣传。团队成员用通俗易懂的语言为社区和乡村居民进行宣传科普，有效提高了居民对肺结核及其防治知识的了解。

1.宣传与德育相融合。团队组织开展“健康生命齐守护，防痨意识在心中”主题团日活动和广播宣传活动，与校各级团委和山东大学（威海）青年志愿者协会合作，将班级主题团日活动与防治肺结核宣传工作相结合。2022年3月7日至3月24日，全校各团支部举行主题班会，宣传防痨知识，加深广大学生对肺结核疾病的了解。

2.宣传与智育相融合。团队成功举办相关知识竞赛，还联合威海市胸科医院举办线上直播活动，为同学们带来专业的独家讲解。

3.宣传与体育相融合。团队组织开展“运动健身能防痨，温暖寄语献真情”打卡接龙活动，通过打卡促进同学提高身体素质的同时宣传相关知识。

4.宣传与美育相融合。团队开展“弘扬善美献真情，防核抗痨在我心”作品征集大赛。参赛者自主设计与防治肺结核相关的标语和口罩图案，共有240余人报名参加，收集了217份作品。参赛同学表示此次比赛“十分新颖，让人有参加的欲望，在疫情期间为校园生活增添了乐趣，也能学到防护知识”。

5.宣传与劳育相融合。团队开展了“防痨抗疫促劳动，宿舍卫生常清洁”活动，联合山东大学（威海）青年志愿者协会，以校区各宿舍为单位，号召全体学生开展宿舍卫生大扫除和宿舍美化活动。

（二）跟进调研，追求宣传实效

为实时监控宣传效果，真正实现宣传目标，团队在开展讲座、宣讲、传单发放等活动时，记录宣传前后受众认知的数据浮动，掌握受众对结核病的认知与了解。团队在开展各种宣传活动前后分别取样统计受众认知程度百分比并取平均数，将二者进行对比，可以清晰地看到宣传对受众认知程度提高的直接效果。

（三）专业机构指导，增强宣传效果

团队创新建立“4＋1＋N”新时代结核病宣传模式，即在团队与威海市疾病控制中心、威海市结核病防治所、威海市胸科医院、山东省公共卫生临床中心4家专业机构的指导下，以肺部无核宣传队1支团队为核心，运用线上线下“N”种新时代宣传方式。专家提供专业知识支撑，指导团队开展宣传活动，保障宣传的科学性、专业性和良好宣传效果。

二、工作成效

在山东大学（威海）海洋学院团委的指导下，在威海市疾控中心和海洋学院青年志愿者协会帮助下，团队不断创新肺结核宣传新模式，开拓多种形式在校内外同时进行防治宣传：在校内举办“防核游园会”、防痨知识竞赛、趣味设计比赛等文化活动。宣传队通过形式多样的活动，将防治宣传融入日常生活，使广大同学、群众对结核病的认识更加科学准确。

截至目前，团队累计服务人数达26000人，开展校内外活动90余场，累计招募志愿者2000余人次，发动校区同学、周边群众12000余人次，在中青校园、山东防痨网、《山东结核病控制报》等省部级及以上媒体发表300余篇通讯，已获得全国百千万优秀志愿者团队、山东省百千万优秀志愿者团队等荣誉称号。

◎校园呼吸道传染病防控健康教育优秀实践案例

“六提高”做法，开展校园呼吸道传染病健康教育

五莲县疾病预防控制中心为财政全额拨款事业单位，现有编制70人，设有健康教育科、传染病防治科、学校卫生科等业务科室，近年来推行校园呼吸道传染病健康教育“六提高”做法，取得了较好成效。

呼吸道传染病(流感、结核病、新冠病毒感染等)是严重危害师生健康的疾病，也是我国重点控制的重大疾病之一。因学校人群密集，学生身体各方面尚未发育成熟，抵抗力相对较低，自我保护意识不强，校园极易发生呼吸道传染病传播。为做到早发现，早治疗，采取健康教育干预方法开展呼吸道传染病防控。

一、工作措施

1.开展校园呼吸道传染病防控健康教育干预活动，采取健康教育专业机构指导、学校推进落实、学生主动参与、家校携手同防、加强健康教育相关人员培训、开展指导与技术评估相结合的方式，有利于提高师生的呼吸道传染病防护意识和社会责任，有利于养成良好的个人卫生习惯，践行文明健康的生活方式，使师生的呼吸道传染病防治知识知晓率明显提高，对呼吸道传染病防治知识的信念态度有很大变化，行为习惯改变明显，做到“知行合一”，可以有效地预防、减少呼吸道传染病在校园发生。经过近几年的努力和探索，形成了由主管部门、健康教育专业机构、学校、学生、家庭携手共同参与校园呼吸道传染病防控健康教育“六提高”做法，具体为：

(1)专业人员参与，提高健康知识知晓水平。每年组织县、乡、村千名健康教育专业人员深入学校，采取举办健康讲座、开展健康咨询活动、发放宣传折页、摆放展板等形式，全面高效宣传呼吸道传染病防治知识。专诊医生做到医防融合，对患病的师生、学生家长及家庭成员开展有针对性的个体化健康教育。

(2)学校推进落实，提高健康知识强化效果。一是开设健康教育课，由授课老师进行专题的流感、新冠病毒感染、结核病等呼吸道传染病防治知识健康教育；二是抓住时间节点，如

流感疫苗接种前、新学期入校新生体检，学生结核菌素（PPD）试验呈强阳性结果时，因病缺课发现有可疑症状时，世界防治结核病日、全国儿童预防接种宣传日等时间，进行呼吸道传染病防治知识宣传；三是在各项主题班会、培训、讲座、报告、讨论、会议等中进行呼吸道传染病防治知识宣传。

（3）学生主动参与，提高健康第一责任人认识。根据各年级学生特点和接受程度，通过组织学生制作呼吸道传染病防治手抄报比赛、主题演讲、小手拉大手等活动，倡导让学生参与，以学生的视角去认识呼吸道传染病，宣传呼吸道传染病知识，做好自己的健康第一责任人。

（4）家校携手同防，提高学生的健康行为维持时间。通过开展线上家长会、致家长的一封信（讲解流感疫苗、新冠病毒疫苗接种知识）、PPD试验强阳性及家长重点健康教育等措施，引导学生及家长认识呼吸道传染病，采取接种疫苗等措施，改变行为习惯，解决“知行不一”的问题。

（5）开展指导与效果评估，提高干预活动成效。专业机构定期随机调查师生的呼吸道传染病知识知晓情况，信念态度、行为习惯养成等内容，开展干预效果评估。收集学校呼吸道传染病防控健康教育的工作亮点，对不足之处作出指导，督促其持续开展工作。

（6）重视技术培训，提高健康教育相关人员专业技能。在县卫生健康局、教体局的组织下，县疾控中心定期对全县学校和乡镇医疗卫生单位分管领导、校医、医护人员开展呼吸道传染病防控法规、知识和技能等方面的防控培训，提高其呼吸道传染病健康教育的专业技能。

2.加强健康教育队伍建设，对县乡村三级医疗卫生机构健康教育人员，学校分管健康教育的校长、校医及班主任老师加强技术培训，提高其健康教育专业技能，可为做好学校呼吸道传染病防控健康教育提供有力的技术支撑。

3.加强指导与效果评估，了解活动开展情况及干预活动成效，对不足之处作出指导，可以督促干预活动持续开展并取得明显成效。

4.找准健康教育的关键点位，开展呼吸道传染病重点健康教育，如世界结核病日、入校新生体检、因病缺课者、可疑症状者、结核菌素试验强阳性者等，可以提高教育的成效。

二、工作成效

1.活动取得的成果。通过县、乡、村三级健康教育专业人员以及学校、老师、学生、家长共同参与校园呼吸道传染病防控健康教育干预活动，7万余名学生呼吸道传染病核心知识知晓率、信念态度和健康行为有了很大变化。该活动获得了良好的社会效益。

2.目标人群受益情况。通过加强校园呼吸道传染病防控健康教育干预活动，全县7万余名师生受益。学生流感、肺炎等疫苗接种人数大幅增加，形成了健康行为习惯，减少了校园呼吸道传染病出现聚集性风险。

3.效果评估数据等。一是呼吸道传染病防控知识知晓情况。学生呼吸道传染病防治核心知识知晓率由干预前的75.49%提高到干预后的97.38%。二是呼吸道传染病防控信念、态度情况。学生愿意学习呼吸道传染病防控知识和参与宣传活动的占比由干预前的67.32%提高到干预后的97.71%。三是呼吸道传染病防控干预行为情况。学生不随地吐痰的占比由干预前的51.96%提高到干预后的93.46%,学生有可疑症状及时就医的占比由干预前的75.81%提高到干预后的100%。

◎校园呼吸道传染病防控健康教育优秀实践案例

健康科普专家助力校园传染病防控

学校人员高度密集,是聚集性传染病疫情的高发场所。特别是冬春季呼吸道传染病,一旦发生,极易造成传播和流行,给家庭和社会造成巨大损失。为保障全市广大师生的身体健康和生命安全,维护社会稳定发展,根据《中华人民共和国传染病防治法》《学校卫生工作条例》和健康临沂行动有关文件精神,临沂市疾控中心自2013年与临沂市教育局建立防控校园传染病协作机制,建立了以健康科普专家队伍为基础的校园传染病防控网,及时有效地控制了呼吸道传染病在校园的发生和流行,特别是在新型冠状病毒流行期间,健康教育在学校疫情防控工作中发挥了巨大作用,切实取得了成效。

一、主要做法

以校园呼吸道传染病防控为切入点,大力开展学校健康教育。建立学校、家庭和疾控机构共同参与的多方沟通渠道,制定促进师生健康的传染病管理制度和健康教育措施,分析评估师生的主要健康问题及其影响因素,持续推进健康学校建设,不断提升师生健康素养和健康水平,有效降低校园呼吸道传染病风险,保障广大师生身心健康。

(一)强化部门协作

卫生健康与教育部门之间沟通协调融洽与否,直接影响到校园健康教育活动的效率。临沂市着力构建市县教育、卫生健康等部门密切协作学校健康教育工作机制,疾控中心为学校提供专业指导和技术支持。同时,加强学校、家庭、社会协同健康促进机制,营造健康教育环境,培育健康促进文化。

(二)建立科普专家队伍

用好用活各类专业人才,是创新提升科普工作的基础性、战略性支撑。为确保为广大师生提供更加科学、权威、专业的呼吸道传染病健康科普知识,科普专家队伍通过单位申报、资格审查、现场评审等步骤遴选并纳入专家库,按照广泛参加、统一建设、科学管理、规范使用、持续完善的原则建设和运行,发挥专业优势,持续推进校园传染病防控工作。为了进一步做好校园传染病防控工作,临沂市疾控中心与教育部门加强沟通配合,及时了解校园健康教育需求及传染病防控重点。2018年,组建全市疾控系统健康科普专家队伍和宣讲员,主动担当起校园健康科普的责任,积极推进校园呼吸道传染病防控工作。同时,加强健康科普工作者队伍培养建设,每年开展专家队伍的继续教育培训,全面提升科普专家的传播能力和业务水平。临沂市疾控中心将科普专家工作纳入绩效考核,特别是近三年,将校园呼吸道传染病健康教育活动作为重要考核内容,提高了专家参与活动的积极性。

(三)开展校医培训

近年来,临沂市以培养校医为契机,推进校园传染病防控人才培养工作。自2013年举办首届全市学校、托幼机构校医传染病防控知识培训班以来,多次和教育部门联合开展人员培训,市疾控中心和医疗机构的相关健康科普专家,围绕流感等校园呼吸道传染病防控、免疫规划针对传染病防控、学校常见传染病的消毒方法、学校健康教育方法等相关内容,培养学校健康教育师资,强化推进校园传染病防控工作开展。同时,建立专家与校医的网格化联系,一个专家服务多个定点学校,随时与定点学校校医保持沟通,共同做好校园健康教育工作。

(四)开展特色活动

开展学校健康教育活动,要以师生需求为主体,突出问题导向,因地制宜,综合施策。在冬春季呼吸道传染病高发期,要提前做好活动计划,确定活动主题,把活动做好做实。

一是健康科普巡讲活动。近三年,临沂市疾控系统科普专家结合新冠病毒感染防控,密切与教育部门联系,开展校园呼吸道传染病防控科普巡讲1652场。2021年,组织开展学校秋冬季传染病防控暨新冠、流感及肺炎健康科普公益宣传活动23场。教育学生树牢“每个人是自己健康第一责任人”理念,学会和掌握健康知识与技能。

二是特色健康教育活动。科普专家以“世界结核病防治日”“全国儿童预防接种宣传日”等卫生日为契机,广泛开展流感、肺结核、新冠病毒感染等呼吸道传染病防控宣传活动。2019年开展校园传染病防控主题征文活动,2021年开展预防肺结核校园手抄报、绘画活动,连续多年开展“妈妈课堂”宣传活动。同时,利用家长会、主题班会等开展健康讲座、健康故事会、小小健康指导员等活动。

三是健康科普材料创作。与临沂广播电视台合作,创作学校预防新冠科普视频4部,在各级校园和健康教育基地循环展播。制作平面科普材料8种。

四是打造学校科普阵地。近年来,临沂市以中小学生健康促进与教育实践基地为抓手,打造校园传染病防控阵地,在兰山、河东、沂南、临沭建设学校省级健康教育基地5处。专家结合专业特点,每年定期在基地开展呼吸道传染病等疾病防控健康教育巡讲和志愿服务活动。同时,以健康促进学校建设为抓手,着力打造校园广播、宣传栏、黑板报等固定健康教育阵地,结合冬春季呼吸道传染病特点定期更换,宣传内容由各相关科普专家严格把关。

二、工作成效

（一）科普服务能力持续增强

为满足学校健康教育需求，临沂市疾控中心持续加强科普工作者队伍建设，2016年组建了“临沂市名医面对面健康科普专家库”，2018年组建了“临沂市疾控系统健康巡讲专家团”，2023年组建了临沂市健康科普专家库。目前，全市共组建科普专家队伍12支，其中有182名专家积极参与校园呼吸道传染病防控工作中。同时，通过宣传教育、能力培训、榜样示范等增强科普专家队伍的科普能力，推动将科普工作纳入业绩考核，调动科普专家参与校园科普工作的积极性。

（二）学生传染病防治素养持续提升

通过积极深入的校园健康科普活动，广大师生在树立科学健康观、知晓传染病防治知识、形成健康行为等方面都有大幅提升。2021年全市居民健康素养水平调查结果显示，学生传染病防治素养为56.52%，高于2021年全国居民传染病防治素养水平达27.60%。

（三）校园呼吸道传染病平稳

临沂市健康科普专家坚持“预防为主，防治结合”的方针，建立与学校的联防联控工作机制，不断帮助教育部门完善校园传染病应急预案，切实增强师生的防范意识和自我保护能力，确保校园传染病防控工作规范科学、平稳有序。

（四）促进了健康学校建设

临沂市以校园传染病防控为切入点，学校通过优化育人环境、加强部门联动、开展家校合作等，将健康教育工作与学校教学工作有机融合，将健康理念渗透到学校教育的每个角落，从而形成有利于学生知晓健康知识、树立健康信念、养成健康行为习惯和生活方式的学校环境。目前，全市建成健康促进学校949家，建成率为61.50%。

◎控烟履约优秀案例

全方位，宽领域，多渠道
——山东省控烟履约落地生根

控烟干预是健康中国行动的一项重要工作，也是健康影响因素干预的重要内容，更是人民群众提高生活质量和健康水平的迫切需求。针对成年男性现在吸烟率高、青少年学生和成年女性尝试吸烟率高、电子烟使用率逐年上升等问题，山东省通过控烟科普、戒烟服务、推

动立法、试点创新等举措，广泛动员全省各级各单位和广大市民积极落实控烟履约，减少二手烟的危害，使得更多的人拥有健康和清洁的环境，切实提高人民群众的身体健康和生活质量，全面落实健康中国行动控烟行动。

一、主要做法

(一)全方位营造控烟氛围

1.依托“世界无烟日”，营造现场氛围。2023年5月31日，是第36个“世界无烟日”。山东省暨泰安市第36个“世界无烟日”现场宣传活动启动仪式在泰安市岱北文化广场举行。山东省卫生健康委和泰安市人民政府主要领导出席启动仪式。启动仪式现场，与会领导宣读了无烟城市倡议书，为泰安市、泰山区控烟志愿服务队授旗，并为泰安市第二届控烟视频征集大赛获奖作品代表和优秀组织单位代表颁奖；随后一起按下启动柱启动山东省暨泰安市第36个世界无烟日宣传活动。同时，活动通过闪电新闻客户端全程直播，收看人数达到21.1万。

启动仪式后，与会领导一起对控烟宣传展板、青少年绘画作品、有奖答题互动活动以及市直、省属驻泰各医疗机构现场摆放的义诊咨询台进行了参观考察。活动现场共接受控烟知识咨询800余人次，发放海报、折页、宣传单、小册子共计5000余份，控烟折扇、帽子500余个，发放小礼品200余份。

2.依托传统媒体，覆盖电视终端。5月25日至6月1日，在山东广播电视台卫星、新闻、影视、少儿和体育等频道以字幕游码的形式滚动播出控烟知识15条，播出时段涵盖早中晚黄金时段，受众面覆盖全省。

5月25日至31日，组织知名专家开展控烟访谈宣传活动。山东电视新闻频道分别对3个专家主题为“吸烟——为肿瘤铺就温床”“和烟瘾做个了断”“多举措控烟　为成长护航”的访谈进行了剪辑录播，受众面覆盖全省。

3.依托新媒体力量，抢占网络空间。5月27日至6月1日，组织开展了世界无烟日有奖知识竞答活动。答题海报通过全省各级疾控中心微信公众号进行转载推广，积极组织群众参与到第36个世界无烟日活动中来。截至活动结束，共有20余万人参与活动，大家在答题中收获控烟健康知识。

在闪电新闻客户端开辟常设专栏《天天无烟日》，定期投放控烟科普材料。2023年制作了4部控烟公益广告和5张宣传海报在闪电新闻客户端上播放，控烟公益广告阅读量达43.7万，海报阅读量达47.6万。

4.依托资源库，打造自己专属的新媒体平台。山东省疾病预防控制中心集合全省医疗卫生机构专家优势，依托山东省教育科普信息系统开发了山东省健康科普资源库。2024年3月20日举行科普资源库上线启动仪式，发布相关控烟作品。

全省的卫生健康科普工作者可以通过登录网址或手机扫描二维码的方式，免费下载使用包括控烟在内的科普知识、科普图片和科普视频等。

5.依托教育系统，在广大青少年心目中树立“无烟健康”的理念。2023年在全省范围内开展了青少年控烟绘画征集活动。经过广泛发动、积极报名，共收集组织作品小学组208幅、中学组141幅，经专家评选上报国家小学组和中学组各10幅，最终获得国家奖各3幅。

举办“山东省青少年控烟绘画作品展”，在山东省科技馆作为主展区，在潍坊、聊城、德州和淄博同步展出。展板已经发放到位，在2024年5月27日～6月2日展出。

6.依托媒体记者，将控烟声音融入新闻传播全过程。举办了60余名记者代表参加的山东省新闻媒体控烟宣传培训班，从控烟基本知识、国际和国内控烟工作趋势、山东省控烟工作现状、媒体关注山东控烟工作的角度等方面进行培训。开展了新闻媒体记者控烟调研采风活动，通过8名媒体记者的视角，深入了解无烟党政机关、无烟医疗机构、无烟学校、无烟企业、无烟公共场所的控烟工作情况，让更多的人了解我们在控烟工作上的努力和成果，提高公众的控烟意识。相关记者在各自媒体发布新闻报道9篇，其中最高一篇的点击量为23.8万。

（二）宽领域推进控烟立法

山东省从省级和市级两个层面入手积极推动控烟立法。

按照省政府2021年立法计划，山东省控烟条例纳入了三类立法计划（抓紧调查研究和起草的地方性法规），经有关方面研究，拟将控烟有关条款纳入《山东省爱国卫生工作条例》修订实现，以期达到健康中国行动的有关要求。《山东省爱国卫生工作条例》修订均纳入2022年和2023年山东省人大三类立法计划。

在市级层面，自2013年青岛市制定出台了《青岛市控制吸烟条例》后，潍坊市和威海市也分别于2023年初出台了控制吸烟管理办法。《济南市公共场所控制吸烟条例（草案）》正在进行立法程序，已于2022年经济南市人大的第一轮审议，第二轮审议还没开始；淄博、德州、滨州纳入了市级人大二类立法计划，日照纳入了市级人大三类立法计划。

（三）多渠道探索控烟新模式

1.强化引领，发挥无烟单位的示范作用。保持全省无烟党政机关、无烟学校、无烟医疗卫生机构三个100%全覆盖建设成果。2022年开展无烟党政机关建设优秀案例征集，评出16个优秀案例；2023年开展无烟党政机关、无烟学校、无烟医疗卫生机构建设优秀案例征集，共评出45个优秀案例。

2.出台标准，强化戒烟门诊的规范化管理。2022年，山东省印发了《关于进一步加强全省戒烟门诊规范化建设的通知》，明确了戒烟门诊建设标准，要求所有二级及以上综合医院、胸科医院、肿瘤医院全部设置戒烟门诊，鼓励中医院、妇幼保健院、乡镇卫生院、社区卫生服务中心设置戒烟门诊或戒烟专桌，制定了戒烟门诊建设标准，要求规范落实5项制度（简短干预戒烟制度、随诊问询制度、转诊制度、门诊登记制度和定期随访制度），并要规范发放戒烟健康教育处方，对登记信息和随访信息实行信息化管理、每月定期上报。目前，全省共设置戒烟门诊694家，各市还在市卫生健康委网站进行公示所有门诊名单和预约方式。

3.创新方式,开展不同模式的戒烟干预方式。

(1)开展“小手拉大手”间接戒烟干预试点。2023年,山东省在5个县(市)开展“小手拉大手”间接戒烟干预试点工作。试点地区以“老师在校教育学生、学生回家干预亲属”的方式,让学生把烟草危害知识和控烟干预措施带回家并干预同住人员中的吸烟者,从而降低学生同住人员的吸烟率,降低二手烟和三手烟对学生健康造成的危害,探索出可复制、可推广的间接戒烟干预模式。

(2)开展社区戒烟干预服务。2023年开始,在青岛市的30个社区启动试点,开展社区戒烟干预室建设,打造群众身边的控烟场所,提高戒烟的可及性。

(3)个体化移动戒烟干预研究。2024年开始,依托北京大学在德州、淄博两个市开展个体化移动戒烟干预试点。携手北京大学团队,以微信小程序为载体的个体化移动戒烟干预,打造医防研融合氛围。

4.拓展渠道,开展“无烟样板餐馆”建设试点。在保持无烟党政机关、无烟学校和无烟医疗卫生机构100%全覆盖建设成果的基础上,在潍坊、德州和聊城三个市的部分餐馆开展“无烟样板餐馆”建设试点,通过制定并完善控烟管理制度、落实室内控烟氛围营造、加强吸烟行为劝阻、开展烟草危害知识宣传、禁止烟草制品销售行为等措施,进一步发挥餐馆在控烟工作中示范引领作用。

5.强化监测,科学评估控烟工作成效。

(1)多途径动态了解全省烟草流行现状。一是通过国家烟草流行调查任务(青少年和15岁以上成人年度交替),随机抽取不同的10个县(市、区)开展,全面了解人群吸烟率、戒烟率和电子烟使用率等数据变化情况;二是通过全省健康素养调查(内设吸烟相关问题),覆盖全省所有县级行政区划范围(136个县),每县不少于800人,2023年共调查134442人;三是利用卫生健康宣传日开展全民答题,问卷设置吸烟史选项,每月至少开展一期,每次参与人数都在10万人以上。

(2)开展无烟党政机关建设效果评估。2023年,在省直机关、济南市和潍坊市等12家单位开展,科学评价无烟单位建设成效。

二、工作成效

1.全省现在吸烟率呈现下降趋势。山东省15岁及以上人群吸烟率从2020年的22.65%,下降到2023年的21.39%。在省直机关、济南市和潍坊市等12家单位开展无烟党政机关建设效果评估,吸烟率由2022年的7.79%下降到2023年的5.76%。

2.全省戒烟率呈现上升趋势。山东省的戒烟率由2020年的15.63%,提高到2023年的25.61%。

3.群众支持控烟立法比例高。在淄博、日照、德州和聊城等地做过的控烟立法意愿调查显示,支持室内公共场所、室内工作场所和公共交通工具禁止吸烟的比例均超过95%。

◎近视干预优秀案例

中西医结合近视防控，用心呵护眼健康

近年来，我国儿童青少年近视低龄化、重度化日益严重，已成为一个关系国家和民族未来的大问题。为积极贯彻落实习近平总书记对儿童青少年近视问题的重要指示精神，按照教育部等八部门《综合防控儿童青少年近视实施方案》、山东省教育厅等九厅局《山东省儿童青少年近视综合防控推进计划》要求，北京中医药大学枣庄医院积极开展青少年近视防控工作，提高防控技术能力，有效降低了儿童青少年近视率。

一、主要做法

（一）加强医校联合，建立近视防控示范学校，全面提升学校卫生与健康教育工作

为更好地实现医院、家庭和学校三方合作，扎实有效开展防控工作，通过示范学校挂牌、主题会议、社会媒体报道等多种形式，增强学校对近视防控的重视和学生家长的配合，强化了医务人员的责任意识，营造了全社会重视近视防控的良好氛围，全力推进我市儿童青少年防近视工作，共同呵护好孩子的眼睛，让他们拥有一个光明的未来。

1.以中医“治未病”理念为指导，广泛开展近视防控宣传

以中医“治未病”理念为指导，以防为主、防控结合，根据学生不同年龄段，采取丰富多彩、通俗易懂的形式进行近视防控宣传，广泛普及爱眼护眼知识，提高师生、家长及大众的近视防控意识。

（1）开展科普讲座，传播健康理念。积极开展健康科普“进校园”活动，由眼科专家以现场培训、多媒体、微课堂等多种形式开展近视防控科普知识讲座，促进学生、家长、老师全面了解爱眼护眼知识。

（2）制作科普传播材料，广泛普及近视防控知识。制作通俗易懂的近视防控科普视频、科普文章等，借助学校官方微信、微博、家长微信群、学校广播、社会媒体等多种平台进行推送宣传，全面提高学生和家长对近视防控知识的知晓率。

（3）全范围张贴“二姿图”及近视防控科普挂图，营造良好校园防控氛围。积极配合学校提供专业规范服务，在学校每个班级张贴坐姿和读写姿势的“二姿图”，提高学生自觉矫正“二姿”意识，指导规范操作眼保健操，养成良好的用眼习惯；在学校走廊、宣传栏、健康教育

教室等地方张贴近视防控科普挂图，营造近视防控良好氛围，提高学生近视预防意识，增长近视预防知识。

(4)专家受邀做客电台、电视台，宣讲儿童眼部保健及近视防控知识。专家通过电台、电视台等媒体，帮助家长识别儿童眼病和视力异常，做到早发现早治疗。

(5)开展义诊、公益讲座等活动，传播护眼知识，纠正护眼误区。

2.按照《0～6岁儿童眼保健及视力检查服务规范(试行)的通知》《国家基本公共卫生服务规范(第三版)》要求，做好视力筛查工作

(1)“五位一体”疗法治疗小儿近视、弱视。采用全新的眼视光学理念，结合青少年近视发生和发展的根本原因，首创增视训练、耳穴压豆、中药离子导入、眼周按摩及穴位贴敷等“五位一体”疗法，根据青少年体质，舌苔脉象，个性化治疗，辨证治疗，疗效显著。

一是增视训练：主要方法有立体视觉训练、融合功能训练、眼内外肌训练、视网膜刺激训练、晶体弹性训练、周边视野开发训练等方式，增加眼部血液流量，提高视力、立体视觉，提高视觉敏锐度。

二是耳穴压豆：耳郭是十二经脉通过、终止、会合的场所。耳穴压豆可调节大脑皮层及内分泌功能，建立新的平衡，无痛苦，儿童易于接受，且价格低廉。耳穴压豆疗法，即是用胶布将药豆准确地粘贴于耳穴处，给予适度的揉、按、捏、压，使其产生酸、麻、胀、痛等刺激感应，以达到治疗疾病的一种外治疗法，与针灸按摩有相似之处。

三是中医定向透药：是将浸有中草药液(药液采用衣元良大师经验方《视明饮》)的纱布敷于患眼上，通过离子导入仪输出的直流电，在患眼周围恒温加热，将药物离子通过皮肤或黏膜导入人体，让药液慢慢蒸发，由皮肤吸收的一种中医外治疗法。

四是眼周按摩：对眼周穴位进行适当的按摩，通过轻度刺激眼周穴位达到改善眼部血液循环、消除视疲劳、促进视力恢复的作用。眼周按摩是在中医理论的指导下，运用按、揉、推、刮、熨等特定的手法作用于小儿体表穴位，起到疏通经络、调和气血的功效，从而预防和治疗小儿近视、远视、弱视等儿童屈光不正的一种中医外治疗法。

五是核桃灸：核桃灸是以核桃壳为间隔物，将核桃壳在中药液内浸泡放在眼镜灸具上来治疗眼病的灸法。核桃皮具有补肾养肝，软坚散结的作用，配合中药浸泡后，通过吸收艾灸的热力，可达到温经通络、清头明目的功效。眼科可以运用核桃灸法用于治疗各种眼病，对近视眼、急慢性结膜炎、麦粒肿、角膜炎、视神经萎缩、中心性视网膜病变等眼病有一定疗效。

穴位敷贴技术是将药物制成一定剂型，敷贴到人体穴位，通过对人体表穴位的刺激，激发经气，达到通经活络作用；雷火灸是利用药物燃烧时产生的热力、红外线辐射力和药化因子、物理因子，通过脉络和腧穴的循经感传共同达到温通经络，从而达到灸和针的双重作用。这些方法也可以用于近视、远视等屈光不正及弱视治疗。

(2)针灸治疗近视，对儿童假性近视与近视初期的调节功能异常治疗效果相当显著。针灸治疗眼病主要在中医理论指导下，以经络理论为辨证施治的核心，通过针灸对体表穴位的刺激，激发经络的功能而起到治疗作用。通过针灸对穴位的刺激，以疏通经络气血的阻滞，

调和脏腑，阴平阳秘，从而达到治疗眼病的目的。

(二)政府主导，专家指导，社会各界参与共同做好青少年近视防控，建立“学校一家庭一医院”三位一体综合防控新模式

1.开展教室采光和照明检测工作，保证教室照明环境

根据《中小学校教室采光和照明卫生标准》(GB 7793—2010)的要求，对教室采光和照明进行全面检测，对于不达标的教室提出整改建议，切实改善教室照明环境，保护广大中小学生用眼健康。

2.发挥专业人员技术优势，指导学校开展近视防控

指导并协助学校开展视力筛查；分析视力检查结果，遴选近视高危儿童并指导干预；指导学校规范学生眼保健操动作，提高眼保健操质量；协助纠正学生不正确的读写姿势；解答学生和家长防控近视疑难问题并提出专业防控建议；协助学校开展近视防控科普活动。

3.建立视觉健康教室，普及眼健康知识

在学校建立视觉健康教室，通过图文并茂的宣传为学生普及眼健康知识，同时为学生提供专业、系统、规范的亲身体验，可以动态了解学生的屈光状态。

4.强化学生进行户外活动或体育锻炼

确保中小学生在校时累计每天1小时以上体育活动时间。按照动静结合、视近与视远交替的原则，有序组织和督促学生在课间进行室外活动或远眺，防止学生持续疲劳用眼。

二、工作成效

(一)促进了学校近视防控工作的规范化和科学化

开展科普(讲座、咨询、线上线下)活动100多场次，覆盖近30000人群，筛查、评估15000人次，建设示范学校10所，给予治疗和干预近视3000多人。学校近视防控工作逐步走向规范化、科学化。

(二)学生护眼爱眼意识明显增强

通过建立示范学校，走进校园，科学规范视力筛查，增强了学生爱眼意识和近视的防范意识，使青少年学生自觉养成良好的用眼习惯。通过筛查，筛选出近视不同阶段学生，根据不同阶段积极进行干预，设置三级预警，进行综合评估，指导做好三级防控，使近视眼发病率得到有效控制，对已经发生的近视及时给予治疗和干预，有效降低了近视的严重程度。

(三)社会效益显著

活动自开展以来，在增强学生护眼爱眼意识、养成良好的用眼习惯的同时，得到了学校、家长和学生的高度赞扬。

◎近视干预优秀案例

重铸青少年视力新防线，用心打造“四位一体”“三全四层级”的近视防控模式

保护孩子明亮眼眸，任务紧迫。为贯彻落实习近平总书记重要指示批示精神，切实加强新时代儿童青少年近视防控工作，济南市卫生健康委委托济南市第二人民医院成立了“济南市儿童青少年近视防控中心”（以下简称“市近视防控中心”）。

作为一所拥有百年悠久历史的专业眼科医疗机构，济南市第二人民医院有着厚重的文化积淀、雄厚的技术力量、高端的仪器设备和专业的人才团队，肩负着全市儿童青少年近视防控工作的重任。为了更好地开展近视防控工作，医院充分调研国内外近视筛查和防控的先进经验，遵循“节点前移、以防为主、防控结合”的原则，在政府主导下，致力于建立家庭、学校、学生和医疗机构“四位一体”的近视联防联控体系，打造以“全覆盖”“全过程”“全周期”为主和中西医并举为特色的儿童青少年近视防控模式，致力于实现全市儿童青少年视力健康整体水平的显著提升。

一、主要做法

（一）实力雄厚，优势明显，创新近视防控模式

1.“管理＋人才＋技术”，三位一体近视防控管理体系规模初显

医院成立“近视防控工作专班”，专人负责、专人监管，不断健全项目架构、明确工作任务、完善组织网络，可对各项筛查工作落实、落细，同时加强统筹协调和组织保障，在实践中逐步构建起了“科学、专业、规范”项目管理体系。同时，依托医院斜弱视及儿童眼病专业、医学验光配镜中心及山东第一医科大学眼视光学临床学院三方资源优势，打造了专业的人才团队，并配备了专业的检查设备，全力确保项目质量。本着“政府主导、部门协作、家庭配合、社会共治”的原则，实行“早期预警、跟踪监测、科学防控、综合施策”，按照“治假、防真、控加深”的综合干预模式，医院建立了一套集预防、保健、监测、治疗于一体的近视综合防控专业技术保障机制。该项目建立的“管理＋人才＋技术”三位一体的近视防控管理体系，为全市儿童青少年近视筛查工作顺利、有序开展奠定扎实的基础。

2.“三全四层级”，近视防控模式惠及终身眼健康

医院近视防控工作以“呵护眼健康，光明伴一生”为目标，确定了“三全四层级”的近视防控模式。

“三全”:“全覆盖”为参与济南市儿童青少年近视筛查和防控工作,“全周期”为从出生、发育到成人,“全过程”为对儿童青少年视觉健康进行全程动态监控和干预。

“四层级”,即通过近视防控全面推进,力争达到四个层级的效果,“全程动态监测”“及时有效干预”“科学规范治疗”,最终获得“全面功能康复”。

(二)多措并举,精准施策,全面打造科学防控新高地

1.制订近视筛查工作方案。医院依据国内外近视筛查和防控的先进经验,结合济南市儿童青少年近视现状,2020年参与制定了《济南市人民代表大会常务委员会关于综合防控儿童青少年近视的决定》,要求市、区(县)人民政府应当将儿童青少年近视综合防控工作纳入本级国民经济和社会发展规划及年度工作计划,制订实施方案,防控工作所需经费列入本级政府年度财政预算等。该决定共有18条,分别对政府、学校、相关医疗机构、相关管理部门、行业和市场、社会组织和各类媒体平台、家庭和个人等的近视防控责任进行了要求,已于2020年7月1日起施行。2021年,根据济南市卫生健康委员会的要求,制定了科学、快速、高效的《济南市儿童青少年近视筛查工作方案》。

2.开发与建设近视筛查软件数据管理平台。按照济南市儿童青少年近视防控筛查和防控工作要求,医院配合市近视防控中心建立了“学校卫生健康管理系统(眼防部分)”,系统对接“济南市智慧健康平台”,实现了在线机构人员管理、数据查询分析、健康知识宣教、预警提醒等多种功能,对市县两级卫健、教育部门、医疗卫生机构、疾控中心、中小学校、幼儿园、儿童青少年及家长依据不同权限免费使用。

3.建立视力筛查数据库,提高近视防控科研价值。不断完善济南市学校卫生健康管理系统(眼防部分)功能,建立了儿童青少年视力电子健康档案,可实现学生近视筛查数据录入、建档,筛查数据可对接国家、省、市等各级平台,实施动态化管理,使筛查学生的视力健康状况做到了有依据、可追溯。视力筛查数据库做到了数据全面、准确、可筛选,对近视人群做分层、分类、分档管理,为开展近视防控相关工作的数据统计和分析研究提供依据和支撑。积极开展近视防治相关研究,加强近视防治科研成果与技术的应用,科学指导全市近视防控和治疗。

4.成立近视防控专家咨询委员会,开展近视防控健康教育。2021年12月27日成立了济南市儿童青少年近视防控专家咨询委员会,带领各筛查机构主动进学校、进社区、进家庭,积极宣传推广视力健康科普知识。在医疗机构对学生进行视力筛查时,同步对学校师生开展精准化眼健康教育宣讲活动,切实提高了我市儿童青少年近视防控水平,促进了我市儿童青少年近视防控事业的健康、科学发展。

5.试点筛查、建档,建设近视防控示范学校。2020年度,医院依托市近视防控中心完成规范近视筛查3万余人次,并在市中区、槐荫区等建立十余所近视防控示范学校。通过近视筛查,建立健全屈光发育电子档案并分类管理。通过近视防控知识宣教,提高学校、教师、家长和学生在近视防控中的自我管理能力。

6.设置县级儿童青少年近视防控中心和近视筛查定点医疗机构。为加强近视筛查工作

的组织领导和技术指导，确保工作顺利实施，成立了县级防控中心，并根据辖区儿童青少年人数和分布情况，本着方便学生就近就医检查的原则，确定近视筛查定点医疗机构，负责完成近视眼筛查工作。市近视防治中心对县(区)中心和定点医疗机构进行同质化管理，规范其培训筛查技术、平台使用、信息数据管理等业务，定期实施考核评价。

7.加强基层技术人员培训。面向学校校医、基层卫生组织等相关专业技术人员，开展学生眼健康和近视防控适宜技术培训，提高视力筛查、常见眼病诊治和急诊处置能力。

8.成立眼视光专业，培养近视防控主力军。2016年11月22日，山东第一医科大学眼视光学临床学院(原泰山医学院眼视光学临床学院)在医院挂牌成立。依托临床学院的教育资源，以学科建设推动防控专业队伍建设，致力于培养具有国际水平近视防控队伍，为儿童青少年近视防控奠定了专业技术人才基础。

9.实施近视筛查项目。按照“知情同意，自愿免费”的原则，组织实施了全市近视筛查项目。从2021年开始，于每年9月至12月底前完成全市所有中小学生的远视力检查和屈光检测工作。筛查数据实时录入“学校卫生健康管理系统(眼防部分)”，为每位儿童青少年建立眼健康数据电子档案。

10.精准数据分析、规范诊断治疗。及时、精准掌握本市2021年儿童青少年近视率基数，根据近视筛查数据和儿童青少年视觉症状，对近视人群做分层和分类管理，并进行科学检查、明确诊断和规范矫治，切实降低近视率，改善儿童青少年视觉健康状况。

(三)中西并重，勠力创新，用心呵护孩子光明未来

1.科学有效，“护瞳行动”关注儿童终身眼健康。“护瞳行动”公益品牌包括五大子项目，分别为护瞳档案、护瞳热线、护瞳志愿服务队、护瞳课堂、护瞳咨询群。品牌项目包括近视筛查、流调及动态管理，建立视觉档案及数据库、视力健康宣教、培训和干预指导等。通过定期开展眼健康监测，有计划了解、记录儿童青少年的屈光发育过程和动态变化以及接受屈光服务的情况，建立“屈光发育档案”，充分了解学生视力及眼健康情况；通过数据整理分析，及时发现眼健康问题，寻找切实有效的科学防治措施，尽早跟踪干预，规范诊断治疗。

2.防患未然，“近视早防控”从娃娃抓起。0～6岁是儿童视觉发育的关键时期，应当尤其重视孩子早期视力的保护与健康。同时，儿童的近视问题看似发生在学校，其实在学龄前已经埋下了隐患。防治前移，提前预警，十分必要。因此，“近视早防控”项目锁定6岁以下的学龄前儿童为主要服务人群，针对近视低龄化问题早发现、早预防、早控制，动态监测学龄前儿童的远视储备，防患未然。

3.中医特色，推动近视防治多样化。医院中医眼科是济南市特色专科、重点专业，拥有一支由21人组成的专业技术团队和全国名中医药专家、山东省名中医药专家、济南市青年名中医、全国第五批名中医药专家师承指导老师。科室充分发挥中医药在儿童青少年近视防控中的积极作用，在继承和发扬中医传统疗法的基础上，充分结合现代医学理论、观点和方法，开展了中药、针灸、耳穴压豆、核桃灸、小儿推拿等多项中医特色疗法干预青少年近视防控，临床疗效较好，为防控青少年近视作出积极努力。

4.科普宣教，构建“家、校、医”三方联动护眼模式。坚持预防为主、防治结合的原则，组

织眼科、视光学、疾病防控、中医药等领域专家，进学校、进社区、进家庭，积极宣传推广视力健康科普知识。自2021年起，在医疗机构对学生进行视力筛查时，同步对学校师生开展精准化眼健康教育宣讲活动，强化近视防控意识，做到近视早发现、早防控，成功构建起“家庭、学校、医院”三方联动的护眼模式，构筑家长、教师、学生三重防控保障的干预措施。

二、工作成效

（一）近视防治工作广泛惠及师生，儿童青少年近视防范意识逐步提高

近年来，医院带领眼科联盟单位科学、系统、规范地开展儿童青少年近视筛查、建档、预警、防控工作，在维护儿童青少年视力健康方面发挥了重要作用。在此基础上，医院一直坚持秉持公立医院的社会责任，围绕儿童近视防控工作先后推出了“护瞳行动”“近视早防控”等多个近视防控公益品牌项目，深入全市中小学、幼儿园，开展青少年视力低下防治和视觉健康促进工作，为公众健康知识普及和儿童视力健康做出了积极贡献，用实际行动和拳拳爱心为孩子们擦亮了“心灵之窗”。截至目前，已累计辐射、服务儿童青少年约116万人，建立了视力档案，普及了近视防治知识，逐渐提升了学生、家长和老师的近视防治意识，掌握了预防、治疗方法，对规范预防、治疗近视起到了积极的推动作用。

（二）近视防控成效初显，荣誉纷沓而至

医院中医眼科于2019年4月获批“山东省儿童青少年近视小儿推拿防控基地”，8月获批“济南市儿童青少年近视小儿推拿基地”。2019年5月，医院选拔第一批学生参加山东省眼视光专业职业技能大赛，分获验光组和眼镜定配组的团体和个人第一名。“护瞳行动”项目被评为“爱涌泉城”十佳公益品牌、济南市首批“五为”文明实践志愿服务示范项目。“近视早防控”项目荣获济南市“最美志愿服务项目”、济南市卫健系统“优秀青年志愿服务队”，并在济南市第一届志愿服务大赛上夺得铜奖，受邀参加第六届中国青年志愿服务项目嘉年华展示。

◎近视干预优秀案例

“小小眼科医生”职业体验活动，开创健康促进与健康教育新局面

为贯彻落实习近平总书记关于儿童青少年近视问题的重要批示精神，综合防控青少年近视，有效提高儿童视力健康水平，根据教育部等八部门提出《综合防控儿童青少年近视实施方案》及《山东省儿童青少年近视综合防控推进计划的通知》《临沂市儿童眼保健和视力检查工作实施方案》的要求，河东区妇幼保健院依托自身优势，积极探索、创新发展，

为全区4万余名学龄前儿童和12万余名青少年开展视力服务保障工作。

在近视防控工作方面，开展了多样化的爱眼护眼活动，如爱眼宣讲团、“小小眼科医生”职业体验活动、爱眼日主题活动等。“小小眼科医生”职业体验活动是河东区妇幼眼科医院推出的一项寓教于乐的近视防控活动，每年寒暑假期间定期开展，活动以职业体验方式将眼科知识及近视防控知识融入活动中，让孩子们从不同角度学到更多的爱眼护眼知识，增强其保护视力的意识和技能。自2019年开展活动以来，“小小眼科医生”职业体验活动已累计举办80余次，参与人数3000余人，深受儿童、青少年和家长的好评。

“纸上得来终觉浅，绝知此事要躬行”，对于孩子来说，书本上干巴巴的“要保护视力”的文字，远不及亲身来一次体验更实际。“小小眼科医生”职业体验活动，让孩子装扮成医生的角色，亲自参与体验眼科医生的工作过程，让他们在实践中体验学习的乐趣，在学习中进行互动，轻松掌握爱眼护眼相关知识，懂得如何去护眼爱眼、保护视力等。另外，通过身临其境的体验让孩子们切身感受医生这个社会角色的重要性与责任感，从而培养孩子们的感恩之心和责任意识。

一、主要做法

为开展好“小小眼科医生”职业体验活动，区妇幼保健院制订严格的实施方案，并由专人负责活动实施，以保障活动有序顺利开展。

（一）发布招募令

向社会公众招募活动参与人员，通过医院公众号向社会公众招募活动参与人员，并通过医院同事转发朋友圈、眼科病患群发布活动信息等进一步扩大招收范围。信息发布后，家长和孩子们都积极踊跃参加。每次活动仅招收20名孩子，通过电话或者短信报名，招募信息发出后，很快就满员了。

（二）“小小眼科医生”报到

各位家长陪孩子来到眼科门诊签到处签到，领取“小眼科医生”工作服。在活动现场，小朋友们换上白大褂，化身“小眼科医生”，将会用科学严谨的态度，认真探索眼睛的奥秘。

（三）岗前小面试

在正式开始之前，每位小朋友要先进行一个小小的面试，由职业体验带领人张喻玮老师为小医生们进行面试，同时做岗前培训。首先，让孩子们进行简单的自我介绍，并让孩子自己写上名字，同时还能观察孩子读写姿势是否正确，下一步询问孩子长大之后梦想做什么职业。有个叫乐乐的小朋友兴奋地说：“我长大了想当医生，像我姑姑那样，当一个产科医生，天天都可以见到小弟弟小妹妹出生，我太喜欢弟弟妹妹了！”

（四）爱眼知识大课堂

首先，由儿童保健科的代课老师给小朋友们进行破冰之旅，让小朋友们尽快地熟悉起来，适应医院的工作环境，缓解小朋友进医院的紧张感。随之，眼科医生培训学习了眼睛的基本结构、近视的发病原因及危害，以及如何有效预防近视等，在培训过程中随时和孩子们互动，使本来枯燥的讲座变得生动有趣。最后，与小医生们进行了有趣的知识问答互动，从而加深对近视的认知和了解。

（五）趣味游戏——黑暗世界初体验

在工作人员和家长的带领下，小医生们手搭肩排成长队，开启了黑暗世界的探索。在黑暗中，孩子们方向感消失，视野消失，一种孤独、胆怯、紧张、心慌、无助的感觉冲击着孩子们的心灵，让他们切切实实认识到了爱眼护眼的重要性，强化提高了他们的爱眼护眼意识。

（六）“持证”上岗，进行眼科检查体验

培训结束后会给每个小朋友颁发一张“小小眼科医生”证书，让孩子们增加了一份荣誉感和责任感，笑容洋溢在脸上。随后“小小眼科医生”在专业视光师的指导下，认真学习了仪器使用及检查流程。他们亲自上阵，操作眼科检查仪器，一本正经地观察着、咨询着，并亲自给自己的父母进行视力测试，做得有模有样。这一刻，同学们就是一名守护光明的白衣天使。

“小小眼科医生”职业体验活动，通过蒙眼看世界、科普小课堂、小游戏、分享总结、颁发证书、小医生体验、合影留念等多个环节的学习和体验，让孩子们在开心玩耍的同时，获得了丰富的知识和技能。活动在轻松愉快的氛围中结束，孩子们纷纷表示以后要好好保护眼睛，还要做爱眼护眼的小小传播者！

二、主要成效

1.“小小眼科医生”职业体验活动以角色体验互动的方式，让孩子化身为小小眼科医生，在专业眼科医生培训指导下，学会爱眼护眼及眼部检查等有关知识，能够在日常学习生活中正确预防近视。“小小眼科医生”职业体验活动以寓教于乐的形式，大大激发了孩子对眼健康知识的好奇心和求知欲，在他们自身学习了解如何预防近视的同时，动员更多儿童青少年参与到爱眼护眼宣传队伍中来，为儿童青少年眼健康工作开展发挥重要的促进作用。

自2019年开展“小小眼科医生”职业体验活动以来，共开展活动80余次，参与活动儿童、青少年达3000余人，深受儿童、青少年和家长的好评和喜爱。通过定期开展“小小眼科医生”职业体验活动，让小朋友亲自参与，在医生的指导下，自己操作仪器，相互进行眼科检查，让他们对眼科检查和护眼常识有了更深刻的理解。通过举办“小小眼科医生”职业体验活动，让孩子们知道从小保护眼睛的重要性，学会科学健康用眼，远离手机、平板电脑等电子产品，不沉迷于网络游戏等，养成科学用眼的习惯，为降低儿童青少年近视发病率起到了积极的促进作用。经回访，参与过“小小眼科医生”职业体验活动的儿童青少年，对爱眼护眼更加重视，看手机、玩游戏的时间明显减少，定期复查视力保持良好。

“小小眼科医生”职业体验活动，得到孩子和家长的良好的反馈。以此为契机，妇幼保健院联合河东区教体局进行了“职业体验——走进学校”活动，定期为在校学生进行保护眼睛

的知识宣讲，给学生进行视力的测验与屈光检查。对于近视人群，发放眼科报告单及护眼小知识单页，进行电话跟踪，进行眼健康宣讲，提高家长认识，重视孩子眼健康。眼科医生加强自身的学习，定期培训，严格考核，为青少年近视防控工作做好保障。

2.教职工爱眼知识培训。小朋友们在学校的时间远远大于家长陪伴的时间，所以对老师们爱眼知识的培训，意义更为重大。在河东区教体局的帮助下，医院定期开展了河东区托育机构、中小学校教职工的知识培训。每次培训过后，老师们的反响都很强烈，很多老师表示如果没有培训，他们很多的认识都是错误的，并对医院的培训给予充分的肯定和认可。

3.每年定期开展爱眼日主题活动。每年医院都会借助爱眼日这个契机，组织各式各样丰富多彩爱眼日活动。比如进驻大型商场宣传爱眼知识、免费眼科检查、开展趣味小活动，提高家长和小朋友的眼保健认知；或者走进学校，为学生家长或者儿童进行眼健康重要性的健康宣传，为参与活动的每一位儿童免费检查视力并建立眼保健档案。

爱眼日活动受到电视台的关注并采访，区妇幼保健院眼科医师张喻玮，针对青少年近视的问题进行叙述，呼吁保护眼睛，守护光明，对社会民众起到一定的警示作用。

◎近视干预优秀案例

多部门联合“摘镜子”，护佑儿童青少年眼健康

儿童青少年是祖国的未来和民族的希望，少年强则国家强。为贯彻落实习近平总书记关于学生近视问题的重要指示精神，促进桓台县青少年健康与发展项目的开展，桓台县妇幼保健院作为全县儿童青少年近视综合防控点，2019年3月启动了“摘镜子”工程。其旨在探索建立并完善全县以政府为主导，卫生、教育、财政、团县委、妇联等部门共同参与的运行工作机制；探索建立融合健康教育、监测预警、综合干预、跟踪管理等内容的儿童青少年近视综合防控的长效机制；以点带面，推进工作全面开展。

一、主要做法

（一）抓眼专科建设，打造区域儿童青少年视力低下防治中心

2017年，桓台县妇幼保健院与山东中医药大学附属眼科医院合作，成立山东省青少年视力低下防治（桓台）中心，省、市卫生健康委和县政府领导为中心揭牌。山东省青少年视力低下防治中心每月安排专家来院坐诊、培训，进行疑难病例会诊，通过帮扶带教助力服务能力提升。与上海交通大学医学院附属新华医院建立疑难患者转会诊机制，为儿童青少年特殊眼病患者畅通顶层救治绿色通道。与上级医院结对子，为规范医院儿童青少年眼保健专科

建设，提升眼健康服务能力打下良好基础。发挥县级妇幼保健机构区域管理职能，规范建立了具有妇幼特色的区域儿童青少年近视综合防控试点，促进了眼保健专科建设，以点带面，推进全县近视工作全面开展。健康教育、群防群控、监测预警、精准追踪、分类干预、家校共育、资金保障、信息化共建共享的“桓台模式”在不断完善。

（二）“摘镜子”工程，提升区域眼健康管理能力

2019年3月，召开桓台县“摘镜子”工程暨儿童青少年近视防控项目启动仪式，会上宣读了《桓台县“摘镜子”工程暨儿童青少年近视防控项目实施方案（2018年—2028年）》；与会领导为儿童青少年近视防控基金会揭牌，青少年代表宣读爱眼倡议书；桓台县“摘镜子”工程暨儿童青少年近视防控团队进行了宣誓，团队成员代表进行了表态发言，会议隆重而热烈。“摘镜子”工程贯穿于婚前、孕前、孕产期、0～6岁儿童和青少年生命周期中。团队分为五个执行小分队、一个科研小组，按照责任分工实施眼健康全程管理，眼健康高风险人群进行院内院外转会诊，儿童青少年眼健康专科建设进一步加强。通过早筛查、早预警、早干预，精准掌握每一名儿童青少年视力健康动态，实现了近视临床前期、假性近视和真性近视三级预警，逐渐形成了近视防控的“桓台经验”。

（三）政府主导，升级“摘镜子”工程，形成工作合力

一是近年来，桓台县不断加强大工作力度，切实将儿童青少年视力健康工作列入政府重要议事日程。2019年，桓台县政府将“实施青少年护眼爱眼健康工程”纳入《桓台县青少年健康与发展项目实施方案》，确定县妇幼保健院和全县各级中小学为项目实施单位。县政府投入100余万元购置以“眼健康”为特色的健康查体车，在查体车内按照青少年七个亚专科进行设置；其中眼筛查工位占据半个车身，眼保健及视力检查在车内“一站式”完成，为青少年眼健康管理提供优质、便捷的服务保障。

二是“摘镜子”工程全面启动后，2019年5月召开了全县儿童青少年近视防控现场会，进一步推进工程实施。会上下发了《桓台县儿童青少年近视防控试点县实施方案》，成立了儿童青少年近视防控试点县工作领导小组，由县分管领导担任组长，教育和体育、卫健等多部门合作分工。县政府指定县妇幼保健院牵头实施区域儿童青少年的眼健康管理，卫教高度融合的近视防控体系已经建成。

三是多方联动，多种形式推进健康教育活动有序开展。县妇幼保健院、县疾控中心、镇卫生院组建青少年健康教育讲师团，现有27名师资和30节课程通过青少年健康教育师资考评，近视防控专家巡讲常规进校园，近视防控健康教育网覆盖城乡儿童青少年。制作近视防控7个折页、1本手册，眼健康筛查现场宣教时发放，制作近视防控宣传短片，提高宣传效果。

（四）信息化助力“摘镜子”，实现儿童青少年眼健康全面管理和高危人群精准干预

桓台县妇幼保健院牵头研发区域妇幼健康信息平台，与省青少年眼健康筛查管理信息系统互联互通。新生儿从出生后第一次眼病筛查开始建立眼健康电子档案，各级医疗机构

结合基本公共卫生服务，每次为儿童进行健康体检时进行眼保健及视力检查，发现异常者统一转诊至县妇幼保健院复诊评估。

另外，桓台县妇幼保健院每年通过信息化手段对在园幼儿、中小学生的眼健康进行两次系统的眼健康筛查。现场智能化采集视力检测数据，实时更新眼健康电子档案，进行动态监测预警，眼科专业人员对筛查发现的异常人群进行健康咨询、跟踪随访，实现了信息化下区域儿童青少年的眼健康全面管理和异常人群的精准管理。

在眼筛查前两天向家长发放《致家长的一封信》，提前告知家长眼筛查的有关事宜，取得家长的主动配合。在眼筛查现场，进行扫码建档、视力检查、屈光度检测、数据信息传输、医师综合诊断，为每位学生反馈检查结果，进行面对面健康指导。信息系统对人群自动进行分类管理，实时更新全县儿童青少年眼健康大数据，为政府决策提供可靠的依据。

2019年全县儿童青少年视力筛查50278人；2020年儿童青少年视力筛查49536人；2021年儿童青少年视力筛查49858人，目前全县儿童青少年眼健康电子建档率达90%以上。

（五）科研创新，提升“摘镜子”工程服务品质

2020年，桓台县妇幼保健院与省青少年视力低下防治中心合作开展科研，对8所学校幼儿园的4000余名儿童学生进行为期3年的纵向近视流行病学调查，为参研对象建立完整的屈光发育档案，包括裸眼视力、矫正视力，散瞳前和散瞳后球镜、柱镜、轴向、眼轴等眼健康指标。创新是医院发展的不竭动力，科研促进技术创新，创新带动了眼健康管理服务品质提升。

（六）健康科普，贯穿”摘镜子”工程始终

一是县妇幼保健院牵头组织成立儿童青少年健康教育讲师团，每年制订“护航青春”健康教育计划，近视防控专家进校园巡讲成为常规。积极开展“全国爱眼日”专题宣传和近视防控宣传月教育活动。截至目前，开展健康教育讲座427余场，惠及师生家长9.25万余名。通过宣传培训，全县师生、家长的爱眼护眼意识明显提升。

二是近年来，桓台县妇幼保健院采用多种宣传教育形式，编制《桓台县中小学生近视防控手册》，发放《近视防控主题宣传页》等，积极增强儿童青少年爱眼护眼意识，促使其养成保护视力、预防近视的良好习惯。

三是规范眼保健操的标准。眼保健操教学人员由具备中医专业能力的眼科医师组成，进入校园对学生及班主任讲授眼保健操做法及相关知识，手把手教学，确保学生准确掌握穴位的定位、正确的眼保健操手法以及眼保健操的节奏。

二、工作成效

“摘镜子”工程是桓台县妇幼保健院全生命周期健康管理的重点工作，医院专门成立了桓台县儿童青少年近视防控基金会，为全县儿童青少年提供全程的眼保健及视力检查服务。自实施“摘镜子”工程以来，全县儿童青少年眼健康电子建档率每年在90%以上；截至2021

年底，全县新生儿眼病筛查率和0～6岁儿童眼保健率在95%以上，青少年眼保健及视力检查率在90%以上，初步构建起全县儿童青少年眼健康大数据。目前，全县已经建立起了以桓台县妇幼保健院为中心，各级医疗机构为支撑，托幼机构及学校为阵地，其他机构为补充的儿童青少年近视防控服务网，“桓台经验”“桓台模式”在国家、省、市获得推广。

（一）形成了县政府主导、卫教高度融合、全县各部门齐抓共管、各负其责的良好工作格局

在县委、县政府领导下，积极发挥区域妇幼保健机构作用，带动区域眼健康管理服务流程、服务内容、服务质量、绩效考核的整体优化、提升。“互联网＋妇幼健康”的服务内涵得到丰富，区域儿童青少年综合防控工作实现了科学防治，提高了综合防控水平。

（二）通过“摘镜子”工程，建立全县儿童青少年眼健康大数据

在全县统一使用区域妇幼健康管理信息系统，运用信息化实现大数据下的0～19岁儿童青少年眼健康管理，为区域的近视防控工作提供可靠政策依据。随着“摘镜子”工程的实施，学校、家长、卫生、社会的近视防控意识不断提高。

（三）“摘镜子”工程，强化了示范引领作用

县卫生健康局将儿童眼保健纳入区域妇幼健康工作的考核内容，全方位近视防控的妇幼三级网络工作体系运行顺畅。近视防控工作是我县托幼机构卫生保健的工作重点，每年通报表扬8所近视防控先进幼儿园，倡导近视防控——“根”在幼儿的理念。县卫生健康局、县教育和体育局在全县遴选15所近视防控示范学校，引领儿童青少年近视防控工作，卫教融合到达新高度，营造起了良好的社会氛围。

2019年淄博市近视防控工作现场会在桓台县举办，桓台县的近视防控工作经验逐步在全市推广。2022年5月，桓台县儿童青少年近视防控工作在“制订方案，明确防控任务”“建立智慧管理服务平台”方面的经验做法，被纳入《全国儿童青少年近视防控试点县（市、区）经验做法推广清单》。

◎社区健康危害因素干预优秀案例

社区就诊“三处方”，探索成人预防接种新模式

预防接种是针对传染病防控最经济有效的措施。近年来，疫苗全生命周期健康保护的理念逐渐为群众所接受。我国通过积极推进实施扩大国家免疫规划，建立起一套完整的儿童预防接种服务体系，儿童国家免疫规划疫苗接种率保持在较高的水平，儿童疫苗针对传染病发病处于历史较低水平。但成年人由于基础免疫不牢固或抗体滴度的自然下降，部分疫

苗针对传染病发病年龄有上升趋势。老年人特别是伴慢病者是多种疫苗可预防疾病的危险人群。目前,青岛市市北区成人特别是老年人对常见疫苗可预防传染病知识认识不足,成人疫苗的宣传教育和组织实施上存在着较大的局限性和先天不足,成人疫苗的接种率普遍偏低。为进一步完善成人预防接种服务网络,推动基本医疗与公共卫生的优势互补、医防融合,青岛市市北区在部分预防接种门诊开展成人疫苗处方试点工作,并作为基层医疗服务串联模式和医防融合创新探索。

一、主要做法

家庭医生服务是实现患者基层首诊的重要一环,更是落实全周期健康管理服务的关键一环。尝试创新基层医疗服务串联模式,通过社区就诊"三处方",即患者一次就诊,可以得到家庭医生开具的三张处方(诊疗处方、健康处方、疫苗处方),探索青岛市市北区实施成人疫苗处方服务模式的科学性、可行性和实施路径,提高青岛市市北区成人疫苗接种可及性和服务水平;创建基层诊疗健康教育处方资源库,提供专业预防接种建议,为医疗机构提供全周期健康管理服务和引导居民自我健康管理提供支撑。依托基层民营社区卫生服务机构灵活性和集团式管理特点,采取"试点先行,集团运作,逐步推广"原则,在基层社区卫生服务机构基本诊疗基础上探索开展"三处方"服务模式。

(一)选取试点单位

在青岛市市北区选取3家社区卫生服务中心作为试点单位,试点单位需具备以下条件:

1.有明确的服务地区和人口。

2.具有完善的疾病诊疗HIS系统。

3.具有良好的成人预防接种和疾病诊疗工作基础。

4.支持试点工作并具有良好的组织协调能力。

(二)确定试点疫苗和健康教育处方范围

1.原则上仅针对流感、带状疱疹、23价肺炎、乙肝疫苗四种成人常用疫苗开展。

2.原则上关注"一老一少"重点人群常见病种,尤其是成人疫苗针对性疾病。

(三)开展基线调查

1.接种率调查。依托山东省免疫规划信息系统,结合各单位其他相关统计数据,对试点单位2019年以来流感、带状疱疹、23价肺炎、乙肝疫苗四种疫苗(下文称"四大成人常用疫苗")每年接种数量、接种率等进行统计分析。

2.成人疫苗接种KAP(知识—态度—行为)调查。对试点单位基本情况进行现场调查,对试点单位负责人、全科医生、预防接种医生进行问卷调查,了解其对四大成人常用疫苗相关知识、服务意愿和服务行为等;在试点单位服务辖区,随机抽取部分中老年人群,对其四大成人常用疫苗知识、接种意愿、接种行为等进行问卷调查。

3.社区老年人、儿童和孕妇常见病调查。对试点单位日常诊疗情况进行调查,确定社区诊疗常见病种类和范围，为制订健康教育处方提供参考。

（四）信息系统改造

由试点单位协调本单位HIS系统服务商，在本单位HIS系统中增加虚拟疫苗库存、疫苗处方和健康教育处方开具等功能。

（五）服务模式

家庭医生结合日常诊疗、健康体检、义诊等工作，让患者一次就诊，可以得到家庭医生开具的三张处方：第一张是诊疗处方，患者按照医嘱进行治疗；第二张是医防融合的健康教育处方，上面有患者近期身体状况的数据，针对慢病患者的日常生活建议，比如饮食、运动建议等，以及相关疫苗接种知识；第三张是疫苗处方，结合患者的年龄、工作场景、既往病史等相关信息，由专业医生提出疫苗接种建议供患者参考。

患者拿到诊疗处方后，可以遵医嘱进行规范治疗。患者拿到健康教育处方后，可以按照专业医生提供专业建议，获知自身健康危险因素和疫苗接种相关知识，提升健康认知，指导改善和养成健康行为方式。患者拿到疫苗处方后，可以自愿选择是否需要接种相应的疫苗，如果患者决定接种疫苗，并且所在的社区卫生服务中心也有该疫苗储备，则可以当场预约接种，避免来回跑路。

（六）制订"三处方"应用方案

根据确定的服务模式，研究制订"三处方"应用方案，包括路径管理、应用场景、使用人员、使用方式、技术需求等。方案先进行小范围试用，验证可行性并根据试用中发现的问题及医疗卫生人员、服务对象反馈意见，进行调整完善，形成本区"三处方"应用方案。

（七）"三处方"应用

1.家庭医生开具"三处方"。各试点单位根据应用方案将健康教育、试点疫苗接种服务纳入本单位诊疗服务工作中。试点单位全科医生在开展诊疗活动中，通过评估就诊者或健康查体者健康状况、疾病史、用药情况等情况后，应结合患者的病情、健康危险因素等，提供有针对性的健康指导；对符合接种条件的居民在知情自愿的原则下开具疫苗处方。

2.实施疫苗接种。试点接种门诊工作人员对开具疫苗处方的服务对象，按照《预防接种工作规范》要求完成接种服务。

3.追踪健康服务。加强健康随访，对"三处方"执行情况进行追踪和指导。

4.加强技术指导。青岛市市北区疾病预防控制中心做好社区卫生服务机构管理人员、家庭医生、预防接种人员、服务人群的技术培训、指导和科普宣传工作。

（八）"三处方"应用效果评价

"三处方"应用一年后，由青岛市市北区疾病预防控制中心组织实施应用效果评估；评价指标包括群众满意度、医务人员满意度、疫苗接种率等。将评估指标与基线水平比较，对试点效果进行评价。

(九)保障措施

1.提高认识,加强领导。有基础疾病的中老年人是全周期健康管理和疫苗接种的重点人群。自我健康管理、成人疫苗接种逐渐成为群众健康意识增强的重点关注内容。社区“三处方”服务模式更是基层串联服务和医防融合的重要尝试。

2.精心组织,严格实施。各试点单位指定专人负责“三处方”试点工作,明确分工,责任到人。方案设计要流程清晰、路径合理、可操作,疾控部门要加强技术指导,确保如期完成和取得实效。

3.加强激励,提高试点积极性。将试点工作纳入本单位绩效考核,充分调动本单位参加试点工作的医护人员积极性。将试点完成情况纳入全区社区卫生服务机构考核加分项,提高机构参与积极性。

4.强化指导,确保安全规范。疾控部门充分发挥专业技术指导作用,强化对各试点单位的技术指导和业务培训,确保参加试点工作人员熟悉试点疫苗接种要求,保证试点工作各环节安全规范。

二、工作成效

随着群众健康意识的增强,健康教育处方和疫苗处方在居民中受到欢迎,尤其是养老机构主动参与积极性高。居民从中可以得到专业的健康生活建议,做好自我健康管理。近年来,居民对接种疫苗预防疾病的方式也更加重视,由社区卫生服务机构根据居民自身情况,给出的疫苗接种建议也避免了居民在面对疫苗时盲目选择。“三处方”的模式,使患者在接受社区家庭医生服务时,既能享受针对临床病症的诊疗服务,又能接受健康管理的专业知识,同时还能获得接种疫苗进行疾病预防的专业建议,实现全方位全流程的健康管理新模式,也是推动医疗串联服务和医防融合的有效探索。

成人疫苗处方作为成人预防接种创新模式的一种,补充了现有的成人疫苗接种服务体系的不足,让全科医生或内科医生参与预防接种服务中,在临床诊疗服务过程中同步为有需求的成年人提供预防保健服务,有效进行健康评估、用药评估和接种疫苗推荐。接诊医生和就诊群众对常见传染病的认知度也有显著提高,对成人疫苗处方模式的信任度和满意度总体较高。与2022年相比,2023年三家试点单位四种成人疫苗累计接种人数增加了78.12%。

将预防接种与临床诊疗、健康教育结合起来,有效弥补了成人预防接种中医和防的割裂,形成全科医生或专科医生、社区护士、公卫医生、接种医生相互配合的新的服务模式,有利于提高广大群众对常见传染病、预防接种的认知度,有利于了解和掌握服务对象的健康需求,特别是防控“一老一少”常见病,推进从“以治病为中心”转向“以人民健康为中心”,从而提升全民健康水平。

◎基层健康教育优秀实践案例

培塑扁鹊文化泉城行品牌，赋能中医药健康科普传播

2021年，国家中医药管理局、中央宣传部、教育部、国家卫生健康委、国家广电总局五部门联合出台了《中医药文化传播行动实施方案（2021—2025年）》，要求深入挖掘中医药文化内涵和时代价值，加大中医药文化保护传承和传播推广力度，推动中医药文化贯穿国民教育，融入生产生活，为中医药振兴发展、健康中国建设注入源源不断的文化动力。

为了推动实施中医药文化弘扬传承工程，由山东省卫生健康委、省委宣传部、省教育厅、省文化和旅游厅、省广播电视局于2022年联合出台了《山东省国家中医药综合改革示范区建设中医药文化建设专项行动方案》，提出以弘扬传承中医药文化、提升公民中医药健康文化素养为核心，开展中医药文化建设专项行动，鼓励各地打造地方中医药文化品牌。

济南市积极响应国家号召，加快推进中医药文化强市建设，聚力打造“扁鹊故里，康养济南”品牌。为了大力弘扬扁鹊文化，寻根医祖泉城传承人，发掘宣传济南本土优秀中医文化，讲好中医故事，普及中医药知识，提升居民健康意识和中医药健康素养水平，在济南市卫生健康委、济南市中医药管理局组织领导下，济南市卫生健康宣传教育中心（济南市中医药推广交流中心）联合济南广播电视台及下属济南广播电视传媒有限公司，于2022年3月，启动了《扁鹊文化泉城行》品牌栏目的建设。

一、主要做法

（一）精准定位，栏目普及大众

围绕打造《扁鹊文化泉城行》栏目，分为栏目宗旨、栏目定位、栏目板块、播出平台与时间四部分。

1.栏目宗旨。弘扬扁鹊文化、传播中医知识，倡导中医理念、关爱健康人生。

2.栏目定位。本栏目集权威性、科学性、科普性、服务性、贴近性五位一体，是一档公益性中医健康科普类电视栏目，一个弘扬中医药文化的新阵地，一扇展示中医名家医术的新视窗，一个集中推介中医药新发展的平台。

3.栏目板块。栏目分为五个板块，分别为：

（1）“时令养生说”。以中国传统文化二十四节气为主题，结合节气气候特点和中医五行学说，从衣食住行和精神情志方面，倡导科学的养生理念，普及中医健康常识。

(2)“探秘中草药”。以济南市十大道地药材和十大特色药材为主线，采用中医药大学专业教师带领学生外出寻访中草药或走进药材市场的情景剧方式，介绍药材来历、历史沿革、加工炮制、临床应用等知识，传授药材品种真假优劣的辨别实用妙招。

(3)“我是扁鹊传承人”。由医院的知名专家介绍中医药特色疗法，推荐健康生活小窍门，介绍各类药膳的家庭制作方法，涵盖食疗保健、茶饮保健、慢性病注意事项等；同时宣传济南名老中医医德医术，让其更好地惠泽于民、造福百姓，为泉城百姓看病就医提供引导便利。

(4)“中医老字号”。通过发掘济南中医药老字号曾经辉煌的历史，全方位、多角度展现留存至今的老字号的发展历程；通过讲故事的方式，讲中药、谈民俗、论文化，领悟中医药的智慧和奥秘。

(5)“古法中医”。以介绍中医六大技法(砭、针、灸、药、导引、按跷)为主线，同时推广教授五禽戏、太极拳、八段锦等有益身体健康的养生运动项目，掀起泉城百姓“信中医、爱中医、用中医”的热情，真正做到普惠泉城。

4.播出平台与播出时间。栏目播出平台为济南广电户外媒体矩阵平台，包括济南广电移动电视频道(济南市3500辆公交车、5200块电视屏幕)、济南广电城市电视频道(济南市23块户外LED显示屏、400台楼宇电视屏幕)、济南广电地铁电视频道(济南地铁1、2、3号线共3741块站台车厢屏幕)。以上三个平台同步播出，每月7天，每天早、中、晚各播出2次，每期栏目时间5分钟左右，栏目内的各板块根据实际情况开播。

(二)严格审核，作品科学权威

为保障品牌栏目工作科学、规范、有效地开展，建立了扁鹊文化泉城行品牌栏目作品审核发布机制。

一是依托济南中医药学会中医药文化与科普专业委员会，发挥智库作用，负责作品选题、文案审核，济南广播电视传媒有限公司负责视频制作编辑，保障作品创作者资质及作品来源合法，作品具有科学性、权威性、大众化。

二是由济南市卫生健康委、济南市卫生健康宣传教育中心、济南广播电视台组织新闻传播方面的专家，对作品进行传播力审核，确保作品语言表达通俗易懂，群众喜闻乐见，无引发读者不适的内容，避免泄密、侵权、侵犯他人隐私等问题发生。

(三)定期评价，品牌持续改进

由济南市卫生健康宣传教育中心、济南广播电视传媒有限公司定期通过互联网络监测、公众反馈等方式，开展作品发布与传播的效果评价，为栏目持续改进提供参考。2023年8月，采用问卷调查和深度访谈的方法，随机对长期收看《扁鹊文化泉城行》节目的520名观众进行收视调研，深入了解观众对该节目的观看体验和需求、满意度等方面的反馈信息，为栏目后续做好调整和改进提供依据、方向。

二、工作成效

1.栏目收视及受众效果。

(1)《扁鹊文化泉城行》栏目于2022年3月启动,截至2023年12月,累计制作播出《二十四节气话养生》《时令养生说》《探秘中草药》等系列视频38期,总片长208分59秒;在济南广电户外媒体矩阵平台上同步播出,共播出202天,播出总时间为10225分78秒;发布信号覆盖济南市六个城区,每期观看受众可达400多万人次,取得了良好的社会反响。

(2)通过《扁鹊文化泉城行》户外电视栏目这种新媒体形式的有序传播,向泉城居民宣传普及中医药健康文化,让老百姓掌握基本的中医药知识和简便易行的中医药养生保健方法,让公众生活方式更趋健康,提升公民中医药健康素养,让传承与弘扬中医药文化的社会氛围更加浓厚,让“信中医、爱中医、用中医”成为群众广泛共识,让扁鹊文化成为靓丽的健康城市名片。

(3)通过《扁鹊文化泉城行》品牌栏目的精心打造,推动了扁鹊文化与济南市中医经典传承的建设事业,同时让中医健康文化为护佑泉城市民安康做出贡献。

(4)《扁鹊文化泉城行》品牌栏目的建设,有助于大力传播和推广科学、正确的中医药文化观,增强社会传承和弘扬中医药文化的主动性,让中医药成为群众促进健康的文化自觉。

(5)《扁鹊文化泉城行》系列作品于2023年分别荣获国家健康知识普及行动——2023年新时代健康科普作品征集大赛电视栏目类入围作品,山东省中医药文化科普作品音视频类一等奖,济南市健康科普新媒体短视频作品二等奖,“扁鹊故里　康养济南”中医药文化科普作品图文类二等奖、音视频类三等奖和优秀奖各一项。

2.栏目改进方向。充分利用社交媒体等线上平台,加强与观众的互动,收集观众反馈,及时调整节目内容和形式,在后续系列视频制作播放中,进行针对性的改进提升:

(1)充分发挥中医类电视节目的教育功能,增强节目的知识性和实用性,满足观众对中医知识的需求。

(2)针对不同年龄段和性别的观众,设计更具吸引力的节目内容,如制作针对年轻观众的中医动画系列。

(3)进一步提高制作水平,增强节目的可视性和趣味性,提高观众的观看体验。

(4)充分利用网站、公众号、视频号、抖音以及中医药健康文化知识角、中医药文化宣传教育基地、中医药文化进校园活动等,拓宽视频的播放渠道、载体和形式,进一步加深品牌的积极影响力。

◎基层健康教育优秀实践案例

名医直播活动送健康知识入万家

为深入贯彻落实健康中国行动，大力普及健康知识，提高全民健康水平，扎实推进健康泰安建设，泰安市决定每年都通过网络平台开展以“健康有约·名医相伴”为主题的“健康科普大讲堂”系列直播活动。

一、主要做法

(一)精心组织策划

泰安市卫生健康委、泰安市疾病预防控制中心作为主办方，充分发挥其行业优势，与委属及驻泰各医疗卫生机构、泰安日报社紧密合作，共同承担起主办和承办的工作。主办方在每年年初策划制订了健康科普大讲堂科普的内容和计划，以“着眼百姓需求，普及健康知识”为目的，明确了活动的目标、受众、内容、形式等关键要素，开展新媒体健康科普宣传活动，确保活动的高效开展。

(二)权威专家阵容

活动从泰安市健康科普专家库中抽取了全市各医疗卫生机构的权威专家，他们具备丰富的临床经验和深厚的专业知识，能够为市民提供准确、权威的健康信息。专家团队的组建保证了讲座内容的质量和可靠性，增强了市民对活动的信任度。

(三)丰富多样的活动内容

健康科普大讲堂的活动内容聚焦百姓关注的健康热点、难点问题，包括常见传染病、多发病的预防与治疗，以及儿童、青少年、老年人的健康促进等。活动内容贴近市民生活，旨在解决市民的实际健康问题。

(四)创新的活动形式

活动采用网络直播的方式，专家们受邀做客泰安日报社演播大厅，通过网络直播向群众传播健康知识。直播结束后，直播内容将制作成视频，在各大媒体平台进行播放，以便更多市民能够观看和学习。

(五)全方位的活动宣传

泰安日报社(泰安传媒集团)充分利用旗下的各大媒体平台，包括《泰安日报》、《泰山晚报》、中华泰山网、最泰安手机客户端、ZAKER泰安客户端等，按照活动进程开展全方位宣传报道，全面展示活动内容和成效。各承办单位也通过内部网站、微信、电子屏等方式，面向社会广泛宣传，让更多的群众参与到活动中来。

（六）互动交流环节

为了提高活动的互动性和参与感，直播过程中设置了互动环节，观众可以通过弹幕、留言等方式向专家提问，专家现场解答，实现了观众与专家的实时互动。

二、工作成效

泰安市"健康科普大讲堂"系列网络直播活动已连续开展5年，取得了显著的成效。活动通过创新宣传方式，关注热点问题，加强合作，持续开展，为广大观众传播了实用的健康知识，提高了全民健康水平。

（一）健康科普知识传播广泛

借助网络直播的便捷性和普及性，"健康科普大讲堂"的活动不仅覆盖了泰安市本地市民，还吸引了全国各地的观众。据统计，自2020年至2024年，每年制作完成10余期，截至目前，累计完成近50期，超过500万人次观众在线收看了"健康科普大讲堂"的网络直播，其中包括不同年龄、职业和地域的观众，使得健康科普知识得到了前所未有的广泛传播。

（二）社会反响热烈

"健康科普大讲堂"在社会上引起了广泛关注和热烈反响。许多观众通过直播平台留言或参与互动，表示通过活动学到了很多实用的健康知识，对提高个人和家庭的健康水平有很大帮助。一些观众还分享了他们在生活中应用所学知识的心得，进一步推动了健康科普知识的传播和实践。此外，"健康科普大讲堂"还受到了业内专家和媒体的高度评价，认为它为公众提供了权威、实用的健康信息来源。

（三）专家知名度提升

参与"健康科普大讲堂"的40余位专家们通过直播平台与广大观众直接互动，他们的专业知识和独到见解得到了广泛认可。临床、预防的专家们的个人知名度因此得到了显著提升，一些专家甚至成为了公众健康领域的意见领导。同时，专家们也表示，通过活动，他们更加深刻地了解了市民的健康需求和关注点，这为他们今后的工作提供了有益的指导，使他们能够更加精准地满足公众的健康需求。

（四）健康意识普遍提高

"健康科普大讲堂"的持续开展，使得公众的健康意识得到了普遍提高。许多观众开始更加关注自己的健康状况，主动采取健康的生活方式，如合理膳食、适量运动、定期体检等。此外，观众中的一些慢性病患者也表示，通过学习相关知识，他们对疾病有了更深入的了解，能够更好地管理自己的病情，提高了生活质量。2023年泰安市15岁以上居民健康素养水平将达到33.09%，比2017年的16.5%提高了近17个百分点。

（五）健康服务需求更加明确

“健康科普大讲堂”让公众对健康服务的需求更加明确，许多市民表示希望政府和社会各界能够提供更多类似的高质量健康科普活动。这一需求也促使相关部门和机构加大了对健康科普工作的投入，努力满足公众日益增长的健康知识需求。

◎基层健康教育优秀实践案例

走好健康教育“四部曲”，行稳母婴保障“赶考路”

为全面贯彻党的二十大精神，认真落实习近平总书记关于健康中国的重要论述，坚持预防为主、以基层为重点，聚焦不同人群健康需求，威海市妇幼保健院通过开展健康促进行动，将易于掌握、便于接受的卫生健康知识普及群众身边，切实提升群众的健康素养。

一、主要做法

（一）建设健康环境

对医院公共空间环境进行优化升级。在室内，对多个住院楼层及门诊区域进行装修改造，各类标示指示、叫号系统、医生简介等更加清晰精准；门诊大厅内设立低位导医台，提供咨询、导诊、轮椅借用、便民门诊等优质便捷服务；公共设施进行适老化设计，设置“残疾人优先就诊”绿色通道，实行残疾人“五优先”；加强卫生间等区域的卫生管理，落实专人负责清洁卫生和设施维护工作，为广大患者营造干净整洁的就医环境。在室外，院区主入口设立人行通道棚，实现人车分流，确保患者出入安全；停车场内配备无障碍停车位，门诊楼、急诊住院楼入口均设置了无障碍坡道；积极推进医院绿化工程，增加植被覆盖面积，提升绿化美观度。

（二）优化健康服务

一是坚持制度先行，夯实健康服务基础。强化质量安全日常监管，制定《医院质量管理委员会会议制度》，实行质量半年/全年总结会、季度质量分析会、月医疗质量安全专题会、院周反馈会和科室质量与安全管理小组月会，发现问题及时反馈、分析整改，持续提升医疗质量。

二是坚持目标导向，提升健康服务管理效能。聚焦年度国家医疗质量安全改进目标、各专业质控工作改进目标和患者安全目标，把推动目标实现作为年度质量安全管理工作重点，在全院推广接待患者5S及文明用语、送出院及手术患者到电梯口、新生儿重症监护室开放探视、家属2小时免费陪伴待产等优质服务措施70余项。

三是加强科级质控，突破健康服务管理瓶颈。推动落实《科室质量与安全管理小组管理实施办法(试行)》，制定《优秀质量管理科室、优秀质量管理员绩效考核方案》，以科室管理员为抓手，对管理员进行考核并给予优秀管理员奖励，以此推动科室质量管理的标准化、同质化。

四是坚持全面监管，推动健康服务管理无死角。加大质量检查的力度和广度，每月由各相关职能科室对临床医技科室医疗质量进行督导检查，纳入百分制考核，对于情况严重的列入单项处罚，与科室绩效挂钩。加强对重点病例的监管，重点质控死亡、输血、重大疑难手术、非计划再次手术、住院超过30天、30天内再入院、高值耗材、高风险和医疗纠纷等病例，检查结果纳入质量检查通报。

五是盯重点抓落实，筑牢母婴安全屏障。根据妇幼保健机构绩效考核及省级质控目标，完善四大部医疗质量质控标准，每月对产科、新生儿科等重点科室开展督导，每季度组织开展多部门联合应急演练，查找孕产妇就诊环节的质量安全隐患，对于检查和演练发现的问题追踪落实整改情况。严格落实危重孕产妇、新生儿死亡病例和5岁以下儿童死亡病例评审制度。组织孕产保健部参加省、市级孕产妇及新生儿安全管理会议，梳理在急危重症患者救治方面存在的管理与技术问题，有针对性地提出干预和改进措施，完善诊疗预案和管理制度，找出问题，解决问题，成功创建母婴友好医院。现有省级孕产保健特色专科、新生儿保健特色专科2个省级重点专科，并于2023年6月获批国家级婴幼儿养育照护指导中心。

六是推进中医药与妇幼保健共融发展。推动落实《威海市妇幼保健院促进中医药发展实施方案(2021—2025年)》，积极探索“中医药+妇幼”模式，强化中医药在妇女儿童疾病诊疗和预防保健中的作用，获评第一批省级妇幼中医药特色单位、山东省中西医协同“旗舰医院”培育单位。

(三)强化健康教育

医院将健康促进和教育纳入医院管理全周期，融入医疗卫生服务全过程，多措并举、靶向发力，走好健康教育“四部曲”，为提高群众健康获得感贡献“妇幼力量”。

1.“新”字当头，推动健康教育传播方式与时俱进。为推广健康知识，提升来院患者的健康素养，医院坚持问题导向，针对纸质健康教育处方易丢失、不易存储等问题，在门诊及病区实行发放传统纸质健康教育处方的基础上，利用“互联网+”技术，将健康处方的内容生成电子二维码，详细介绍各科室常见疾病的临床症状、康复护理、预后等知识。在病区新增326张健康教育处方二维码，涵盖病种280余种，在门诊新增261张健康教育处方，电子二维码覆盖在病区、门诊各个角落，为患者及时、准确、全面获取健康知识提供极大便利。

2.“干”字为要，推动健康教育组织网络全面覆盖。一是组建科普专家团队，拓展健康传播渠道。医院结合“四送四进四提升”活动，针对基层医疗服务能力较薄弱，老百姓自我保健意识和能力亟待提升的现状，成立由内、外、妇、产、儿、五官等学科的76名医疗专家组成的健康科普讲座团队，并联合相关市直机关部门，打造一系列精品优质、高效传播、惠民利民的健康科普活动。例如，联合市总工会为中国电信、威高工业园、怡园社区、中国人寿等单位进行妇女病防治科普公益讲座；争取教育局支持对接全市36所中小学，进行健康科普公益讲座；对接环翠区卫健局和高区、经区、临港区卫健办，深入乡镇及社区开展118场次的健康科普公益讲座。2024年，拟订开展科普讲座活动160场次，受益群众达1.6万人次。

二是聚焦民生实事，夯实妇幼健康基石。医院承担着威海市区适龄妇女的“两癌”检查工作。为确保将这项民生工程办好办实，医院通过广播电台、报纸、微博、微信、公交车公益广告等媒体形式及通过查体前科普宣讲十分钟、张贴宣传海报、发放宣传明白纸等形式，切实提高老百姓对政策的知晓率及主动筛查的积极性。

3.“融”字借力，推动健康教育传播方式与时俱进。作为威海市首个加入中国医疗自媒体联盟的单位，医院积极融合新媒体与传统媒体优势搭建以健康传播、赋能品牌为主线的“威海妇幼”全媒体宣传矩阵，将品牌建设、新闻宣传、健康传播工作由“简单相加”向“深度相融”转变，打造“一次采集、多种生成、多元发布、全域覆盖”的妇幼健康传播新格局。曾3次荣登央视CCTV-1套黄金时间段，短视频《四个动作让大脑反应更快》于2022年8月16日被人民网转发，当日阅读量高达1454.9万，再创单条单平台单日阅读量新高。目前，医院拥有微信公众号、微博、抖音等官方自媒体平台8个，粉丝152万。2023年，建立了《妇幼医声》《育儿宝典》《一图读懂》等独具辨识度的专栏合集32个，发布健康科普知识、新技术新项目、重点专科推介等文章共7009篇，回复各类新媒体平台留言咨询共计12535条，原创策划拍摄健康短视频169个，开通名医直播98场，多维度全域覆盖，密集传播，使得新媒体传播力持续名列全市卫生健康系统前茅。2023年12月，受山东省卫生健康委的邀请，作为全省唯一的医疗机构代表，在“健康山东”行动推进现场会上，做典型经验交流。

4.“实”字托底，推动健康教育从业人员素养提升。为进一步提升医院职工自身健康素养，医院召开健康促进医院工作领导小组会，审议通过《2024年营养指导员深入餐厅指导计划》及《医院职工健康素养提升培训计划》；医院营养指导员以“三减”、合理膳食为主题，对全体员工进行线上培训，倡导文明健康生活方式，提升员工健康素养和自我健康管理能力。同时，医院还开展对餐厅员工营养业务培训，并对餐厅落实“三减”情况进行督导检查反馈。营养指导员定期指导餐厅员工制作住院糖尿病患者、妊娠期糖尿病一日门诊孕妇等特殊患者的带量食谱，确保患者营养均衡。

二、工作成效

医院高度重视健康教育与健康促进，将强化健康教育融入医院发展战略，全方位优化健康服务，广泛传播健康信息，切实提高群众健康文明素质和生活质量，推动医院从“以治病为中心”向“以健康为中心”的转型蝶变，“妇幼金字招牌”得到社会认可和群众信赖。医院先后被国家、省、市相关部门认定为“爱婴医院”“国家级母婴安全优质服务单位”“国家级出生缺陷救助项目实施单位”“山东省2020年度优质服务单位”等；2022年9月，获批第一批省级妇幼健康文化特色单位名单；在全国三级妇幼保健院绩效考核中，连续三年获得全省前三名、全国A+以上等级。

◎健康学校建设优秀案例

开展“四节两训”活动，促进学生全面发展

济宁市实验中学现有90个教学班，在校学生总数为5040人，教职工有422人。该校分别于2015年、2016年获山东省健康示范学校、全国健康促进学校称号。近年来，该校牢固树立“依法治校、质量立校、科研兴校、特色强校”战略，以“强化学生健康与体育教育”为目标，大力推行“四节两训”活动，即每年举办艺术节、体育节、读书节和科技节，开展远行训练、军事训练，有效提高了学校办学品位，提升了学生内在修养与体质健康。

一、主要做法

该校一直以“健康第一”为创建理念，创设了和谐的育人氛围，营造了宽松的育人空间。学校站在提高全体学生身体和心理素质的高度，认真学习，深入贯彻，通过深入开展“四节两训”活动，使健康促进学校工作不断走向成熟。

（一）举办“四节”活动，陶冶学生情操

丰富多彩的活动比干瘪的说教更具有感染力，更易于为人接受，尤其是叛逆心理较强的中学生。在校领导的大力支持和学校各部门的全力配合下，每学年主办一届艺术节、体育节、读书节和科技节。

1.认真上好“三课、两操、两活动”，保证学生每天有一个小时的体育活动时间。每年举办田径运动会，组织师生参加各种比赛。每学年10月份，学校举办为期三周期的体育节，共有4800余人次参加21个项目的紧张角逐。热爱体育、崇尚运动、健康向上的阳光体育运动在学校开展得轰轰烈烈，“健康第一”“每天锻炼一小时，健康工作五十年，幸福生活一辈子”的思想深入每一位教师、学生心中。

2.学校艺术节旨在促进学生的全面发展，丰富师生的课余生活，定在每年11～12月份举办，至今已成功举办六届，如今已成体系和规模，成为全体师生的共同节日。艺术节活动项目丰富多彩，学生项目设校园歌手大赛、才艺大赛、合唱比赛、书画摄影比赛、班级（宿舍）文化、主持人大赛等七个项目。比赛精彩纷呈，参与度广，热情度高。同学们认真准备，团结一心，赛出了集体的荣誉感，赛出了班级的凝聚力。艺术节见证了素质教育背景下，学校六年来的精神风貌，见证了书香校园生机盎然的独特文化氛围，见证了师生们的多才多艺与团结奋进，见证了同学们的积极向上与青春飞扬，见证了“1+4”新课程改革与学校教育教学实践

的自然融合。

3.学校定于每学年3～4月份举办读书节、科技节，至今已成功举办三届。以“共建书香校园、科技创造未来”为主题，以倡导广大师生“多读书、读好书、好读书”为目标，围绕自然、社会、人文等相关学科的相关知识进行阅读和实践，举办了图书展览、经典诗文朗诵比赛、经典作品话剧比赛、演讲比赛、英语风采大赛、英语短剧比赛、征文比赛、主题摄影比赛、科技小制作、小发明展评、知识竞赛等多项读书科技文化传播活动。通过活动的开展，感受到了全校师生都能捧起一套经典专著，与大师为友，与知识为友，与真理为友，用最静心的阅读，充实自己比天空更广阔的心灵。

（二）开展“远足训练”活动，磨炼学生意志

从2012年开始，每届高一年级都要进行远足训练，至今已进行了五届，每次活动学校领导班子都亲自参加，这使远足师生备受鼓舞。进行远足训练是适应课改发展形势，积极实施的综合实践活动，旨在引导学生走向社会、走进自然、热爱生活、考察家乡，在开放性活动中培养学生爱家乡、爱祖国、讲科学、争发展的意识和情感；并通过远足训练，磨炼学生意志和毅力，获取“千里之行始于足下”的真实体验。

（三）搞好“军事训练”活动，增强纪律观念

为增强学生的国防意识，强化爱国主义、集体主义和英雄主义观念，培养学生吃苦耐劳、艰苦朴素的精神，促进学生综合素质的提高，形成良好的班风、学风和校风，学校每年都对高一新生进行为期十天的军训。军训期间，适时开展队列、歌咏、内务、卫生、紧急集合、军容风纪、政治教育、日常管理等项目的评比竞赛活动。

二、工作成效

通过持续开展“四节两训”活动，保障了学生体育锻炼时间和强度，提高学生身体素质，营造了浓厚的校园文化氛围，学生掌握了阅读和交流技能，促进了专业成长和全面发展。同时，进一步激发了学生热爱祖国、热爱社会主义的感情，磨炼了学生坚毅顽强、吃苦耐劳的意志，培养了学生高尚的行为习惯、严明的组织纪律性，促进了团结、和谐的学习氛围。

健康学校建设优秀案例

健康八百·行动有我

历下区建设国家级健康促进区，济南市景山小学根据历下区教育和体育局“八聚焦八行动”，紧密结合学校教育教学工作，引领景山人以此为契机，结合党建活动，进一步扎实工作，

砥砺奋进，开展“健康八百·行动有我”主题活动，构建和谐向上、高雅深厚的景山文化，培养文明健康、绿色环保的生活方式，提高居民健康素养水平。

一、主要做法

（一）践行美丽教育

景山的一人一事，都有温度，有挚爱，有奋斗，有求索。学校面向全体师生开展了“我是景山人　我讲景山故事”主题活动，并征集100个最具感染力的景山故事。景小美用童真的语言、独特的视角，描写了一个个成长中的感人故事，首先在班级内讲述，每班选拔一名参加学校比赛。在景小美深情的讲述中，洞见美丽，洞见感动！一名学生这样讲道：“最让人感动的是每天在学校门口迎接师生入校的韩校长。看到哪位学生没有戴口罩、没有戴小黄帽，韩校长总是温馨的提醒；间或会询问学生昨晚有没有参加小组锻炼，跳绳跳了多少个，极大地激发了学生进行体育锻炼的热情；看到精神欠佳的学生，总是耐心交流，并与家长及时沟通，时时处处关心学生的身心健康，风雨无阻。这是独属于景山的幸福，保障了学生的安全。”有的学生感激每天为同学们保驾护航的保安叔叔，有的学生讲到是韩校长的鼓励让他在学校萨克斯社团获得自信……通过活动开展，学生们体会到学校领导、老师对他们的关爱，从内增强对学校的光荣感和归属感，培养学生热爱学校、热爱美丽教育的深厚感情。通过在教师中开展“我讲景山故事”活动，凝聚了人心，汇聚了正能量。景山故事，凝聚着景山人的无穷力量，洋溢着景山人的满怀豪情。抒写动人故事，抒发真情实感！

（二）打造美丽课堂

在教师中开展100个教育教学案例征集活动；开展亲子阅读100本红色书籍活动，并进行讲红色故事演讲比赛。

学校引领学生通过阅读红色经典、讲红色故事表达对党的赞颂之情，培养学生的爱国情怀。开展了亲子共读100篇红色书籍活动，并组织举行讲故事、诵读诗词、演讲比赛活动。学生小手拉大手和父母一起共读红色经典故事，通过讲、演、说、唱等丰富多样的方式，献礼建党100周年。在活动过程中，每一个家庭都积极地参与进来，录制亲子共读视频，并上传到班级群相册中。所有家庭通过线上观看的方式，推选出10个优秀作品，再在班级中进行展播，由全班学生评选出最优秀的一个，代表班级参加校级评比。比赛凸显出准备充分、选材用心、设计精心。通过亲子共读红色书籍这种方式，让孩子在家长的陪伴下更加热爱读书；同时，在红色历史的引领下，使学生的心中播撒热爱祖国的种子，让红色基因、革命薪火代代传承。

（三）实施美丽德育

学校举办第九届书画节，面向学生征集100幅书法作品、100幅绘画作品；开展唱响100首红歌活动；开展“天天向上　日飞百索”活动，倡导学生每天跳绳100个；开展“亲子共成长”家长家庭教育案例征集活动，并推选100篇优秀案例。

为促进学生增强体质，锻炼意志，学校开展“天天向上 日飞百索•每日跳绳100个”活动，以健康体质向建党100周年献礼。学校政教处下发了致家长一封信，增强家长对体育健康的重视与支持，家校共同创造条件，帮助学生提高体质健康水平，每天体育老师把跳绳视频转发到班级群里，学生在家按照标准动作每天开展一分钟跳绳活动，到校后第一时间由班级体育委员及时记录学生跳绳的个数。对于坚持每日跳绳的学生，班主任进行鼓励与表扬。经过一段时间的练习，学生的跳绳水平都有了很大的提升。学校开展“天天向上”跳绳专项比赛，评选出跳绳小达人。通过跳绳锻炼，提高了学生的免疫力，促进体质健康发展。

学校面向家长开展家庭教育案例征集活动，并推选100篇优秀家庭教育案例，进行线上交流。引领家长汲取成长的力量，家校携手共促景小美健康成长！

二、工作成效

您是否当孩子的“运动陪练员”，每天为体能训练而流汗？您是否当过孩子的“读书陪伴员”，为了让孩子养成良好的阅读习惯而书读百遍？您是否当孩子的“历史讲解员”，只为把红色基因代代相传……家长积极行动起来，将自己的亲子成长趣事、家庭教育心得诉诸笔端，一位家长以“努力终不负 静候佳音来”为题，回顾孩子参加“区优秀少先队员”竞选一路的变化，感慨颇多；一位家长以“珍惜共同成长的时光”为题回忆为了让孩子变得自信，从突破自己开始改变，与孩子共同成长的故事，读来让人感动不已；还有的家长讲述了在陪伴中，在阅读中，在行走中塑造双胞胎女儿心灵底色的路程，充满温情。

济南市景山小学积极投身国家健康促进区的创建，引导学生每天跳绳100个，小手拉起大手，以居住地为单位，自发组团，组织学生在家庭、社区自觉进行体育锻炼，带动了家长，促进了社区居民的健康素养水平。

“健康八百·行动有我”，景山人以美丽教育让每一个景小人享受成长的快乐和成功的喜悦！